PFLANZEN
FÜR DIE NATÜRLICHE SCHÖNHEIT

Pflanzen
für die natürliche Schönheit

Text von B. Hlava,
F. Pospíšil und F. Starý

Illustrationen von Z. Krejčová

Werner Dausien · Hanau

PFLANZEN FÜR DIE NATÜRLICHE SCHÖNHEIT

Text von Bohumír Hlava, František Pospíšil und František Starý
Illustrationen von Zdeňka Krejčová
Ins Deutsche übertragen von Jürgen Ostmeyer
Graphische Gestaltung von Ivan Ouhel

VERLAG WERNER DAUSIEN · HANAU

3/99/34/52-01
ISBN 3-7684-2346-8

Inhalt

Einführung 7
Kosmetik 7
Aus der Geschichte der Kosmetik 10
Die Welt der Wohlgerüche 10
Pflanzenteile und ihre Verwendungsformen 12
Pflanzen in der modernen Kosmetikherstellung. Zurück zur Natur? 15
- Hautkosmetik 15
- Haarkosmetik 20
- Mundraumkosmetik 20
- Parfüms 21
- Pflanzliche Wirkstoffe 21

Die Produkte des Primärstoffwechsels 22
Die Produkte des Sekunderstoffwechsels 24
Bildteil 27
Register der deutschen Namen 236
Register der lateinischen Namen 237

Einführung

Gesundheit und Frische fürs ganze Leben zu gewinnen und bis ins hohe Alter zu erhalten, ist der natürliche Wunsch jedes Menschen. Bei Frauen kommt noch das Verlangen nach Schönheit und persönlichem Charme hinzu. Seit Anbeginn der Geschichte lernte der Mensch, alle möglichen Schönheitsmittel anzuwenden, von denen eine ganze Reihe aus dem Pflanzenreich stammt. Schon immer waren die Pflanzen allseitige Helfer des Menschen. In seiner Existenz ist er von ihnen geradezu abhängig, darüberhinaus befriedigen Pflanzen auch seine ästhetischen Bedürfnisse, sie sind selbst Schönheits- und Duftspender, von alters her dienen sie dem Menschen als Schmuck und Verschönerung.

Wie die Begriffe Schönheit und Gesundheit bewußtseinsmäßig untrennbar miteinander zusammenhängen, so dienen auch häufig die in der Kosmetik angewendeten Pflanzen als Heilpflanzen. Die Heilkräfte von Kräutern wurden aufgrund von jahrtausendealten Erfahrungen, mündlich oder in alter Kräuterbüchern überliefert, ausgenutzt. Pflanzen bzw. Pflanzenteile waren schon immer wichtige Heilmittelingredienzien, mit deren Hilfe nicht nur gängige, sondern auch recht komplizierte Leiden behandelt wurden. Das gilt aber nicht nur für die Vergangenheit. Auch die gegenwärtige Medizin nutzt die Heilkräfte natürlicher Drogen aus; entweder in klassischer Form oder verschiedentlich durch moderne chemische und technologische Verfahren aufbereitet. Schließlich waren auch viele synthetisch in Laboratorien hergestellte chemische Wirkstoffe zunächst von den Pflanzen her bekannt. So spielte die Natur, vor allem das Pflanzenreich, eine durchaus positive Rolle bei der Entdeckung neuer chemischer Stoffe und bei der synthetischen Gewinnung moderner Medikamente. Pflanzliche Heilmittel und auch einige aus ihnen hervorgehende Kosmetika können nicht nur heilen und helfen, sondern bei falscher Anwendung auch beträchtlichen Schaden anrichten. Aus diesem Grund muß man mit ihnen vorsichtig umgehen. Auch stellen sie keine Wundermittel dar, mit denen sich alles heilen und behandeln läßt.

Kurz nach dem zweiten Weltkrieg kam es zu einer großen Renaissance in der Heilpflanzenanwendung, wodurch ihre Wichtigkeit auch in der modernen Medizin unter Beweis gestellt wurde. Gegenwärtig läßt sich auch in der Kosmetik eine Rückkehr zu natürlichen Stoffen beobachten, die möglicherweise von einer Übersättigung oder der Überfülle der marktbeherrschenden chemischen Produkte herrührt. Auch wenn die moderne Welt nicht ohne diese chemischen Präparate auskommt, so ist doch eine gewisse Bevorzugung natürlicher Stoffe gerade im Namen von Gesundheit, Frische und Schönheit notwendig.

Kosmetik

Was ist eigentlich Kosmetik? Dies Wort stammt aus dem Griechischen und bezeichnet gewissen Ansichten zufolge die Pflege um die Erhaltung von körperlicher Schönheit, gegebenenfalls auch die Beseitigung oder das Verbergen ihrer Mängel. Mit Kosmetik befaßt sich der Mensch also seit jeher. In der heutigen Zeit entwickelt sie sich bereits auf wissenschaftlicher Grundlage (Kosmetologie) und setzt die neuesten wissenschaftlichen Erkenntnisse aus Medizin, Biologie und

Chemie in die Praxis um. Anderen Ansichten nach ist Kosmetik die Kunst, die Schönheit des menschlichen Körpers zu erhalten oder zu erneuern. Ob man nun die Kosmetik für eine Wissenschaft oder Kunst hält, ihr Ziel – Schönheit erhalten, erneuern oder den Menschen einem ersehnten Schönheitsideal näherzubringen – ist logisch und anerkennenswert. Eine solche Auffassung von Kosmetik hat sich bei den Laien und zum Teil auch in Fachkreisen durchgesetzt.

Die Kosmetik ist ein riesiges Kaleidoskop aller möglicher einander durchdringender und aneinander anknüpfender Tätigkeiten, die alle den verschiedenen Maßnahmen der Schönheitspflege untergeordnet sind: beginnend mit der Reinigung bzw. Pflege von Teint und Haar über das Schminken bis zur Behebung der verschiedenen Schönheitsfehler. Die Kosmetik ist keine rein zweckgerichtete Angelegenheit, denn sie wird stark von der Mode beeinflußt. Ihr unterwirft sich, gewollt oder ungewollt, früher oder später jeder. Hier kommt in hohem Maße die Suggestivwirkung von Vorbildern, die man um sich her sieht, zum Tragen; vor allem von solchen Vorbildern, die man verehrt oder bewundert. Außer diesen elementar wirksamen Einflüssen in Mode und Kosmetik begegnet man hier der gesteuerten Suggestion. In Form offener oder unterschwelliger Werbung beeinflußt sie Meinung und Denken auf die Gefahr hin, daß die Mehrzahl der Verbraucher unkritisch diesem psychologischen Druck unterliegt.

Bei der Auswahl kosmetischer Präparate ist der persönliche Geschmack sehr wichtig. Wie für modische Kleidung gilt auch hier die bekannte Regel, daß ein und dasselbe nicht jedem steht. Es spielen Alter, Typ, Tageszeit und auch Anlaß eine große Rolle. Was die hautpflegenden Kosmetikmittel angeht, so haben sie zwar keine Zauberkräfte und bringen die Jugendfrische nicht zurück, wie manche Hersteller glauben machen wollen, doch ist unbestritten, daß heute die meisten dieser Präparate in Übereinstimmung mit den Grundregeln der Heilkunde hergestellt werden und das Aussehen der Haut günstig beeinflussen. Diese Wirkung hat aber ihre Grenzen. Sie werden bei gesunder, gegf. alternder Haut angewendet, wo sie – abgesehen von Feinreinigung und Schminken – vor allem Schutz- und Regenerationsfunktion haben. Nicht umsonst wird gerade der Hautkosmetik eine solche Aufmerksamkeit geschenkt, denn der Teint ist das Spiegelbild des körperlichen und seelischen Zustands eines Menschen. Heute weiß fast jeder, daß sich übermäßiger Kaffee-, Nikotin- und Alkoholgenuß sehr ungünstig auf die Haut auswirken. Weniger bekannt ist, daß z. B. Antibiotika, Schlaf- und Beruhigungsmittel oder auch die Antibabypille Ursachen für verschiedene Ausschläge oder Pickel sind und Überempfindlichkeit der Haut hervorrufen können. Im übrigen leisten kosmetische Präparate die besten Dienste denjenigen, die eine gesunde Lebensweise einhalten.

Richtige Lebensweise – das ist ein ziemlich inhaltsreicher Begriff, er umfaßt regelmäßigen und ausreichenden Aufenthalt an der frischen Luft, genügend Schlaf, ausgeglichene Kalorienzufuhr und -ausgabe sowie die richtige Zusammensetzung der aufgenommenen Nahrung.

Aufenthalt an der frischen Luft ist eine Selbstverständlichkeit für Leute auf dem Land oder für jemanden, der ständig im Freien arbeitet. Die Mehrzahl der Großstadtbewohner holt den Mangel an frischer Luft nur an den Wochenenden auf. Auch hinreichender Schlaf scheint in unserer überhasteten Welt oft zum Luxus zu werden. Die Folgen des Schlaf-Defizits – Müdigkeit, Nervosität, schlaffe und ungesund aussehende Haut – lassen sich weder durch einige Tassen Kaffee noch durch das beste Make-up vertreiben.

Wieviel Papier wurde schon über ausgeglichene Kalorienaufnahme und -ausgabe vollgeschrieben! Trotzdem steigt unablässig der Prozentsatz derer, die ein paar Kilo zuviel wiegen. Kommt das nun vom Bewegungsmangel oder vom Übermaß ungeeigneter Nahrung? Meist spielen beide Aspekte eine Rolle.

Dabei ist die Wahl der richtigen, vollwertigen Ernährung nicht kompliziert. Im Laufe der vergangenen Jahrhunderte kümmerten sich die Menschen vorwiegend darum, überhaupt eine ausreichende Nahrungsmenge zu bekommen. Heute, insofern von Ländern ohne Nahrungsmangel die Rede ist, muß für die Qualität der Nahrung gesorgt werden. Die lebenswichtigen Stoffe wie Eiweiß, Kohlehydrate, Fette, Mineralsalze und Vitamine müssen dem Organismus in der richtigen Menge und vor allem im richtigen Verhältnis zugeführt werden. Bis heute läßt sich nicht mit Sicherheit sagen, daß alle lebenswichtigen Stoffe bekannt sind; aus diesem Grunde sollte die Nahrung ihre ursprüngliche, natürliche Zusammensetzung haben. Gemüse, Obst, Milch und Käse sind sehr reich an diesen bekannten und unbekannten Bestandteilen, die nur geringfügigen oder gar keinen Veränderungen in ihrem biologischen Inhalt und Wert unterliegen. Sie sind die Hauptvertreter der sog. vorbeugenden Nahrungsmittel und sollten in angemessener Menge bei keiner Mahlzeit fehlen. Viele Pflanzen, die in diesem Buch vorkommen, dienen nicht nur der Kosmetik, sondern sind auch bedeutsame Träger dieser unersetzlichen natürlichen Stoffe, unentbehrlich für eine richtige Ernährung. Jeder kennt das uralte Kulturgras Hafer. Aus seinen Früchten, den Haferkörnern, werden Haferflocken hergestellt, die reich an Eisen, Kalk, Magnesium, Phosphor und Lezithin sind. Daneben enthalten sie eine Reihe von Wirkstoffen wie Saponine, Glukokinine, Vitamine, Fermente, Stärke und Eiweißstoffe. Es wird angenommen, daß sie auch bestimmte Stoffe mit kräftigender Wirkung enthalten. Haferschleim oder -brei eignet sich ausgezeichnet zur Ernährung Kranker und Rekonvaleszenten. Die darin enthaltenen Polysacharide wirken günstig auf Magen- und Darmentzündung wie auch Verdauungsstörungen.

Die Körperhygiene spielt neben der richtigen Ernährung bei der Erhaltung von Frische und Schönheit eine wichtige Rolle. In den verschiedenen Zeitaltern hatte das Baden eine unterschiedliche Bedeutung. Im alten Griechenland war das kalte, erfrischende Bad ein Bestandteil der Gymnastik. Im alten Rom diente es als ein Mittel zur Erfrischung und körperlichen Entspannung. Früher war das Baden eine gesellschaftliche Angelegenheit. Heute ist es für den kultivierten Menschen eine Lebensnotwendigkeit. Außer der Reinigung hat das Bad einen günstigen Einfluß auf das Nervensystem, den Blutkreislauf und den Stoffwechsel. Reflektorisch beeinflußt es den ganzen Organismus.

Alle Badekuren beruhen auf der Wirkung von Wasserbädern, in denen die verschiedenen Organe kräftig durchblutet werden, ihre Ernährung verbessert, die Muskulatur gelockert und Schmerz gelindert wird.

In der Kosmetik kommen auch solche Kräuterbäder zur Anwendung, die Bestandteile verschiedener Heilverfahren sind. Das ist die sog. Phytobalneotherapie. Bei Kräuterbädern tritt neben die Wasserheilwirkung ein weiterer wichtiger Faktor in Gestalt der verschiedenen in den Pflanzendrogen enthaltenen chemischen Verbindungen.

Kräuterbäder sind wahrscheinlich die ältesten Heilbäder überhaupt. Die Wirkung der Extrakte aus aromatischen Kräutern und Hölzern besteht in ihrem Gehalt an Gerbstoffen, Saponinen usw. Diese Stoffe erfrischen in verschiedener Weise die Haut und wirken durch ihren Duft wohltuend auf den Badenden. Viele haben auch entzündungshemmende Wirkung.

Als Beispiel ließe sich anführen, daß Rosmarinbäder erfrischende und beruhigende Wirkung bei Nervosität und Erschöpfung haben; Gegen Schlaflosigkeit wird dem Bad Melisse und Lindenblüte zugesetzt. Bäder mit Weidenrindenextrakt bewähren sich bei Hautkrankheiten, Erfrierungen, Verbrennungen, sogar bei Rheumatismus. Zur Erfrischung und um dem Körper einen angenehmen Duft zu verleihen, empfiehlt sich eine Mischung aus Minze, Arnika, Melisse, Rosmarin und Quendel.

Aus der Geschichte der Kosmetik

Der Glaube an die hilfreichen Kräfte natürlicher Stoffe ist so alt wie die Menschheit selbst. Nicht nur bei den alten Ägyptern, Griechen und Römern, sondern auch bei den alten Reichen auf dem amerikanischen Kontinent oder bei den asiatischen Kulturen stand die Schönheitspflege auf hohem Niveau. Schon damals wurden im Mittelmeerraum zur Hautpflege Schafgarbe, Kamille, Pestwurz oder duftendes Rosenöl, verschiedene Thymianarten, zu denen auch der Quendel gehört, u. a. benutzt. Seit jeher bemalten, d. h. schminkten sich die Menschen. Allerdings nicht nur Lippen oder Gesicht, sondern den ganzen Körper. Diese Bemalung hatte oft kultische Bedeutung, aber auch hygienische und entsprach dem damaligen Schönheitsideal. Krieger bemalten sich mit Kriegsfarben, bestimmte Farben wurden bei der Siegesfeier, andere zum Zeichen der Trauer verwendet. Überall auf der Welt rieben sich die Menschen mit duftenden Ölen, Salben und Balsamen ein. Diese Einreibungen schützten vor Insekten oder dem Wind, steigerten das Gefühl von Sauberkeit und Frische, hatten Heilwirkung und was nicht unwichtig ist, sie dufteten angenehm. Gleichfalls wurde von jeher die Schönheit des Haars geschätzt. Nicht umsonst heißt es, daß das Haar die Krone der Schönheit sei. Haare wurden gepflegt, gewaschen, gefärbt oder es wurden Perücken getragen. Immer hing die Schönheitspflege eng mit der Körperpflege zusammen. Die Mittel dazu suchten die Menschen im Schoß der Natur, vor allem im Pflanzenreich.

Die Welt der Wohlgerüche

Auch Duftwasser waren von alters her beliebt. Ehe die Zubereitung nicht verflüchtigender Parfüms, in denen die Riechstoffe z. B. durch Alkohol gebunden sind, bekannt war, wurden verschiedene Pflanzenauszüge verwendet, die angenehmen Duft verströmten. Diese Präparate verflüchtigten sich allerdings sehr schnell, aus diesem Grund wurden oft Tische, Ruhelager oder der Boden mit frischen Blüten bestreut.

In den ägyptischen Pyramiden fanden Archäologen Gefäße mit aromatischen

Stoffen. Wenn solche Duftstoffe den Toten auf die letzte Reise mitgegeben wurden, dann wurden sie ganz bestimmt auch von den Lebenden benutzt. Davon zeugen auch Textstellen in Homers Ilias und Odyssee, wo von Helden die Rede ist, die ihre Körper mit wohlriechenden Ölen und Duftwassern einrieben. Der Duftkult ging so weit, daß für jeden Körperteil ein bestimmter Geruch vorgesehen war – z. B. die Haare wurden mit Majoran eingerieben, das Gesicht mit Palmöl, der Hals mit Efeuessenz u. ä. Die alten Römer haben diese Leidenschaft für Duftstoffe noch vertieft und verfeinert. So besprühte ein künstlicher, wohlriechender Regen die Besucher des römischen Kolosseums. Auf Befehl des Kaisers Caligula durften bei keinem Gastmahl Zierfrüchte fehlen, gefüllt mit aromatischen Stoffen.

Heute ist allgemein bekannt, daß nur peinliche Sauberkeit des Körpers einen Erfolg der kosmetischen Pflege und vor allem bei der Verwendung von Parfüms und Duftwassern garantiert. Das war aber nicht immer so. In der Barock- und Rokokozeit war die Kleidung sehr aufwendig, doch wurde der Reinlichkeit immer weniger Aufmerksamkeit gewidmet. Herrliches Mobiliar, kostbare Vorhänge und teuere Einrichtungen in den Wohnräumen, aber Badezimmer sucht man vergebens. Auch das einfache Waschbecken nahm schließlich Miniaturformen an. Riesige Perücken waren ein unerläßlicher Bestandteil vor allem der Damengarderobe, unentbehrlich waren Puderdose und ein zierlicher Kratzer. Es gehörte damals zum guten Ton, sich in Gesellschaft zu kratzen. Die Folgen der mangelnden Hygiene wurden durch die kräftige Verwendung von allerlei Duftwässerchen und schweren Parfüms überdeckt. In diese Epoche fällt auch das Jahr 1608, wo die erste Parfümmanufaktur, begründet von Dominikanermönchen in Florenz, entstand.

Die Französische Revolution beendete diese unnatürliche Entwicklung, man begann, sich praktischer und weniger kostspielig zu kleiden und allmählich kam auch wieder die persönliche Hygiene zu Ehren. Die Beliebtheit der Düfte aber blieb und ihre Anwendung wurde immer perfekter, Parfüms steigern das angenehme Gefühl eines sauberen Äußerens, diese Funktion haben sie sich bis heute erhalten.

Wohlgerüche, in Fläschchen gebannt, deren meist fremd klingende Namen die Düfte exotischer Länder heraufbeschwören, ziehen jede Frau an. Auch wenn manche moderne Frauen ein wertvolles Parfüm für überflüssigen Luxus halten, so widerstehen sie doch seinem Zauber nicht und möchten es gern auf ihrem Toilettentisch haben. Ist doch, wie schon gesagt, der Gebrauch von Parfüm so alt wie die Menschheit selbst und jede kluge Frau kennt die Anziehungskraft, die ein gut gewähltes Parfüm ihrer Erscheinung gibt.

Wer einmal Bulgarien oder die Côte d'Azur zwischen Nizza und Marseille besucht hat, der hat bestimmt auch die Rosen-, Jasmin-, Lavendel- und Nelkenfelder gesehen und vielleicht auch das französische Städtchen Grasse, eins der Parfümeriezentren von Weltruf, besucht. Das warme Klima dieser Landstriche fördert die Bildung eines hohen Gehalts an aromatischen Stoffen in den Pflanzen. Neben Pflanzen- und Blütenduft waren die Hersteller lange auf kostbare Duftstoffe aus dem Tierreich angewiesen. Der bekannteste war Moschus, eine Ausscheidung verschiedener Tiere, z. B. der Bisamratte *(Ondatra zibethica)* oder des Moschustiers *(Moschus moschiferus)*. Moschus ist einer der ältesten Parfümbestandteile. Die Könige und Maharadschas mit ihren zahlreichen Frauen verwendeten es in unverdünntem Zustand. Nach Europa wurde es aus Arabien eingeführt, seither gehört es in kostbare Parfüms. Es wirkt abrundend auf die Duftkomposition, darüber hinaus verhindert es die rasche Verflüchtigung des Dufts. Die chemische Moschusherstellung war lange ein Wunschtraum der neuzeitlichen Parfümhersteller. Durch Zufall glückte sie dem Erfinder des Nylons, der bei seinen Experimenten auf einen Stoff stieß, der einen stark moschusähnlichen Geruch ausströmte.

Ein weiterer geheimnisumwobener Parfümeriebegriff ist Ambra. Es findet sich im Gedärm von Zahnwalen *(Physeter catodon),* jedoch nur selten, meist bei kranken oder verendeten Tieren. Manchmal wird Ambra bei Sturm an die Küste geschwemmt. Es wird heute bereits synthetisch hergestellt.

Gleichfalls aus dem Tierreich stammt das sog. Zibeth, eine Drüsenausscheidung kleiner Raubtiere, der in Afrika und Asien lebenden Zibethkatzen. Zibeth hat einen sehr intensiven Geruch und muß zum Gebrauch stark verdünnt werden. Einen ähnlichen Duftstoff liefert die Drüsenexkretion des Bibers.

Eine dritte duftspendende Stoffgruppe sind künstliche oder synthetische Stoffe, die zum Teil zufällig entdeckt wurden, als Nebenprodukt der Chemieproduktion, aber auch durch zielstrebige Versuche der Chemiker. Der Chemie gelang es, eine große Zahl der pflanzlichen und tierischen Duftstoffe zu erzeugen, ohne die die heutige Kosmetikindustrie nicht auskäme, da auch das billigste Shampoo oder Haarwasser duften muß. Trotz dieser unbestreitbaren Erfolge der Chemie erfreuen sich die ursprünglich pflanzlichen Grundstoffe nach wie vor großer Beliebtheit und sind unersetzlich.

Zuletzt wäre noch zu betonen, daß die richtige Duftverwendung Geschmack, Gefühl und Maß verlangt. Hier gilt in vollem Umfang der Grundsatz, daß man mit weniger mehr erreicht. Tagsüber – bei der Arbeit, aber auch zuhause und auf Reisen, kurz im Alltag benutzt man am besten ein Kölnischwasser, das 2–4 % Duftstoffe enthält. Bei außergewöhnlichen Anlässen – am Abend, in Gesellschaft usw. kommen Parfüms mit 4–20 % Duftstoffgehalt zur Anwendung. Die Parfümwahl ist eine genau so ernstzunehmende Angelegenheit wie etwa die Auswahl von Schmuck. Kölnischwasser und Parfüm sollten zur ganz „persönlichen" Angelegenheit werden, sie sind ein Bestandteil der individuellen Charakteristik.

Frische, lebensfrohe Jugendlichkeit findet ihren Ausdruck in Parfüms, deren Grundlage von Obst- und Blütenduftnoten gebildet wird. Die gleichen Duftnoten, allerdings in raffinierteren Kombinationen, eignen sich für Frauen mittleren Alters, die schlichte Kleidung bevorzugen. Frauen mit gewagteren modischen Interessen greifen eher zu würzigeren Duftnoten, exotische Essenzen sind für Frauen von gehobener Eleganz. Doch darf man nie vergessen, daß Parfüms nur eine Ergänzung sind, deren Aufgabe in der Abrundung und Unterstreichung des natürlichen Dufts eines sauberen und geflegten Äußeren sind.

Pflanzenteile und ihre Verwendungsformen

Einige in der Kosmetik wichtige aromatische Pflanzen werden ausschließlich im Tropenklima angebaut, andere Arten wachsen in der subtropischen Zone oder gedeihen am besten in den wärmeren Gebieten der gemäßigten Zone. Aber auch Mitteleuropa hat in seiner Flora eine Reihe typischer, der Kosmetik und Parfümerie dienender Vertreter. Als Beispiele seien nur Waldmeister, Schlüsselblume, Salbei,

Veilchen, Linde, Brennessel, Hopfen oder Flachs genannt. Manche wachsen im fruchtbaren Tiefland, andere im Gebirge oder sogar im Wasser. Sie werden entweder in der freien Natur aus wild wachsenden Beständen gesammelt oder auf Feldern angebaut.

Da frische Pflanzen sehr schnell verderben, werden die in ihnen enthaltenen wertvollen Stoffe in Drogenform aufbewahrt. Drogen sind getrocknete Pflanzenrohstoffe, die entweder organisierte Struktur (Zellstruktur) z. B. Blätter, Wurzeln, Blüten, Früchte oder amorphen Charakter, z. B. Agar, Harze, ätherische Öle, Balsam usw. besitzen.

Zwischen den in natürlichen Beständen gesammelten, d. h. wild wachsenden, und den gezüchteten Pflanzen gibt es praktisch keinen Unterschied. Die Behauptung, daß Drogen aus wilden Pflanzen wirkungsvoller seien, ist nur ein Aberglaube. Viele Arten sind Kulturgewächse und lassen sich nur auf Feldern oder in Gärten ziehen. Wesentlich ist, daß die verwendeten Pflanzen gesund sind, ohne Pilz- oder Viruskrankheitsbefall und frei von tierischen Schädlingen. Sie sollen nicht von Staub oder Erdreich beschmutzt sein, auch dürfen sie nicht mit den heute so viel benutzten Herbiziden und Insektiziden (Stoffe zu Unkrautvertilgung in den Kulturen bzw. zur Bekämpfung von Krankheiten und Schädlingen auf Kulturpflanzen) behandelt sein, da diese in der Pflanze unerwünschte und gesundheitschädliche Überreste hinterlassen können. Erfolgreiche Aroma- und Heilpflanzenzucht setzt eine gründliche Kenntnis ihrer Biologie und ihrer Ansprüche an die Umwelt voraus. Auch ist es wichtig zu wissen, welcher Pflanzenteil geerntet oder gesammelt wird. Wirkstoffe oder Aromen sind entweder im ganzen Pflanzenkörper oder nur in einigen seiner Teile eingelagert. Normalerweise sammelt man nur den Teil, der die größte Menge dieser Stoffe enthält. Natürlich kommt es auch auf die richtige Sammeltechnik und den richtigen Zeitpunkt an.

Man kennt verschiedene Sortiersysteme des Pflanzenmaterials. Viel benutzt wird das organographische System, das die Pflanzen danach einteilt, welcher Pflanzenteil gesammelt wird. Von den überirdischen Pflanzenteilen erntet man:

Kraut – *Herba*
Knospe – *Gemma*
Rinde – *Cortex*
Stiel – *Stipes*
Sporen – *Sporae*
Blatt – *Folium*
Blüte – *Flos*
Samen – *Semen*
Stengel – *Caulis*
Holz – *Lignum*
Frucht – *Fructus*
Drüsen – *Glandulae*

Von den unterirdischen Pflanzenteilen erntet man:

Wurzel – *Radix*
Zwiebel – *Bulbus*
Wurzelstock – *Rhizoma*
Knolle – *Tuber*

Das wohl älteste bekannte Heil- und Kosmetikmittel ist die Kamille. Von ihr werden die Blüten gesammelt, aus denen medizinisches Öl, aber auch Aufguß, Extrakt und ätherische Öle gewonnen werden. Der wichtigste Wirkstoff des Öls ist ein blau gefärbtes Azulen, in diesem Fall Chamazulen genannt. Daneben besitzt sie noch weitere wertvolle Heilstoffe. Von alters her wird die Kamille als Beruhigungsmittel für reizbare und empfindliche Haut angewendet, von ihrer entzündungshemmenden Wirkung ganz abzusehen. Die meisten Kosmetikfirmen verwenden sie in

Cremes, Shampoos, Hautmilch, Hautwasser usw. Bei Zahn- und Halsschmerzen nimmt man ihren Absud zum Gurgeln, bei Verdauungsstörungen wirkt er darmberuhigend. Die Kamille dient auch als hervorragendes Mittel in der Hautheilkunde sowohl zu Umschlägen als auch Teil- und Vollbädern bei verschiedenen Hautleiden.

Als Beispiel für die Anwendung einer Kräuterdroge soll hier das in Blüte stehende, getrocknete Kraut des Odermennigs dienen. Sein Absud wird ähnlich wie das getrocknete Quendelkraut zu Bädern und Umschlägen verwendet.

Die aus der Klettenwurzel gewonnenen Stoffe enthalten ätherische Öle, Gerbstoffe, Schleim und Minerale, die Haarwuchs fördern. Diese Wirkung ist zwar nicht sicher bewiesen, doch wird die Klette aufgrund alter Volksweisheit und -erfahrungen immer noch benutzt.

Der Hopfen ist eine von den Pflanzen, die sich in der Kosmetik besonders bewährt haben. Meist kennt man ihn von den Hopfenfeldern, doch wächst er auch wild im Ufergebüsch an Flußläufen. Er enthält nicht nur das dem Bier Würze und Haltbarkeit verleihende Lupulin, sondern auch verschiedene kosmetische Wirkstoffe: ätherische Öle, Gerbstoffe und pflanzliche Hormone, z. B. Östrogene. Die Kosmetik wendet Hopfen zur Beruhigung gereizter Haut und als Badezusatz an. Flüssiger Hopfenextrakt wird für Haut- und Haarwasser, Shampoos usw. verwendet. Die darin enthaltenen Östrogene beeinflussen den Stoffwechsel in der Haut und straffen sie, auch wird ihnen verjüngende Wirkung zugeschrieben.

Kräuter werden bei der kosmetischen Pflege und bei der Kosmetikherstellung in verschiedenen Formen genommen. Ideal wäre die direkte Verwendung frischer Pflanzensäfte, da sie keine Entwertung durch Lagerung, Konservierung oder unsorgfältige Verarbeitung erfahren und vollwertig aktive Wirkstoffe enthalten. Ihr Nachteil ist, daß sie schnell verderben, daher können sie nicht in vollem Umfang genutzt werden. Sie kommen nur in spezialisierten Kosmetiksalons, vor allem aber bei der häuslichen Kosmetik in Anwendung. Genannt seien hier wenigstens Möhren-, Gurken-, Tomaten- und Zitronensaft, auf deren Verwendung im Kapitel über Gesichtsmasken eingegangen wird. Nach ihrem Auftragen rehydratiert und strafft sich die Haut, sie gewinnt an Elastizität. Dadurch verfeinert und erfrischt sie sich und gewinnt so ein besseres Aussehen.

Überall dort, wo man wegen der leichten Verderblichkeit nicht zu frischen Pflanzenteilen greifen kann, werden mit Erfolg die Drogen von Aroma- und Heilpflanzen angewendet, in denen zwar etwas weniger Wirkstoffe enthalten sind, die dafür aber dauerhaft sind und ein weites Verwendungsfeld haben. Die Kosmetik- und Pharmazeutikindustrie arbeitet vorwiegend mit Drogen.

Aus pflanzlichen Drogen werden zwei Arten von Auszügen (Extrakten) zubereitet: Aufguß *(Infusum)*, gewonnen durch Überbrühen der Droge mit kochendem Wasser und Absud *(Decoctum)*, hergestellt durch Aufkochen der Droge. Aufguß und Absud werden durch ein dichtes Sieb und Mull gefiltert, um alle festen Rückstande zu entfernen. Pflanzenauszüge enthalten meist Stoffe, die die Ernährung des Hautgewebes regulieren oder erfrischend wirken. Eine weitere günstige Eigenschaft besteht darin, daß sie den Präparaten oder direkt der Haut eine saure Reaktion geben, die für die Bildung eines Schutzfilms auf der Haut wichtig ist.

Pflanzen in der modernen Kosmetikherstellung
Zurück zur Natur?

Die Antwort auf diese einfache Frage ist recht kompliziert, wenn von Pflanzen als modernen Kosmetikmitteln die Rede ist. Schließlich und endlich ist es fast gewagt, die heutige Kosmetik als modern anzusprechen. Sie steht eben nur auf dem Niveau der gegenwärtigen Kenntnisse und nutzt alle technischen Errungenschaften bei der Herstellung aus. Doch ist auch das umfangreichste Kosmetiksortiment nicht immer vollständig. Jeder Mensch stellt seine spezifischen Ansprüche an die Kosmetik, deren Erfüllung nicht immer leicht ist. Daher ist neben den von der Kosmetikindustrie hergestellten Präparaten genügend Raum für individuelle Kosmetikpflege und Mittel, die auch zuhause zubereitet werden können. Gerade in der Hauskosmetik werden einige Pflanzen zu unersetzlichen Rohstoffen. Ihre auch noch so komplizierte chemische Struktur ist das Werk eines lebenden Organismus und daher für den Menschen natürlich und biologisch verträglich. Das bedeutet natürlich kein Veto für alle synthetischen, künstlich von Menschenhand hergestellten Verbindungen. Es wäre genau so verkehrt und töricht, die Augen vor dem Fortschritt zu verschließen, nur muß man sich dabei klarmachen, was wirklich ein Fortschritt ist. Bei natürlichen Stoffen, mit dem sich die Kosmetik befaßt, sind solche Probleme gegenstandslos. Rachel Carson rief mit der Herausgabe ihres aufrüttelnden Buchs „The Silent Spring", in dem sie ihren Befürchtungen vor dem Übermaß synthetischer Chemikalien im Leben des Menschen Ausdruck gibt, einen Sturm hervor. Viele weitere Autoren, die über dieses Thema geschrieben haben, brachten gewissermaßen eine Renaissance in Gang – eine sehr nützliche übrigens. Sie haben darauf hingewiesen, daß der Mensch im Überschwang der Begeisterung über die Fertigkeit, fast alles künstlich herstellen zu können, vergessen hat, daß die lebendige Natur seit jeher, schon lange bevor der *Homo sapiens* den aufrechten Gang und das Arbeiten gelernt hatte, ebensolche großartigen, viel feinsinnigere und billigere Synthesen zuwege brachte. Alles muß Maß, Logik und Sinn haben. Fragt man unter diesem Aspekt danach, ob die Wiedereinführung natürlicher Kosmetikpräparate nicht nur in die volkstümliche Kosmetik, sondern auch in die Laboratorien der Hersteller von Weltruf richtig ist, kann man ohne Zögern antworten, daß das vernünftig und fortschrittlich wäre. Der Fortschritt besteht darin, daß man heute dank der Entwicklung von organischer Chemie und Pharmakologie sagen kann, was die jeweilige Pflanze an Nützlichem produziert und wie diese Stoffe auf den menschlichen Organismus wirken.

Welche Kosmetikpräparate sind heute bekannt und welche Wirkung haben die natürlichen Stoffen in ihnen?

Hautkosmetik

Seifen werden durch die Neutralisierung von Fettsäuren vermittels Lauge hergestellt. Im Wasser machen ihre löslichen Bestandteile den Schmutz von der Haut los, der unlösliche Teil – der Schaum – entfernt Staubteilchen und abgeschiedene Zellen. In der Kosmetik werden sog. neutrale Toilettenseifen mit einem unverseiften Fettüberschuß verwendet. Diese Toilettenseifen verhindern ein Entfetten der Haut. Entsprechend dem mehr oder weniger großen Fettsäuregehalt gibt es verschiedene Qualitäten. Bei der Herstellung werden sie mit 1–2 % Duftkomposition parfümiert. Zum Färben und Parfümieren dienen nicht nur synthetische Farben und Kompositionen, sondern auch Naturfarbstoffe und ätherische Öle. Kosmetikseifen können auch Pflanzenextrakte oder aus Pflanzen isolierte Stoffe enthalten, z. B. aus Kamille, Salbei usw. Neben den Toilettenseifen werden auch Medizinalseifen hergestellt, Borax, Schwefel-, Teerseifen u. a.

Cremes werden meist aus Fetten hergestellt, die entweder pflanzlichen (z. B. Oliven-, Mandelöl, Kakaobutter) oder tierischen Ursprungs sind (Schweineschmalz, Lanolin, gewonnen aus roher Schafwolle, Walrat). Mineralische Fette eignen sich weniger zu kosmetischen Zwecken, da z. B. Vaseline nicht in die Haut eindringt und nur die Oberfläche schützt. Eine Ausnahme stellt Paraffin dar, es eignet sich für Gesichtsmasken. Cremes werden mit Duftkompositionen oder natürlichen ätherischen Ölen parfümiert. Sie können dichtere oder dünnere Konsistenz aufweisen. Vorteilhaft sind sog. Emulsionscremes, die so hergestellt werden, daß sich entweder die Fettpartikelchen durch den Emulgator im Wasser verteilen oder umgekehrt Wasser sich mit Fett vermengt. Emulsionscremes lassen sich angenehm auftragen, besitzen tiefergehende Wirkung, da sie die Fähigkeit haben, in die Haut einzudringen und beugen so einer vorzeitigen Fältchen- und Runzelbildung vor. Je nach Fettgehalt unterscheidet man fette, halbfette und trockene Cremes. Sehr fette Cremes haben eine gute Reinigungskraft, man verwendet sie bei trockenem Teint über Nacht. Ein fettiger Teint braucht praktisch gar keine Creme. Tagsüber bewährt sich bei fettiger Haut eine trockene Creme, sie erleichtert die spätere Hautreinigung. Die Auftragung aller Cremearten verfolgt einen Hauptzweck: die Elastizität und Geschmeidigkeit der Haut zu erhalten bzw. zu erneuern und so ihr Aussehen zu verbessern. Hydratations- oder Feuchtigkeitcremes machen die Haut leicht feucht, Nährcremes führen ihr Vitamin- oder Hormonkomponenten zu. Auch Cremes mit einem Zusatz aus Obst- und Gemüse-Bioaktivatoren reichern die Haut mit Vitaminen an. Ihnen werden der Saft von Mirabellen, Orangen, Zitronen, Bananen, Erdbeeren, Pfirsichen, Weintrauben, Tomaten, Gurken und Karotten zugesetzt. Daneben werden auch noch andere Pflanzensäfte mit günstiger Wirkung auf alternde Haut in Cremes verwendet, z. B. Aloesäfte. Sonnencremes stellen eine reiche Palette von allen möglichen Erzeugnissen dar, von einfachen Schutzcremes bis zu solchen, die pigmentbildende Wirkstoffe enthalten. In diesen Cremes finden sich sehr oft natürliche Stoffe pflanzlicher Herkunft. Als Beispiel kann man den Extrakt aus der echten Walnuß oder der Großen Knorpelmöhre anführen. Naturstoffe wie Menthol oder Kampfer sind Bestandteile von Massagecremes.

Puder werden entweder aus pflanzlichen Rohstoffen wie etwa Stärke, Bärlappsporen oder aus mineralischen Rohstoffen wie Zinkoxyd, Talkum usw. hergestellt. Für schweißabsondernde Stellen eignen sich eher mineralische Puder, da sie nicht quellen und keinen Nährboden für krankheitsfördernde Mikroorganismen bilden. In der Kosmetik werden meist Mischpuder aus pflanzlichen und mineralischen Rohstoffen angeboten. Zur Einfärbung des Puders auf den gewünschten Ton werden synthetische Farbstoffe verwendet, da sie sich besser abstimmen lassen als

Naturfarbstoffe. Zur Parfümierung dienen meist synthetische Kompositionen und zwar 0,1–0,2 % in puderförmigen Erzeugnissen und 1 % in festen, gepreßten Produkten. Puder haben in der Kosmetik Dekorationsfunktion, sie sollen Schönheitsfehler, z. B. Fältchen, Narben, Muttermale usw. überdecken. Medizinische Puder enthalten darüberhinaus Heilstoffe. In der letzten Zeit haben Puder in Pasten- oder Make-up-Cremeform große Beliebtheit gewonnen.

Make-up. Eine kosmetische „Notwendigkeit" der letzten Jahre sind die unter der Bezeichnung „Make-up" zusammengefaßten Präparate, die – wie früher Schminken – der abschließenden Schönheitspflege des Gesichts dienen. Im Prinzip unterscheidet man je nach Konsistenz drei Hauptarten: flüssige (Make-up fluid), Pasten (Make-up Creme) und pulverförmige (Make-up Puder).

In die Make-up-Kategorie gehören eigentlich auch Puder, Lidschatten, Schminken, Lippenstifte und Nagellacke, also alle Präparate der Dekorativkosmetik. Trotzdem meint man mit Make-up meist Präparate mit Schminkcharakter. Sie enthalten neben den Grund- oder Füllstoffen, von denen die Konsistenz abhängt, weitere Stoffe in verschiedenen Farbtönen und mit physikalischen Eigenschaften, von denen das endgültige Aussehen des Make-ups nach dem Auftrag abhängt. Meist werden transparente Make-ups, geeignet für jede Haut, in verschiedenen Farbtönen verwendet. Make-up muß folgende Eigenschaften haben: Es muß sich leicht und ohne großen Aufwand auftragen lassen, darf sich bei Temperaturschwankungen nicht verändern, muß die natürliche Feuchtigkeit der Haut erhalten und darf ihre Funktion nicht beeinträchtigen. Schließlich muß es alle farblichen und anderen Unregelmäßigkeiten des Teints perfekt verdecken, darf nicht platzen oder abbröckeln, muß samtig-matt und natürlich wirken. Spezialpräparate dieses Typs sind Sonnen-Make-ups, die gebräunte Haut besonders zur Wirkung bringen und beleben. Unter dem Make-up muß auf den gut gereinigten Teint eine dem Hauttyp entsprechend gewählte Creme als Unterlage aufgetragen werden. Sie muß das eigentliche Make-up festigen, erhöhte Schweiß- und Fettabsonderung unterbinden und so die Unveränderlichkeit des Make-ups garantieren. Im eigentlichen Make-up werden keine biologisch aktiven Stoffe verwertet, also auch keine Pflanzenextrakte. Diese kommen nur in flüssigen oder weichen Grundlagencremes vor.

Lippenstifte und Schminken sind Kosmetikerzeugnisse mit Dekorationscharakter. Sie sind typische Industrieprodukte und erfordern ein perfektes chemisches Labor, Rohstoffe und Herstellungsverfahren, sie werden meistens aus synthetischen Stoffen hergestellt.

Hautwasser bestehen aus verdünntem 10–50 % igem Spiritus mit einem Glyzerinzusatz. Je fettiger die Haut, desto höhere Spirituoskonzentrationen verträgt sie. Den Hautwassern, die vor allem als reinigende und desinfizierende Mittel dienen, werden oft Pflanzenextrakte mit entzündungshemmenden, pilzbekämpfenden, straffenden und beruhigenden Wirkungen zugesetzt. Durch diese Pflanzenextrakte werden die Hautwasser gleichzeitig aromatisiert. Als Parfüms werden erfrischende, einfache, leichte Kompositionen (0,25 – 1 %) benutzt. Bei der Verwendung von ätherischen Ölen müssen diese terpenfrei gemacht werden, damit sie die Haut nicht reizen. Hautwasser gehören zu den Präparaten, die sich ganz gut zuhause herstellen lassen, z. B. in dem man in 100 g 20 %igen reinen Spiritus eine Mischung aus gleichen Teilen getrockneter Kamille und Salbei (10 + 10 g) auslaugen läßt. Dieses Hautwasser hat vorzügliche reinigende, desinfizierende und entzündungshemmende Wirkung. Auch spiritusfreie Hautwasser dürfen hier nicht ausgelassen werden. Sie werden aus dem Saft frisch geraspelter Gurken zubereitet und eignen sich besonders für empfindliche Haut. Auf erschlaffte Haut trägt man mit Erfolg frischen Tomatensaft auf, da er kräftige Tonisierungsfähigkeit besitzt. Zu den Hautwassern zählen teilweise auch die Rasierwasser, deren Desinfektions- und Erfrischungseffekt verstärk ist, ferner auch die Kölnischwasser, die eher ästhetischen Effekt als kosmetische Bedeutung haben.

Hautmilch – zwei Arten von Emulsionsprodukten: entweder Wasser in Öl oder Öl in Wasser. Im Hinblick darauf, daß Hautmilch vor allem zum Reinigen trockener, empfindlicher Haut dienen soll, kann man sie nicht mit hautreizenden ätherischen Ölen parfümieren. Oft jedoch enthalten die Präparate pflanzliche Bestandteile wie Azulen aus der Kamille oder Getreidekeimextrakte.

Masken sind ausgesprochen moderne und wirksame Kosmetikmittel. Sie geben jeder Frau die Möglichkeit zu individueller Strategie bei der Hautpflege und gestatten die Verwendung natürlicher Stoffe bei der Zubereitung. Bei richtiger Anwendung verfeinern und erfrischen sie den Teint, steigern die Geschmeidigkeit der Haut, verbessern ihre Ernährung, beseitigen Exkrete und kleinere Schönheitsfehler. Je nach Wirkungsweise teilt man sie in Verfeinerungs-, Nähr-, Straffungs-, Depigmentierungs-, Trocken-, Feuchtigkeitsmasken usw. ein. Je nach benutztem Material kennt man Lanolin- und Paraffinmasken, Masken aus heißem Öl, Nährmasken aus Eigelb, Majonaise, Eigelb-Honigmischung, Hefe-, Gemüse-, Obstmasken usw. Die richtige Maskenzubereitung und Anwendung hat bestimmte Regeln:

a) Die Rohstoffe zur Maskenherstellung müssen frisch und von erstklassiger Qualität sein. Für Gemüsemasken z. B. kann man keine vertrockneten Karotten oder Tomaten bzw. Zitronen und Bananen verwenden, die sich nicht mehr zum Genuß eignen.
b) Die Zubereitung muß unmittelbar der Anwendung vorausgehen. Zum Schneiden bzw. Raspeln nimmt man oxydationsfreie Metall- oder Glasgeräte sowie Porzellan- oder Glasgefäße.
c) Vor dem Auftragen der Maske empfiehlt sich ein Gesichts-Dampfbad mit Tiefenreinigung der Haut, gegf. eine leichte Massage.
d) Die ganze Zeit über muß der Maskenbenutzer in völliger Ruhe verharren, er darf weder sprechen noch lesen.
e) Mit einer einzigen Maske gewinnt man nichts. Diese Kur muß man mehrmals wiederholen.
f) Wenn warme Masken aufgetragen werden, empfiehlt sich noch ein trockener Umschlag darüber, damit sich die richtige Temperatur länger hält.
g) Bei Masken, die flüssig bleiben und nicht antrocknen, z. B. bei Öl-, Gemüse- und Obstmasken nimmt man am besten vollgesogene Watte oder hydrophilen Mull, gefüllt mit Gemüse- oder Obstmasse.
h) Augen, Mund und Nasenlöcher freilassen.

Beispiele für weniger gebräuchliche Masken

Reinigende und entzündungshemmende Kamillenmaske:
Hundert Gramm getrocknete Kamillenblüten werden in einem sauberen Porzellangefäß mit kochendem Wasser überbrüht, so daß eine breiige Masse entsteht. Der Brei wird nach 10 Minuten auf vorbereitete Mullstücke aufgetragen, mit denen dann Stirn, Wangen, Nase, Kinn, Kinnansatz und Halspartie bedeckt werden. Bis zum Erkalten auf dem Gesicht lassen, etwa 20 Minuten. Vor dem Auflegen ist die Haut mit einer Fettcreme einzureiben, die Reste werden nach Maskenabnahme entfernt.

Reinigende und straffende Zitronenmaske:
Verwendet wird eine Paste aus Milch, Zitronenfruchtfleisch und Weizenmehl, die man auf dem Gesicht trocknen läßt. Nach 20 Minuten wird das Gesicht mit warmem Kamillenaufguß abgewaschen (50 g auf 0,5 l Wasser).

Straffungsmaske aus Teeflüssigkeit:
Wattetampons mit stark ausgelaugtem, fermentiertem Tee tränken und so warm wie möglich etwa 20 Minuten auflegen. Mit lauwarmem Wasser abwaschen.

Nährmaske aus Erdbeerfleisch:
Gartenerdbeeren zerquetschen, Milch und gut zerstampfte, gekochte Kartoffeln zugeben, bis ein Brei entsteht. 30 Minuten wirken lassen, mit lauwarmen Kamillenaufguß oder Wasser abwaschen.

Hefe-Nährmaske mit Karotten:
Hefe in Milch fein zerkleinern, die geriebene, mit Olivenöl beträufelte Karotte hinzugeben. Aus dem Mengenverhältnis muß ein Brei entstehen. Nach 20 minütigem Einwirken abnehmen, mit warmem Wasser abwaschen.

Erfrischende Fruchtfleischmaske:
Zu dieser Maske kann man das Fruchtfleisch von Aprikosen, Bananen, Erdbeeren und Tomaten verwenden, das mit Eiweiß im Verhältniß von 2 Löffeln Fruchtfleisch auf 1 Eiweiß gemischt und mit Weizenmehl eingedickt wird. Nach Abnahme der Maske, die 15–20 Minuten wirken soll, wäscht man das Gesicht mit warmem Wasser ab.

Badezusätze – dabei handelt es sich meist um Badesalze oder Badeschaum, in dem die Schaumkraft von Saponin ausgenutzt wird. Bäder sind im Hinblick auf die Gesamthygiene und -kosmetik des Körpers wichtig. Auch hier können verschiedene Pflanzendrogen mit kräftigender, reinigender und entzündungshemmender Wirkung verwendet werden. Kurz vor dem Bad bereitet man die Essenz (Aufguß oder Absud) vor, die man ins Badewasser gießt. Geeignete Badezusätze sind. z. B. Aufgüsse aus Kamille, Schafgarbe, Salbei oder Odermennig, bzw. Absude aus Eichenrinde, Weidenrinde, Birkenblättern u. ä. Für ein Wannenbad genügen 2 l Aufguß oder Absud aus 0,5 kg Droge. Bekannt sind auch Pflanzenbadezusätze aus einer Mischung von Kamille, Hopfen, Melisse, Fenchel und Schafgarbe.

Haarkosmetik

In diese Gruppe gehören vor allem zahlreiche Industriepräparate zur Haarpflege und zum Färben, Festiger, Lacke, Shampoos, Brillantinen und Haaröle. Unter den haarkosmetischen Spezialitäten findet man viele Mittel, die natürliche Stoffe enthalten, z. B. Birkensaft, Extrakte aus Kamille, Brennessel, Hopfen, Zwiebel, Mistel usw. Der Kamillenaufguß wird am häufigsten angewendet, er hat zudem eine gewisse Färbkraft, da er die Farbe heller Haare aufbessert und dunkle Haare aufhellt. Zum Haarfärben mit Kamille in der Hauskosmetik nimmt man eine Drogenkonzentration von 100–200 g auf 500 ccm Wasser. Zum Haarfärben dienen nach wie vor die unschädlichen Naturfarbstoffe Henna und Indigo (ausführlicher angeführt bei der Art *Lawsonia inermis*). Gesund und gepflegt sehen die Haare nur dank einer regelmäßigen, individuellen Pflege aus. Fettiges Haar wird anders als trockenes oder sprödes Haar gepflegt. Man soll die Haare nicht zu oft waschen. Fette Haare höchstens einmal in der Woche, trockene erst nach drei Wochen. Die Haare sind vorsichtig zu kämmen und zu bürsten, man sollte die Haare und die Haut nicht grob massieren. Haarausfall kann man nur unter diesen Grundsätzen eindämmen. Falls erbliche Voraussetzungen vorhanden sind, kann man ihn nicht verhindern. Wenn die Haare oder die Haut krank und unnatürlich aussehen (sie sind zu spröde, fallen in erhöhten Maße aus, Kopfschuppen u.ä), dann ist es empfehlenswert, den Arzt auszusuchen. Dann kann es sich nämlich um eine Erkrankung des Verdauungssystems handeln.

Mundraumkosmetik

In diese Gruppe gehören Zahnpasta und Mundwasser. In beiden Präparatkategorien kommen im allgemeinen natürliche Stoffe mit desinfizierender, desodorierender und entzündungshemmender Wirkung zur Anwendung. Hierher gehören z. B. Menthol aus Minze, Thymol aus Thymian, Anethol aus Anis sowie Stoffe aus weiteren ätherischen Ölen wie Odermennig-, Eukalyptus-, Fenchel- und Zimtöl. Den Mundwassern werden auch Pflanzentinkturen (Spiritusextrakte) beigegeben, vor allem Benzoetinkturen aus dem Benzoeharzbaum *(Styrax benzoin)*, Myrrhentinkturen aus dem Balsambaum *(Commiphora abyssinica)* und Ratanhatinktur aus *Krameria triandra*. Nicht selten ist die Verwendung von Chlorophyll, dem natürlichen grünen Pflanzenfarbstoff.

Die Zahn- und Mundhöhlenpflege ist nicht nur aus ästhetischen, sondern vor allem aus Gesundheitsgründen notwendig. Man sagt nicht umsonst, daß der Mund das Eingangstor vieler Krankheiten sei und dies gilt auch von dem vernachlässigten Gebiß. Durch die regelmäßige Fürsorge beugt man Zahnfäule, Entzündungen, Zahnfleischblutungen, Parodontose und infolgedessen auch dem unangenehmen Geruch vor. Ausgezeichnete Präventivmaßnahmen haben Mundwasser und Extrakte aus den Pflanzen, die Entzündungen verhindern, z. B. Kamille, Schafgarbe und Salbei.

Parfüms

Parfüms haben für alle Kosmetikerzeugnisse ungeheure Bedeutung, da sie ihnen angenehmen Duft verleihen. Verwendet werden sowohl natürliche ätherische Öle als auch synthetische Duftstoffe, die als Nachahmung der natürlichen hergestellt werden. Aus den verschiedenen Duftstoffen stellen die Parfümmacher dann die Kompositionen zusammen. Die Parfümeriekunst nahm vor etwa 300 Jahren in Frankreich ihren Anfang. Parfüms werden aus vier Duftstoffkomponenten zusammengestellt:

1. Grundstoffe mit ausdauerndem Duft,
2. Ausgleichsstoffe oder Nuancels,
3. Grundstoffe, die den Duft abrunden,
4. Wirkstoffe, die der Duftnote eine bestimmte Originalität und Unnachahmlichkeit verleihen und schließlich aus Fixierstoffen, die alles zu einem harmonischen, stabilen, den Duft nicht mehr ändernden Ganzen verbinden.

Von den bekanntesten Parfüms sollen hier wenigstens einige genannt werden: Ambra, Cologne, Crêpe de Chine, Flieder, Fougère, Gardenia, Chanel 5, Chat Noir, Chypré, Jasmin, Juchten, Maiblume, Lavendel, Nelken, Opoponax, Rose, Tabak. Bei der Parfümherstellung werden 10–20 % Duftkomposition in 90 bis 96 %igem Spiritus verwendet, bei der Herstellung von Kölnischwasser 0,5–1,2 % Komposition in 60–80 % Spiritus.

Pflanzliche Wirkstoffe

Für Leser, die sich dafür interessieren, warum viele Pflanzen das Aussehen der menschlichen Physiognomie günstig beeinflussen, folgt hier noch ein Kapitel über pflanzliche Wirkstoffe, in dem notwendig auch die komplizierte Welt der organischen Chemie berührt werden muß. Aber eben nur berührt, denn die in den Pflanzen verlaufenden biochemischen Prozesse sind unendlich kompliziert und vielfach in ihren Details noch unbekannt.

Bekannt sind viele Beispiele für günstigen Einfluß von Pflanzen auf diejenigen Körperpartien, die aus der Sicht der Kosmetik am wichtigsten sind, nämlich Haut und Haar. Die günstigen Auswirkungen verschiedener Pflanzen auf den menschlichen Organismus werden von bestimmten chemischen Verbindungen bedingt, die in diesen Pflanzen enthalten sind. Sie werden unter dem Sammelbegriff Wirkstoffe zusammengefaßt. Normalerweise sind sie in größeren Mengen nur in bestimmten Pflanzenorganen konzentriert, z. B. in den Wurzeln, im Kraut, in Blättern, Blüten, Früchten oder der Rinde. Im Lauf der Vegetationsperiode ändert sich die Mengenzusammensetzung der Wirkstoffe, da sie nicht nur vom „Alter“ der Pflanze, sondern auch von den Klimabedingungen beeinflußt werden.

Pflanzliche Wirkstoffe kann man grob in zwei Gruppen einteilen. Die erste umfaßt Stoffe, die für die Pflanze als Baustoffe und Energiequellen unentbehrlich sind, ohne die sie eingehen und absterben müßte. Das sind die Produkte des Primärstoffwechsels. Zu ihnen gehören: Zucker, von den Monosacchariden über alkoholische Zucker und Oligosaccharide bis zu den Polysacchariden, organische

Säuren, Fettsäuren und ihre Ester – also Fette, Öle und Wachse, Aminosäuren, Peptide und Eiweißstoffe einschließlich Enzyme. Die zweite Gruppe wird von den Produkten des Sekundärstoffwechsels gebildet. Das sind Stoffe mit einem komplizierten chemischen Bau, die die Pflanze wahrscheinlich nicht unbedingt zum Leben braucht, die eher den Charakter von Ausscheidungen (Exkreten) haben oder nur gelegentlich von der Pflanze in Anspruch genommene Vorratsstoffe sind. Ohne sie würden die wesentlichen Stoffwechselprozesse keinen Schaden erleiden. Unter die Produkte des Sekundärstoffwechsels fallen auch ausgesprochene Abfälle – Ballaststoffe, die für die Lebensvorgänge der Pflanze ohne Bedeutung sind: Glykosidverbindungen einschließlich Kumarinderivate, Lignane, Terpene, Steroide, Saponine, Bitterstoffe, ätherische Öle, Harze, Balsame, Gerbstoffe und Alkaloide. Aus den aufgezählten, oft sehr zahlreichen, mehr oder weniger komplizierte Stoffe umfassenden Gruppen werden hier nur solche kurz vorgestellt, die besonders progressiv in das kosmetische Geschehen eingreifen. Eine eingehende chemische Analyse wäre in diesem Buch weder sinnvoll noch möglich.

Die Produkte des Primärstoffwechsels

Kohlenhydrate

Ihrem Aufbau nach teilt man die Kohlenhydrate in Monosaccharide, Oligosaccharide und Polysaccharide ein.

Monosaccharide sind Zucker mit einfachem Molekül, das sich hydrolytisch nicht spalten läßt. Hierher gehören Glukose bzw. Traubenzucker und die D-Fruktose bzw. Fruchtzucker, enthalten z. B. in Obst und Bienenhonig, der oft in Nährmasken verwendet wird. Ferner gehört hierher D-Mannitol, ein in Manna enthaltener Alkoholzucker, d. h. im steifgewordenen Naturzuckersaft der Manna-Esche *(Fraxinus ornus),* der auch als Bestandteil von Nährmasken dient.

Oligosaccharide sind Zucker mit größeren, aus mehreren Monosacchariden bestehenden Molekülen. Hierher gehören z. B. Saccharose bzw. Rohrzucker, das äußerst kalorienreiche Süßmittel aus Zuckerrohr oder -rüben; Maltose – in Malz und Malzextrakt enthaltener Zucker und Laktose bzw. Milchzucker. Ihre kosmetische Verwendung ist auf bestimmte Hautnährpräparate beschränkt. Viel häufiger sind sie in innerlich angewendeten Präparaten gegen Furunkulose und zur Verbesserung des Allgemeinzustands von Rekonvaleszenten vertreten.

Polysaccharide sind ziemlich große Moleküle, mit der gängigen Vorstellung von Zucker haben sie kaum etwas gemeinsam. Hierher gehören z. B. Galaktane aus Algen (Agar und Karrageen), die heute allgemein in der Kosmetik bei der Gel- und Emulsionsherstellung Verwendung finden, auch bei der Konsistenzstabilisierung von Cremes bzw. Salben und in Spezialmasken. Schleime und Klebgummis sind für die Kosmetik vor allem wegen ihrer physikalischen Eigenschaften interessant. Diese Eigenschaften werden beim Auftragen von Heilmitteln auf entzündete Schleimhaut oder Haut ausgenutzt. Eine weitere Polysaccharidgruppe, die Stärken, bilden den Grundstoff verschiedener Puder. Je nach Bedarf wird eine mehr oder weniger feinkörnige Stärkeart gewählt. Am weitesten verbreitet ist Reisstärke.

Heute werden auch Stärken in Spezialaufbereitung verwendet, z. B. nicht quellende Stärken – Amylum non mucilaginosum (ANM), die auch auf Körperstellen mit erhöhter Schweißabsonderung aufgetragen werden können.

Organische Säuren

Unter dieser Bezeichnung versteht man Apfel-, Zitronen-, Bernstein-, Wein-, Essig- und Oxalsäuren. In den kosmetisch genutzten Pflanzen und vor allem im Obst kommen vorwiegend Apfel-, Wein- und Zitronensäure vor. Ihnen wird nicht nur „blutreinigende" Wirkung zugeschrieben, sie haben auch eine große Bedeutung in Gelees, Cremes und Masken als hautreinigende, kräftigende, durchblutungsfördernde und verfeinernde Stoffe. Das in Breikonsistenz als Gesichtsmaske verwendete Fruchtfleisch enthält neben den erwähnten Säuren auch Vitaminkomplexe, vor allem Vitamin C, ferner A_1, B_1 und B_2.

Fettsäuren und ihre Ester-Öle und Fette

Die Stoffe dieser Gruppe sind für die Kosmetik allgemein und in Präparaten als Medium – als Träger weiterer Wirkstoffe wichtig. Wesentliche Bedeutung haben indifferente Öle – Oliven-, Mandel-, Avocado- und Sesamöl. Kakao- und Kokosbutter sind ebenfalls indifferente Pflanzenfette mit breiter Verwendung in der Kosmetik. Ihre Funktion beruht auf Hautschutz und der Linderung lokaler Reizungen. In Kosmetikpräparaten werden sie nicht nur für Fettcremes, Hautmilch und -masken herangezogen, sondern vorwiegend zur Seifenherstellung. In ihrer chemischen Zusammensetzung kommen Stoffe mit Lipoidcharakter den Fetten sehr nahe, z. B. Lecithin aus Eigelb, oft in Gesichtsmasken oder Shampoos verwendet, oder Stigmasterin, ein Pflanzenlipoid, welches das Provitamin D darstellt und einen hervorragenden Einfluß auf die Haut ausübt. Vorstufen zum Provitamin A sind die Karotinoide aus Karotten, Roten Beeten, Hagebutten usw. Über die Bedeutung der Vitamine für die Gesundheit braucht nicht diskutiert zu werden, daher ist auch in der Kosmetik die Anreicherung der Präparate mit Vitaminen angebracht.

Aminosäuren, Eiweißstoffe und Enzyme

Hinter diesen Bezeichnungen verbergen sich die für den lebenden Organismus wichtigsten Stoffe. Heute sind 21 Aminosäuren bekannt, sie sind die Grundbausteine der Eiweißstoffe. Enzyme sind Stoffe mit Eiweißcharakter, sie sind die Beschleuniger (Katalysatoren) aller Lebensprozesse. Sowohl Aminosäuren als auch Eiweißstoffe bzw. Peptide und auch Enzyme kann man heute schon isolieren und nutzbringend einsetzen. Beispielsweise beruht die ganze Milch- und Käseindustrie auf der Ausnutzung der biologischen Enzymaktivität. Quark, Molke, Kefir usw. sind durch Enzymreaktionen gewonnene Milchprodukte, die in der Kosmetik, etwa bei der Zubereitung verschiedener Masken, ihre Bedeutung haben. Die Pflanzenenzyme Papain, Ficin und Bromelain, aus den Milchsäften der Papaya *(Carica papaya)*, verschiedener Gummibäume (z. B. *Ficus glabrata*) und aus Ananas *(Ananas comosus)* isoliert, sind nicht nur ausgezeichnete Verdauungsenzyme, sondern auch Stoffe mit spezifisch entzündungshemmender Wirkung, die in der Kosmetik angewendet werden. Aminosäuren sind Baustoffe der Antibiotika, deren Bedeutung in der Bekämpfung von Infektionskrankheiten, also auch von Hautinfektionen, außer Zweifel steht. Eiweißstoffe sind zusammen mit Fetten und Zuckern Hauptinhaltsstoffe der Hefepilze, die auch vitaminreiche Organismen darstellen. Hefemasken haben in der Kosmetik eine beträchtliche Bedeutung, da sie nicht nur die Haut festigen und straffen, sondern ihr auch wichtige Vitamine der B-Reihe zuführen, bekannt für ihre Wirkung gegen Akne.

Die Produkte des Sekundärstoffwechsels

Glykoside

Das sind natürliche organische Stoffe, bestehend aus Zucker und zuckerfreien Komponenten. In der Kosmetik kommen von den Glykosiden vor allem die Saponine zur Geltung. Ihre Schaumkraft, pilz- und schimmeltötende Wirkung wird in Badeschaumzusätzen ausgenutzt. Bei innerer Anwendung sind viele giftig für den Menschen, andere haben vorzügliche Heilwirkung. Neben den Saponinen werden in der Kosmetik noch weitere Glykoside verwendet, z. B. das Phenolglykosid Salicin aus der Weidenrinde, angewendet bei entzündlichen Schwellungen sowie verschiedene Glykoside zur Pigmentsteigerung in Sonnencremes.

Ätherische Öle

Flüchtige Naturstoffe von flüssig-öliger Konsistenz, die normalerweise in kleinen Mengen sehr angenehm riechen; wasserunlöslich, doch gut löslich in Spiritus und anderen organischen Lösungsmitteln sind. Sie sitzen in besonderen Pflanzenzellen, in Drüsen oder Zwischenzellräumen. Von der Gesamtzahl aller 295 Pflanzenfamilien weist etwa ein Drittel Arten auf, die ätherische Öle in industriell verwertbaren Mengen enthalten. Sie sind die Grundlage der Riech- und Geschmackstoffindustrie. Ihre verbreitete Verwendung in der Parfümerie deutet auf ihre erstrangige Bedeutung in der Kosmetik hin. Von der Weltjahresproduktion an ätherischen Ölen – über 200 000 Tonnen – entfällt etwa ein Zehntel auf die Parfümerie. In Kosmetikpräparaten, vor allem in niedrigprozentigen Kölnischwassern und Gesichtswassern werden sog. terpenfreie ätherische Öle verwendet. Diese Terpenbestandteile sind Kohlenwasserstoffe, die für den Duft der Öle ohne Bedeutung sind, sogar eher ihre Qualität herabsetzen. Daher werden sie durch die sog. Deterpenierung aus den Ölen entfernt.

Balsame und Harze

Das sind pathologische, mit den ätherischen Ölen verwandte Pflanzenprodukte. Die Pflanze bildet sie nach einer Verletzung des Oberflächengewebes. Harze sind fest, Balsame flüssig, sie sind eigentlich Harze in ätherischen Ölen. In der Mundkosmetik werden Harze ähnlich wie diese für Mundwasser und Zahncremes benutzt. Verschiedene Balsame, z. B. der Perubalsam, werden als Heilzusätze Seifen und Schutzsalben beigegeben.

Gerbstoffe

Es sind unbeständige, stickstoffreie Stoffe, die leicht oxydieren, polymerisieren und unlösliche Komplexe bilden. Daher sind ältere, länger gelagerte Gerbstoffdrogen weniger wirksam als frische. Ihre Verwendung in der Kosmetik ist von ihrer stark straffenden – adstringenten – Wirkung bestimmt. Auf der kranken Schleimhaut oder verletzten Haut entsteht durch den Gerbstoffeinfluß eine Schutzmenbran, die die Nervenenden der Oberfläche unempfindlich macht, die Sekretabsonderung zum Stillstand bringt und unangenehmen Juckreiz lindert. Teeaufguß wird wegen seines hohen Gerbstoffgehalts in der Kosmetik zur Hautwäsche verwendet. Das ist eine Ausnahme in der großen, alkaloidhaltigen (in diesem Falle Coffein) Pflanzengruppe. Ansonsten ist die Benutzung solcher Pflanzen zu Kosmetikzwekken nicht ratsam, da Alkaloide beim Eindringen in die menschliche Blutbahn als starke Gifte wirken.

Zum Abschluß des Kapitels über Wirkstoffe sei noch daran erinnert, daß die jeweiligen in den Pflanzen enthaltenen Stoffe nicht getrennt für sich wirken, sondern in einem Komplex von Stoffen, die sich einander in ihrer Wirkung unterstützen. Darin liegt der große, wenn auch nicht einzige Vorzug bei der Verwendung von pflanzlichen Rohstoffen in der Kosmetik.

Bildteil

Die Pflanzen sind nach den lateinischen Namen alphabetisch geordnet, die Nomenklatur nach Zander-Handwörterbuch der Pflanzennamen 11. Aufl. Stuttgart, 1979.

Akazie („Mimose“) *Acacia farnesiana* (L.) Willd.

Schmetterlingsblütengewachse *Fabaceae*

Beschreibung: Ein stark verzweigter, dorniger Strauch, 3–4 m hoch. Aus den Zweigen wachsen kurze, scharfe und gerade Dornen, die Blätter sind doppelfiedrig, aus kleinen Teilblättchen zusammengesetzt. Diese subtropische, im Verlauf der Vegetationszeit in punkto Temperatur sehr anspruchsvolle Art steht von Herbst bis ins zeitige Frühjahr in Blüte. Die 12–15 mm großen Blüten sind sattgelb und zu kugelförmigen Blütenständen in den Zweigachseln geordnet. Je 2–3 dieser Blütenstände wachsen aus den Gabelungen älterer Zweige auf beflaumten Stielen hervor. Der intensive Blütenduft ist angenehm und ähnelt dem Veilchenduft. Die Frucht ist eine 3–7 cm lange, flache Samen enthaltende Schote.

Herkunft und Verbreitung: Die „Mimose“ stammt wahrscheinlich aus dem mittelamerikanischen Bereich, doch wird sie seit Menschengedenken in den Farnesischen Gärten in Rom gehalten, woher auch ihr wissenschaftlicher Name stammt. Heute ist die Art in Südfrankreich, Algerien, Ägypten, Syrien, Indien, Australien und den Südstaaten der UdSSR anzutreffen.

Drogenzubereitung: Aus den duftenden Blüten wird vermittels Petroläther ein kostbares ätherisches Öl extrahiert; aus 1000 kg Blüten gewinnt man nur 1800 g. Während um 1900 in Frankreich 35 t Blüten zu Öl verarbeitet wurden, liegt die gegenwärtige Produktion wesentlich niedriger, da dieser wirtschaftlich weniger vorteilhafte Naturrohstoff immer mehr durch synthetische Duftstoffe ersetzt wird. Ein ähnliches Schicksal traf auch weitere Arten, z. B. *Acacia dealbata* Link.

Inhaltsstoffe: Das ätherische Öl (0,5–0,7 %) setzt sich aus zahlreichen Komponenten zusammen: aus Salizylsäure-Methylester, P-Kresol, Benzaldehyd, Kuminaldehyd, Geraniol u. a.

Verwendung in der Kosmetik: Mimosenöl dient zur Herstellung von Parfümkompositionen, mit denen dann luxuriöse Kosmetikerzeugnisse parfümiert werden, da der Preis dieser Naturöle sehr hoch ist.

Andere Verwendung: Mitten im Winter, im Januar kann man in den Blumenläden duftende, in Blüte stehende Mimosenzweige kaufen. Die Mimose ist ein nicht nur in warmen Gegenden, sondern auch in der gemäßigten Zone beliebtes Ziergehölz. Hier wird sie aber nur in Gewächshäusern gehalten, da sie bei einer Temperatur von – 6 °C erfriert.

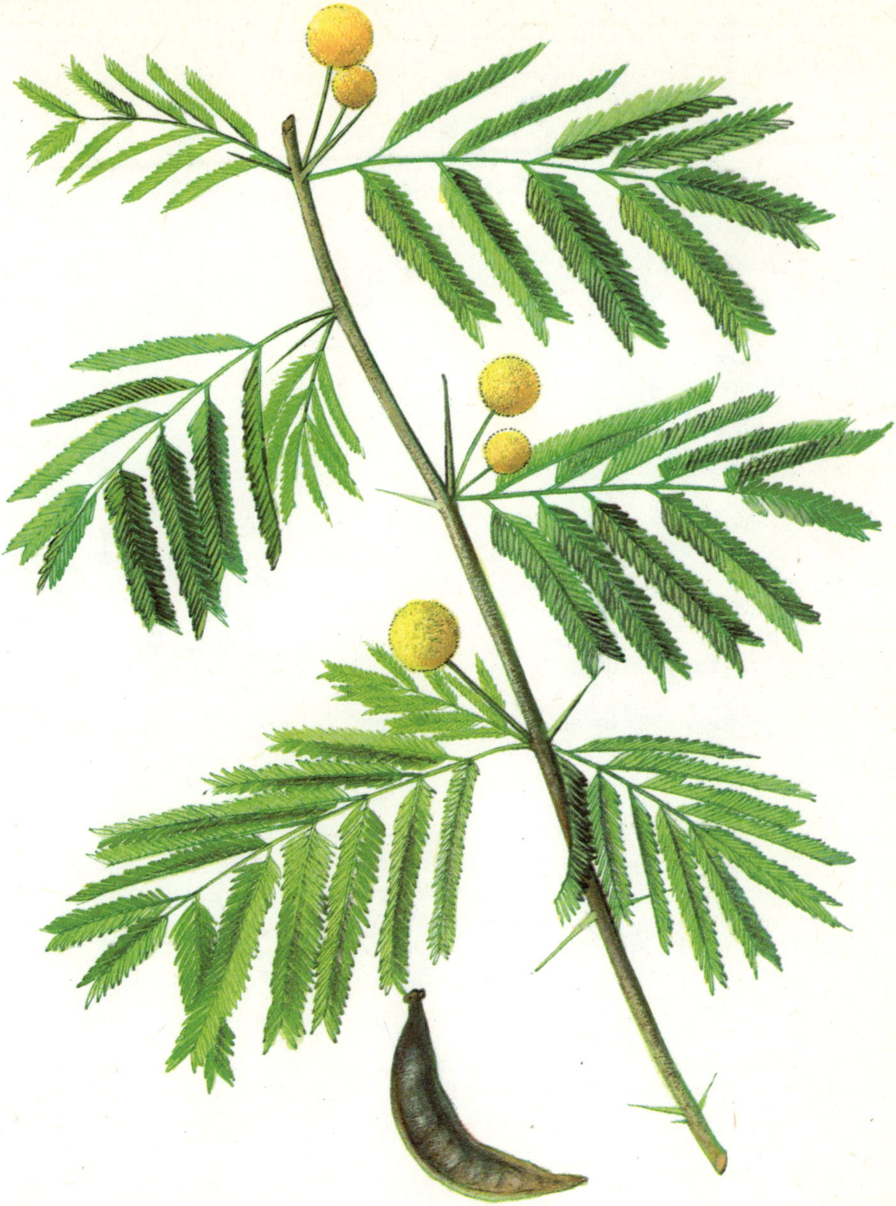

Schafgarbe
Achillea millefolium L.

Korbblütengewächse
Asteraceae

Beschreibung: Ein mehrjähriges Kraut mit kriechendem Wurzelstock, aus dem fiederteilige Grundblätter und der blütentragende Stengel hervorwachsen. Die aufrechten Stengel sind etwa 50 cm hoch, ziemlich dicht beblättert, mehr oder weniger wollhaarig und in ihrer Spitze zu einer Trugdolde mit den Blüten verzweigt. Diese sind meist weiß, manchmal auch rosa. Die Schafgarbe blüht von Juni bis September.

Herkunft und Verbreitung: Die Art ist in ganz Europa, in Sibirien bis in den Westhimalaja beheimatet. Sie wächst auf trockenen Wiesen, Rainen und Weiden von den Niederungen bis in die Gebirge.

Sammeln und Drogenzubereitung: Es werden entweder nur die Blüten oder das ganze Kraut zur Blütezeit gesammelt, manchmal auch nur die Blätter oder Wurzelstöcke. Die Droge wird im Schatten bei einer Temperatur von höchstens 40 °C getrocknet, sie hat einen angenehmen, leicht bitteren Duft.

Inhaltsstoffe: Das blühende Kraut enthält ätherisches Öl (0,25 %), das reich an verschiedenen Bestandteilen ist (eine Mischung monoterpener und sequiterpener Kohlenwasserstoffe) und vor allem Chamazulen enthält (40 %), ferner Bitterstoffe mit dem Achillin, gesättigte und ungesättigte Kohlenwasserstoffe, niedere Fettsäuren, Phytosterole, Guajanolide, Germakranolide u. a. Dieser Stoffkomplex wirkt entkrampfend, antibakteriell und gleicht Verdauungsstörungen aus.

Verwendung in der Kosmetik: Schafgarbenextrakt ist ein Bestandteil stabilisierter Pflanzenextrakte. Dank des hohen Chamazulengehalts und anderer Bestandteile beseitigt er entzündliche Hautprozesse, erleichtert die Reinigung, befreit von abgestorbenen Zellen, vermindert die Fettabsonderung und Porenerweiterung. Schafgarbenextrakt wird daher in regenerierende Heil- und Beruhigungscremes, Gesichtswassern und -masken, Mund und Haarkosmetik verarbeitet. Ausgezeichnete Wirkung auf die Haut hat ein Schafgarbenaufguß (5 Eßlöffel getrocknete Droge mit 0,5 l kochendem Wasser überbrühen, etwa eine halbe Stunde ziehen lassen). Auch kann man ihn zum Waschen fettender Haare und bei übermäßiger Schuppenbildung anwenden. Bei schlecht heilenden Ekzemen empfiehlt sich Schafgarbenaufguß im Badewasser (1 : 10).

Andere Verwendung: Die Schafgarbe ist auch eine vielseitige Heilpflanze. Über ihre Heilwirkung schrieben bereits die Wissenschaftler des Altertums Hippokrates, Plinius und Dioskorides, im Mittelalter auch die Äbtissin Hildegard von Bingen.

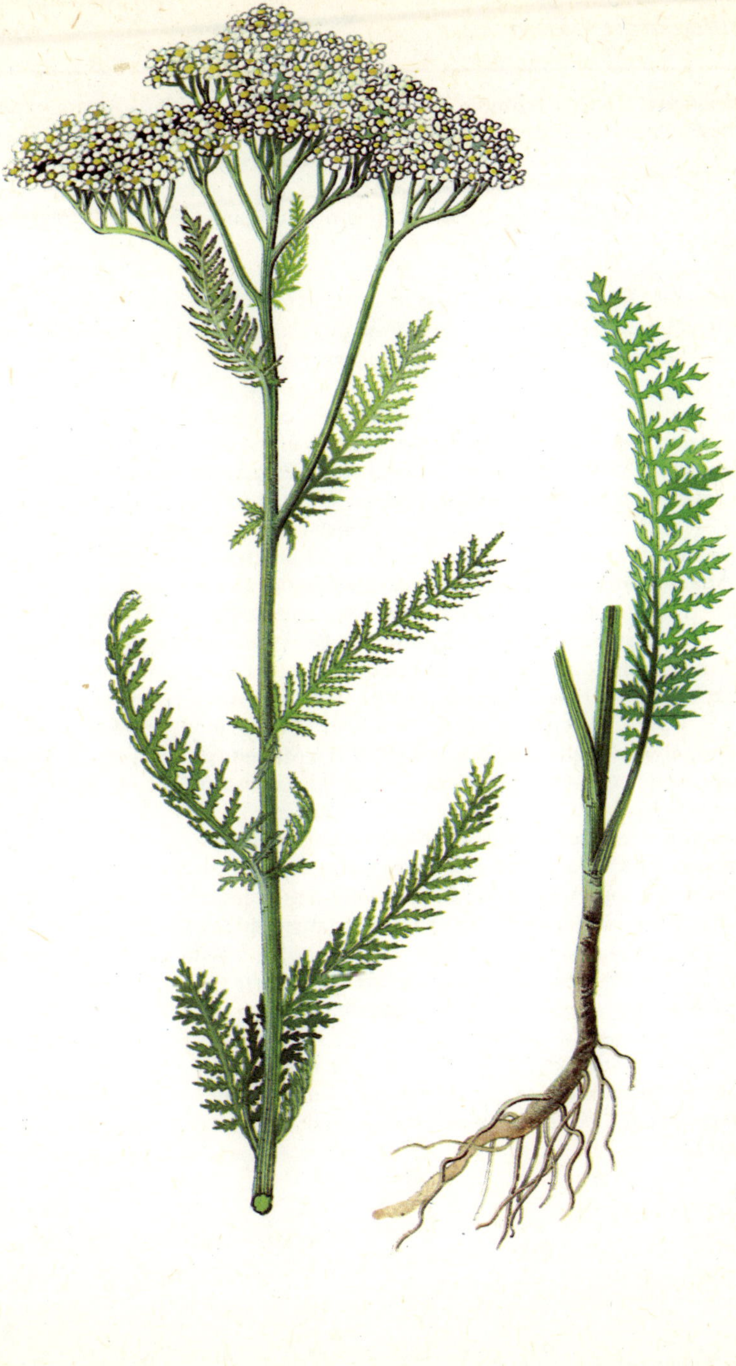

Kalmus
Acorus calamus L.

Aronstabgewächse
Araceae

Beschreibung: Eine mächtige, krautige Dauerpflanze, bis 150 cm hoch, mit niederliegendem, etwa 3 cm dickem und 50 cm langem Wurzelstock. Aus ihm wachsen 1 m lange, schwertförmige Blätter und einfache, dreikantige Stengel hervor. Sie enden in Blütenkolben, die zuerst grün, später hellbraun sind. Der Kalmus wird in Mitteleuropa ausschließlich durch Wurzelableger vermehrt.

Herkunft und Verbreitung: Ursprünglich stammt der Kalmus aus den Bergmoorgebieten Indiens. Jetzt wächst er wild in den gemäßigten Klimazonen Asiens, Europas und Amerikas in Sümpfen, an Teich- und Bachufern oder in nassen Gräben. Angebaut wird er so gut wie gar nicht, die aromatischen Wurzelstöcke werden in der freien Natur gesammelt.

Sammeln und Drogenzubereitung: Gesammelt wird im Herbst, und zwar erst im zweiten und dritten Lebensjahr der Pflanze. Nach gründlicher Reinigung werden die Wurzelstöcke in Stückchen geschnitten und im Schatten bzw. bei künstlicher Wärme bis 40 °C getrocknet. Es empfiehlt sich nicht, die Wurzelstöcke zu schälen, da sie so viel ätherisches Öl verlieren würden. Die Droge hat einen durchdringenden aromatischen Geruch und schmeckt würzig-bitter.

Inhaltsstoffe: Kalmuswurzelstöcke enthalten 2–6 % sehr aromatisches ätherisches Öl in sehr veränderlicher Zusammensetzung; überwiegend besteht es aus Terpenen und Sesquiterpenen. Die charakteristische Gehaltskomponente des Öls ist Asaron (10 %), das auf das Zentralnervensystem wirkt (halluzinogene Wirkung wie beim Myristizin aus der Muskatnuß) und in größeren Mengen giftig ist. Daneben enthält die Droge Bitterstoffe und kosmetisch wichtige Gerbstoffe.

Verwendung in der Kosmetik: Kalmus wird als Badezusatz verwendet, da er die Haut anregt, durchblutet und desinfiziert. Ein mit 50 ccm Kalmus-Spiritusextrakt auf 30 l Wasser zubereitetes Bad erfrischt und gibt Spannkraft; Kalmusöl wird in begrenztem Umfang auch in Seifenaromas verwendet. Die Desinfektions- und Desodoranzwirkung wird auch in der Mundkosmetik ausgenutzt. Kalmus-Spiritusextrakt oder auch ätherisches Öl direkt werden dem Mundwasser zugesetzt, letzteres auch den Aromastoffen für Kaugummis.

Andere Verwendung: In der Volksheilkunde wird der Kalmus als verdauungsförderndes und Störungen im Verdauungstrakt behebendes Mittel angewendet. Er wird entweder als Aufguß getrunken oder zu Pulver zerstoßen vor dem Essen eingenommen.

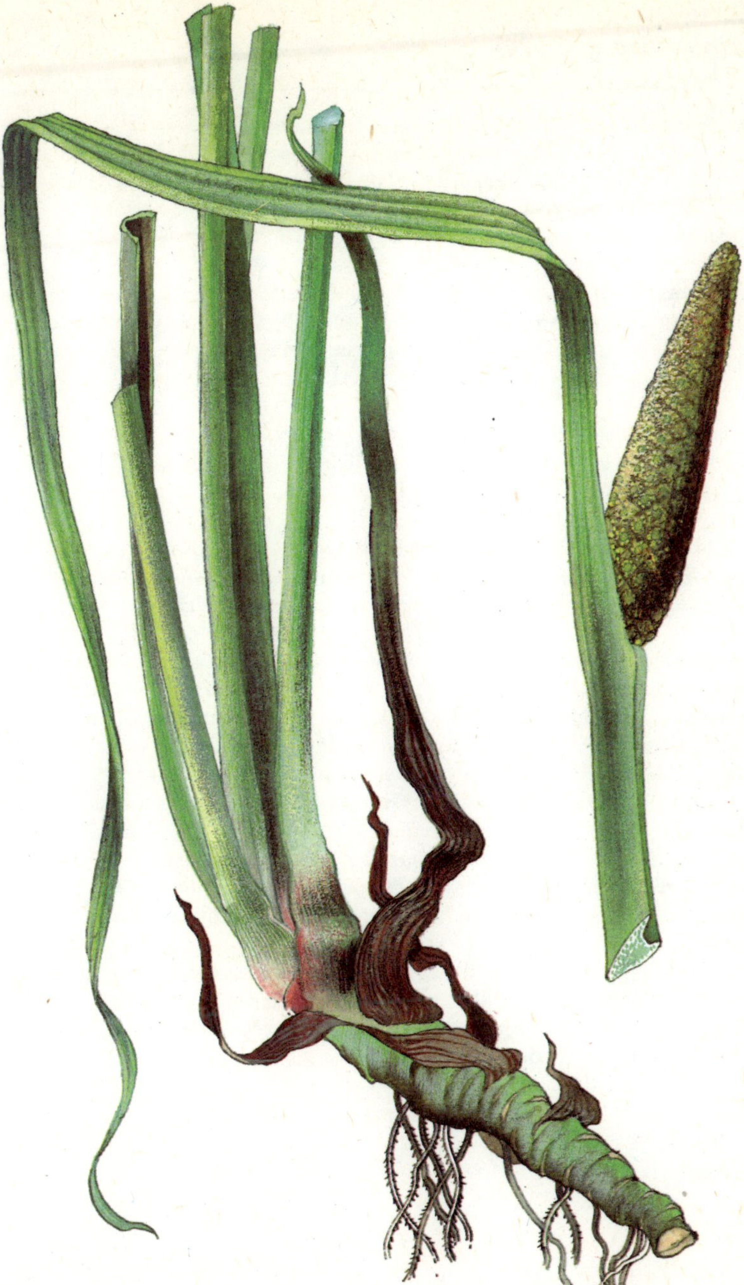

Odermennig — Rosengewächse

Agrimonia eupatoria L. — *Rosaceae*

Beschreibung: Ein mehrjähriges, bis 1 m hohes Kraut mit kurzem, holzigem Wurzelstock und rauhhaarigem Stengel. Die unpaarig gefiederten Blätter bestehen aus länglich-eirunden, gesägten Teilblättchen, auf der Unterseite grau behaart. Die kleinen, gelben Blüten bilden meist eine einfache, 10–30 cm lange ährenartige Traube. Der Odermennig blüht von Juni bis August.

Verbreitung: Diese Art ist ziemlich variabel und in einer Reihe von Formen über ganz Europa verbreitet; sie berührt auch Nordafrika und Mittelasien. Der Odermennig wächst in lichten Wäldern, auf Weiden, im Gebüsch, an Gräben und auf Lichtungen von den Niederungen bis ins Gebirge.

Sammeln und Drogenzubereitung: Von Juni bis August wird das blühende Kraut gesammelt und im Schatten bzw. künstlich bei höchstens 40 °C getrocknet. Zur äußeren Anwendung läßt sich auch frisches, zerstoßenes Kraut nehmen.

Inhaltsstoffe: Odermennig enthält 5–8 % Gerbstoffe, Flavonglykoside, organische Säuren, Spuren von ätherischen Ölen und Vitamin C sowie weitere wenig bekannte Stoffe, die in der Zusammenwirkung Wunden desinfizieren und heilen.

Verwendung in der Kosmetik: Mit Wasseraufguß aus Odermennig, vermischt mit verdünntem Spiritus, wird fettige Haut mit erweiterten Poren sowie Haut gereinigt. Die organischen Säuren reinigen die Poren, die Gerbstoffe ziehen sie zusammen. Der desinfizierende Stoffkomplex beseitigt kleinere Entzündungen. Als Gesichtsmaske kann man auch Odermennigaufguß mit Torf vermengt benutzen. Die entstandene Breimasse wird auf das Gesicht gebracht, das nach dem Abnehmen mit Kamillentee abgewaschen wird. In der Torfmaske kommen Heil-, Reinigungs- und Straffungseffekt des Odermennigs mit der hormonalen Regenerationswirkung des Torfs zusammen. Trockene, empfindliche Haut sollte man nicht mit Odermennig pflegen, da es dabei zu Allergien (Rötung und Ausschlag) kommen kann.

Andere Verwendung: Das blühende Odermennigkraut wird zur Zubereitung eines Tees benutzt (10 g auf 1/4 l Wasser), der innerlich bei Appetitlosigkeit und Gallen- bzw. Magenbeschwerden angewendet wird. Daneben dient er zum Gurgeln, auch als Badezusatz zur rascheren Wundheilung.

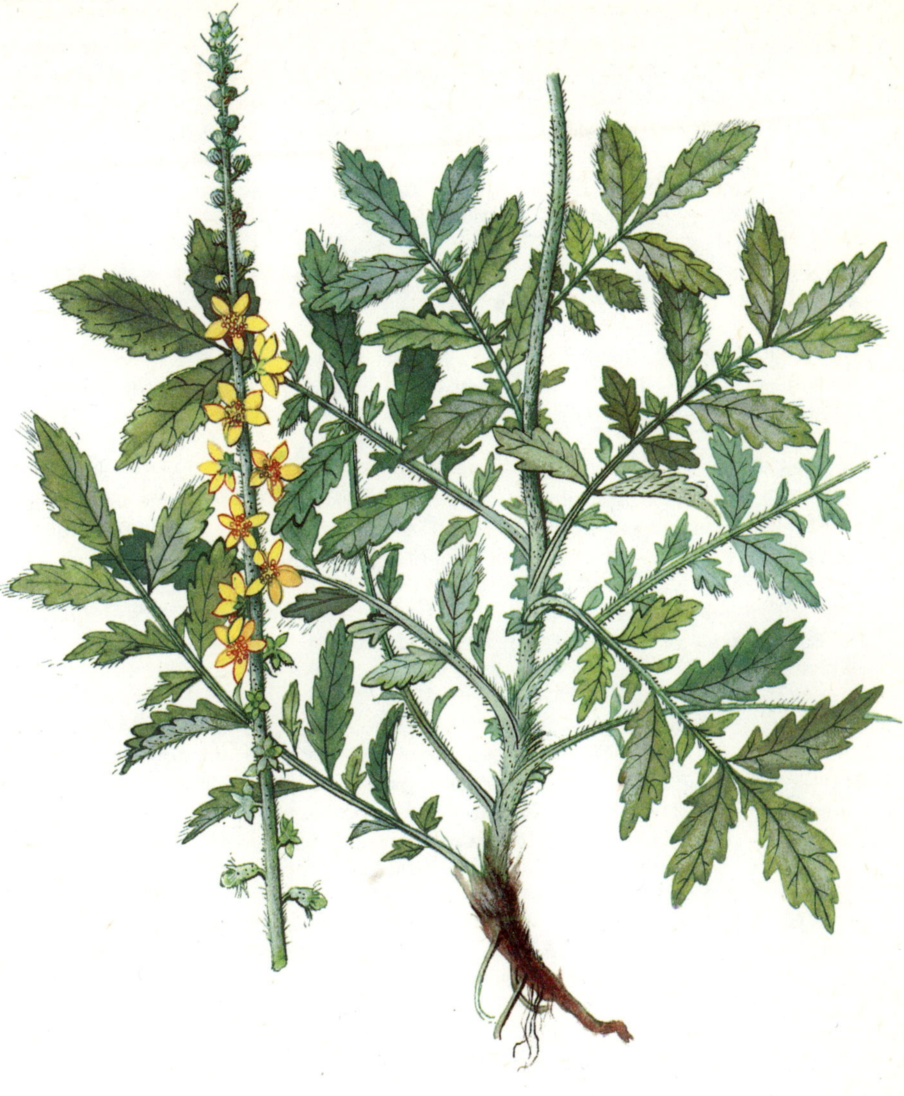

Zwiebel

Allium cepa L.

Liliengewächse

Liliaceae

Beschreibung: Die Zwiebel ist ein zwei- bis dreijähriges Kraut. Im ersten bzw. zweiten Jahr entsteht die eigentliche Zwiebel von meist runder oder flachrunder Form, die der Pflanze als Überdauerungsorgan dient. Ihre Wurzeln wachsen nur flach in der oberen Erdschicht. Die Blätter (Schlotten) sind halmartig röhrig spitz zulaufend, dunkelgrün, wie mit einer Wachsschicht bereift und kürzer als der Blütenstengel, der im zweiten Jahr eine Höhe von 60–110 cm erreicht. Er endet in einer Dolde weißlich-grüner langstieliger Blüten, die zu Kapseln heranreifen.

Herkunft und Verbreitung: Wilde Zwiebeln wachsen noch heute in den Bergen Afghanistans, Turkestans und des Irans, deshalb ist es wahrscheinlich, daß auch die Küchenzwiebel aus Westasien stammt. Aus historischen Belegen geht hervor, daß die Zwiebel seit jeher als Kulturpflanze angebaut wurde, sie galt stellenweise sogar als heilige Pflanze. Die Zwiebel und ihre Verwendung waren bereits im alten Ägypten, in China, Ostindien, Kleinasien usw. bekannt.

Inhaltsstoffe: Genau wie Knoblauch, Schnittlauch und Porree ist die Zwiebel wegen ihres Gehalts an scharfem, ätherischem Öl mit organisch gebundenem Schwefel eine Heilpflanze mit kräftiger Desinfektions- und Phytonzidwirkung. Phytonzide sind flüchtige Stoffe, die nachweislich Bakterien und Schimmelpilze abtöten. Die Kosmetikanwendung der Zwiebel beruht nicht nur auf ihrem Ölgehalt, sondern auch auf anderen Bestandteilen wie Fruktose, Flavonderivaten, Vitaminen B_1, B_2, C, Panthotensäure und Karotin, die nährende und regenerierende Wirkung haben.

Verwendung in der Kosmetik: Der Schwefelgehalt wird in Haarkosmetikpräparaten verwertet, da er eine übermäßige Haarfettung und Schuppenbildung vermindert, dabei aber nicht die gute Durchblutung des Haarbetts beeinträchtigt, diese im Gegenteil durch den Vitaminkomplex fördert. Extrakte aus Zwiebel, Brennessel, Birke und Mistel finden ihre Verwendung in der Haarkosmetik. Die trockenen, braunen Zwiebelschalen können auch zum Haarfärben benutzt werden. Man nimmt dazu 30 g Schalen, kocht sie in 200 g Wasser aus und setzt nach dem Abseihen 5 g Glyzerin zu. Mit diesem Präparat werden die Haare täglich eingerieben, bis der gewünschte Farbton erreicht ist. Diese Färbtechnik eignet sich aber nicht für fettendes Haar.

Andere Verwendung: Die Zwiebel ist eine der verbreitetsten Kulturpflanzen, die in der Küche allseitige Verwendung findet.

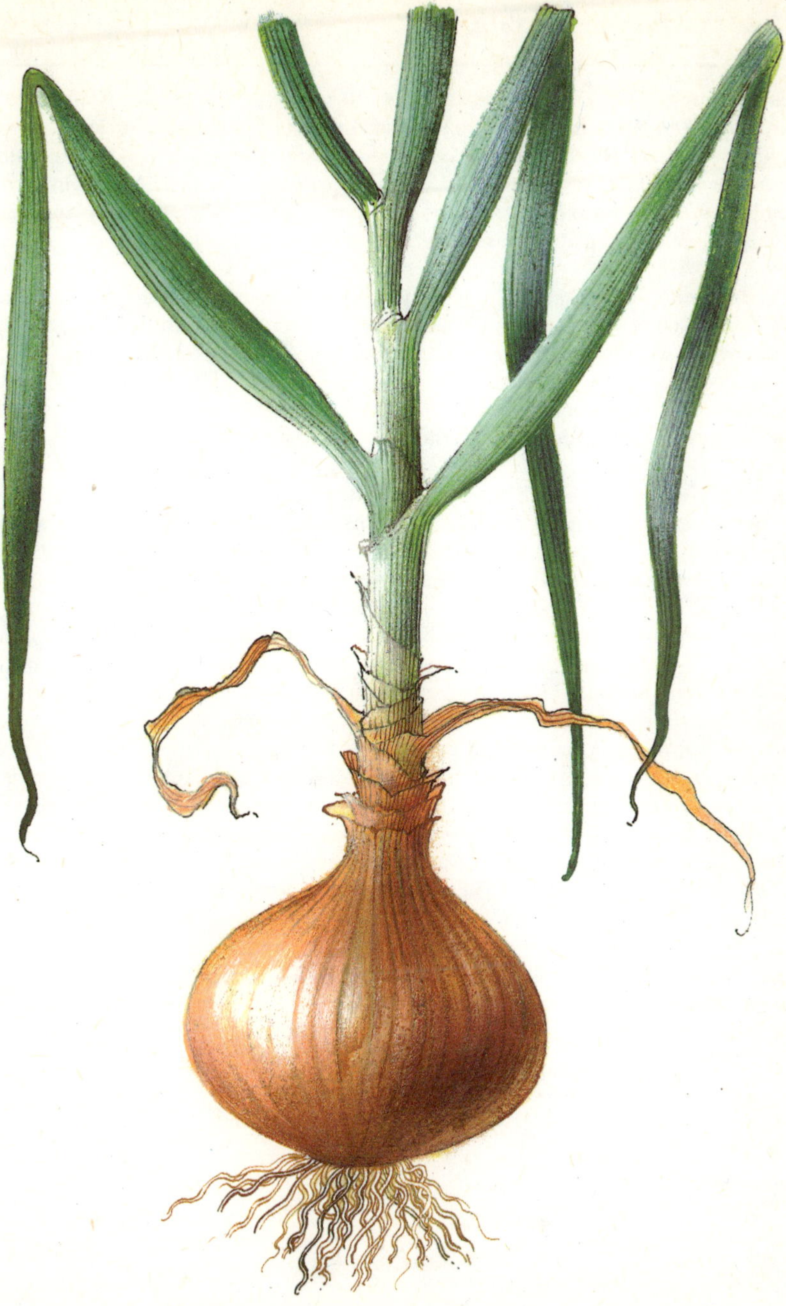

Erle Birkengewächse
Alnus glutinosa (L.) Gaertn. *Betulaceae*

Beschreibung: Ein sommergrüner, über 20 m hoher Baum mit rundlichen, am Rand gesägten Blättern, die in jungem Zustand, vor allem in den offenen Knospen, klebrig sind. Die Blüten bilden Kätzchen aus. Die herabhängenden männlichen Blüten entstehen noch während der Vorjahresvegetation und überwintern. Die weiblichen Blütenkätzchen stehen aufrecht und entwickeln sich zu kleinen, kugeligen, verholzten Zapfen in den Blattachseln.

Herkunft und Verbreitung: Die Erle wächst in Europa, Sibirien, Nordafrika und Kleinasien, nach Nordamerika wurde sie eingeschleppt. Sie ist ein Gehölz, das feuchten Standort fordert, jedoch teilweise auch Schatten verträgt.

Sammeln und Drogenzubereitung: Die Droge besteht aus jungen Blättern oder Blattknospen. Sie werden im Frühjahr gepflückt und im Schatten getrocknet.

Inhaltsstoffe: Die jungen Blättchen enthalten organische Säuren, Zucker, Gerbstoffe, Mineralsalze und zahlreiche noch unbekannte, durch Glykoside gebundene Verbindungen. Der Teeaufguß der Droge hat eine ähnliche Wirkung wie der aus Birkenblättern, er wirkt vor allem harn- und schweißtreibend.

Verwendung in der Kosmetik: Äußerlich läßt sich der Aufguß (50 g Droge mit 1 l Wasser überbrühen) erfolgreich als Haarwaschzusatz anwenden, hauptsächlich bei stärkerem Haarausfall, übermäßiger Schuppenbildung und erhöhter Fettabsonderung. Dies Bad empfiehlt sich einmal in der Woche, nicht öfter. Dazwischen verwendet man über Nacht am besten alkoholhaltige Birken- oder Brennesselkosmetik. Den Aufguß aus Erlenblättern oder -knospen kann man, mit Hafermehl zu einem dicken Brei angemischt, als Gesichtsmaske verwenden. Diese Maske reinigt sehr gut, nach ihrem Auftragen strafft sich die Haut und wird gleichmäßig durchblutet, beginnende Entzündungen verstopfter Poren werden zuverlässig beseitigt. Nach Abnahme der Maske empfiehlt es sich, eine halbfette Nährcreme in die Haut einzuklopfen.

Andere Verwendung: Das weiche, elastische und leicht spaltbare Erlenholz eignet sich für Schnitzereien und wird bei Wasserbauten, zur Herstellung hölzerner Pumpen usw. verwendet.

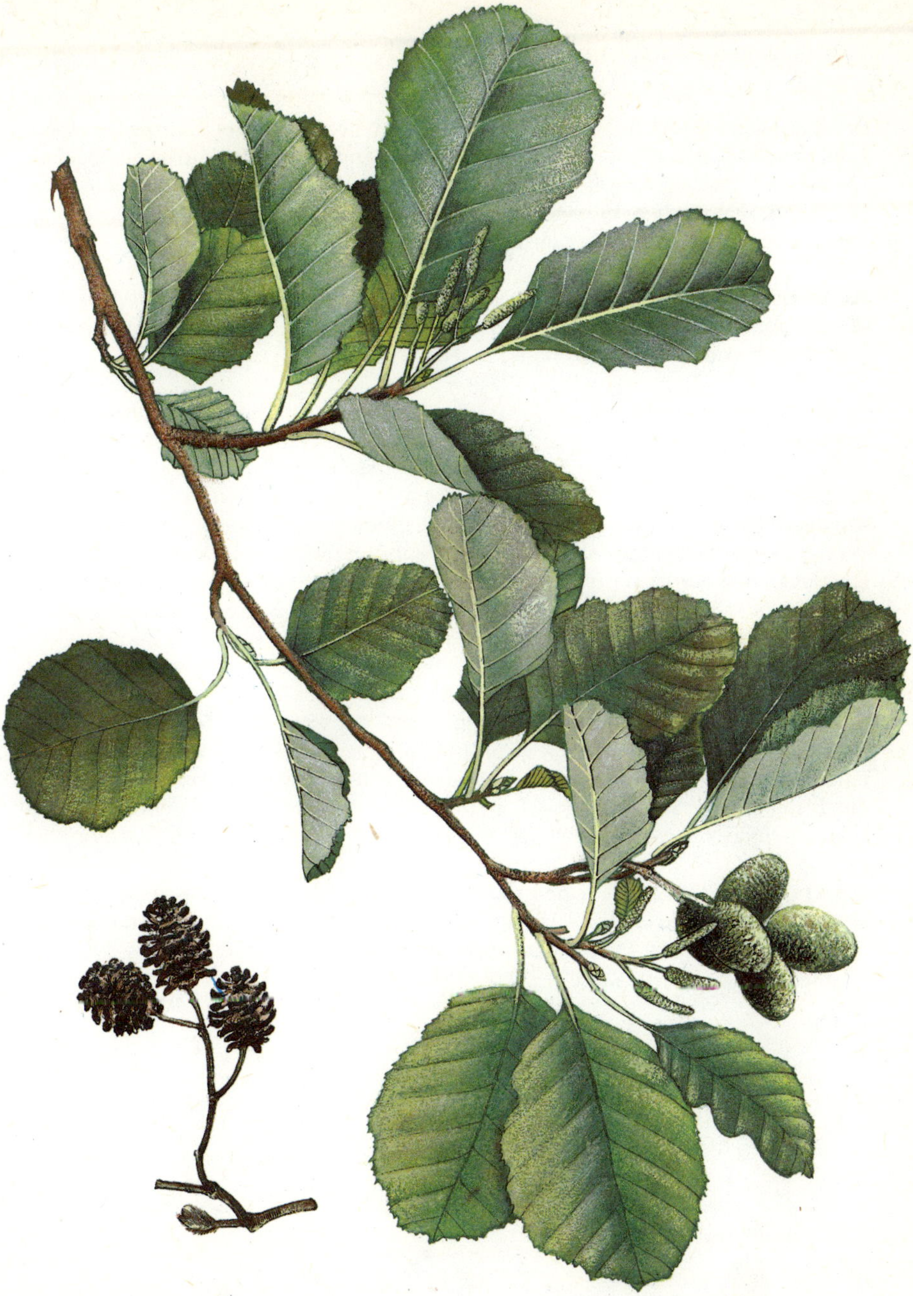

Zitronenduftende Lippie Eisenkrautgewächse

Aloysia triphylla (L'Hérit.) Britt.
syn. *Lippia citriodora* (Ort.) H. B. K. *Verbenaceae*

Beschreibung: Ein kleinerer, etwa 3 m hoher Strauch mit langen, rauhen Zweigen. Die kurzstieligen Blätter sind 50–80 mm lang, kahl, mit drüsenbedeckter Unterseite, die ein gesprenkeltes Aussehen hat. Beim Zerreiben duften die Blätter und alle oberirdischen Pflanzenteile nach Zitrone. Die kleinen, weißen Blüten haben einen dicht befilzten Kelch und sitzen an langen Rispen.

Herkunft und Verbreitung: Der Strauch stammt aus Argentinien und Chile. Wegen seines feinen Öls wird er in Frankreich, Spanien, Italien, der Sowjetunion und anderswo gewerbsmäßig angebaut.

Ernte und Drogenzubereitung: Diese Art läßt sich sowohl durch Samen als auch Setzlinge vermehren, sie blüht normalerweise zweimal jährlich, im Sommer und im Herbst. Zu Beginn der Blüte werden alle oberirdischen Strauchteile abgeerntet.

Inhaltsstoffe: Die Blätter enthalten das sog. Verbenaöl (0,2–0,3 %), das durch Wasserdampfdestillation oder flüchtige Lösungsmittel gewonnen wird. Das beste Öl stammt von den in Südfrankreich herausgezüchteten und angebauten Sorten, es enthält vor allem Citral (bis zu 70 %), l-Limonen, Myrcen, Geraniol u. a. Verbenaöl aus Spanien enthält vorwiegend l-Limonen, Citral, Verbenon u. a.

Verwendung in der Kosmetik: Das echte Verbenaöl wird in der Parfümerie genutzt. Es hat frischen Zitronenduft und dient zur Parfümierung von Seifen, Lippenstiften, Haarölen, Brillantinen u. ä., auch findet man es als Bestandteil originaler Parfümkompositionen. Allerdings ist es sehr selten und teuer, daher wird es oft durch das billiger Lemongrass-Öl ersetzt oder verfälscht. Dieses wird deswegen auch „ostindisches Verbenaöl" genannt.

Andere Verwendung: Die nahen verwandten *Lippia* Arten aus Westafrika und aus Südamerika werden zur Teeherstellung benutzt. Ihre Bedeutung ist aber nur regional, ebenfalls die Heilanwendung einiger weiterer Arten.

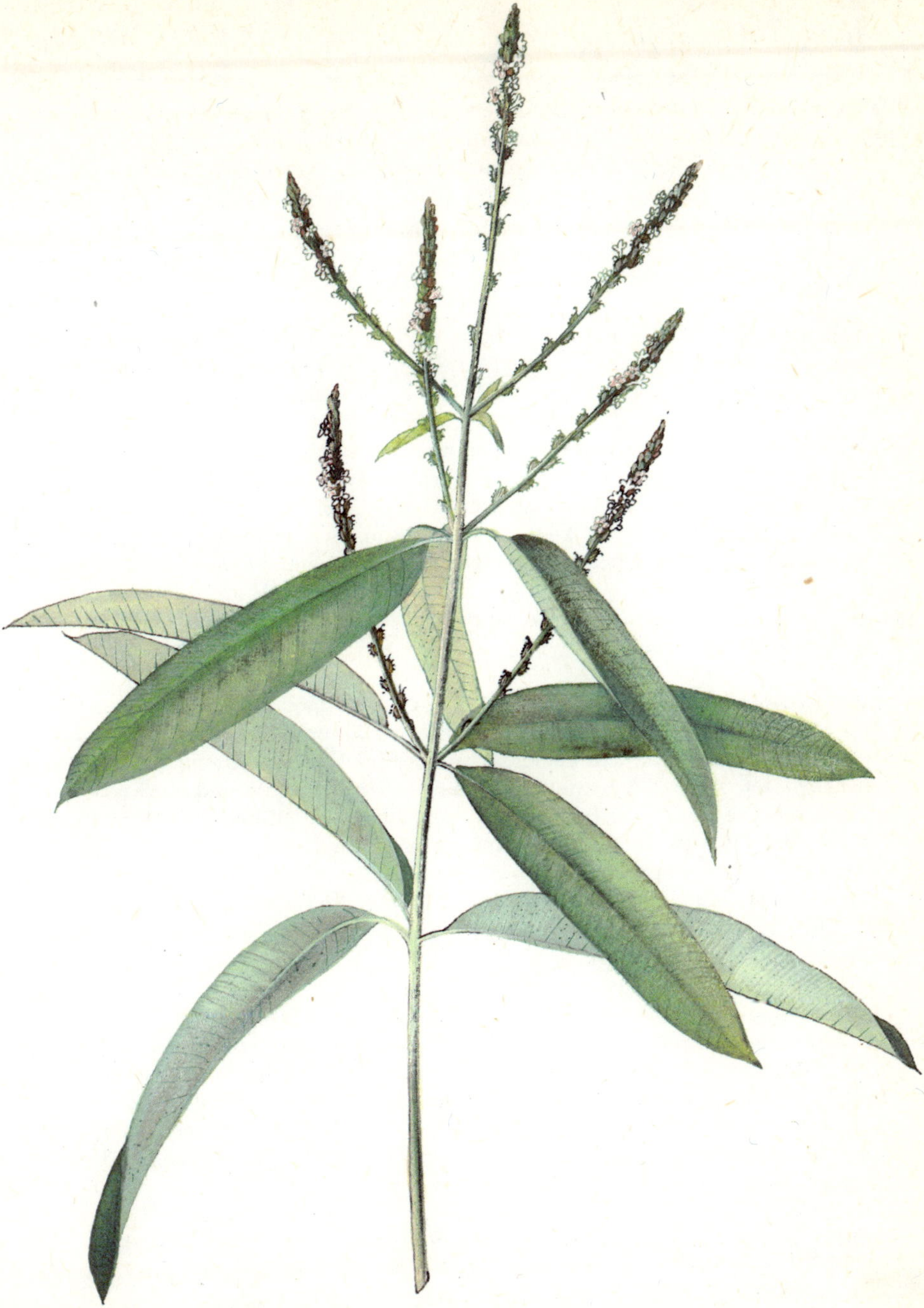

Echter Eibisch

Althaea officinalis L.

Malvengewächse

Malvaceae

Beschreibung: Ein krautiges Dauergewächs, bis 150 cm hoch, mit schmutzig-gelben bis braunen Wurzeln. Alle oberirdischen Pflanzenteile sind weich befilzt. Die Blätter sind kurz gestielt mit ungleich gezähntem Rand, die unteren drei- bis fünflappig, die oberen herzförmig ausgeschnitten. Der Echte Eibisch trägt von Juli bis September weiße oder weißrosa Blüten, etwa 4 cm groß, sie wachsen aus dem Stengeloberteil in dünnen Trauben hervor. In den fünfblättrigen Kronen finden sich zahlreiche Staubfäden mit dunkelvioletten bis purpurroten Staubgefäßen.

Herkunft und Verbreitung: Der Eibisch stammt aus dem östlichen Mittelmeerraum. In Europa kommt er entweder kultiviert oder wild in wärmeren Lagen vor, meist in Ufergebüschen, auf feuchten Wiesen und Weiden.

Ernte und Drogenzubereitung: Gesammelt werden Blätter, Blüten und auch Wurzeln, in der Regel aber nur von angebauten Pflanzen. Blätter und Blüten werden gleich nach der Ernte so schnell wie möglich im Schatten bei einer Temperatur bis 50 °C getrocknet. Die Blüten müssen zartrosa bleiben, schlecht getrocknet verfärben sie sich rostrot. Die geschälten und zerschnittenen Wurzeln werden bei einer Temperatur von höchstens 40 °C ebenfalls im Schatten getrocknet. Richtig getrocknete Wurzeln sind nur hellgelb, bei höheren Temperaturen werden sie etwas dunkler.

Inhaltsstoffe: Der pharmakologisch wichtigste Bestandteil sind. Schleime, von denen der Eibisch in den Wurzeln rund 10 %, in Blättern und Blüten etwas weniger enthält. Ihre chemische Zusammensetzung ist noch wenig bekannt, sie enthalten nachgewiesenermaßen Lecithin, verschiedene Aminosäuren und Zuckerkomponenten. Außer dem Schleim wurden in Blättern und Blüten auch Spuren von ätherischen Ölen (0,02 %) und organischen Säuren festgestellt. Die Schleimwirkung in Kosmetikpräparaten darf nicht unterschätzt werden, da sie die Reizungen von beschädigtem und heilendem Gewebe herabmildert. Schleime bilden nämlich auf der beschädigten Stelle eine dünne Schutzschicht und absorbieren die Fettausscheidungen der Haut.

Verwendung in der Kosmetik: Der Eibisch wird meist in Aufgüssen zu Hautwaschungen, als Bestandteil von kühlenden Kräutermasken oder in Emulsionen bzw. Cremes verwendet. Zur Masken- und Aufgußzubereitung aus Schleimdrogen wird stets nur lauwarmes Wasser genommen, in kochendem Wasser würden die Schleimteilchen gerinnen. Eibischaufgüsse (100 g auf 1 l lauwarmes Wasser, etwa eine Stunde ziehen lassen) kann man auch mäßig warmen Beruhigungsbädern bei lästigen Ekzemen ungewisser Herkunft zusetzen.

Andere Verwendung: In der Heilkunde wird Eibisch in Teeform bei hartnäckigen Entzündungen der oberen Atemwege und Verdauungsstörungen bei Kindern verabreicht.

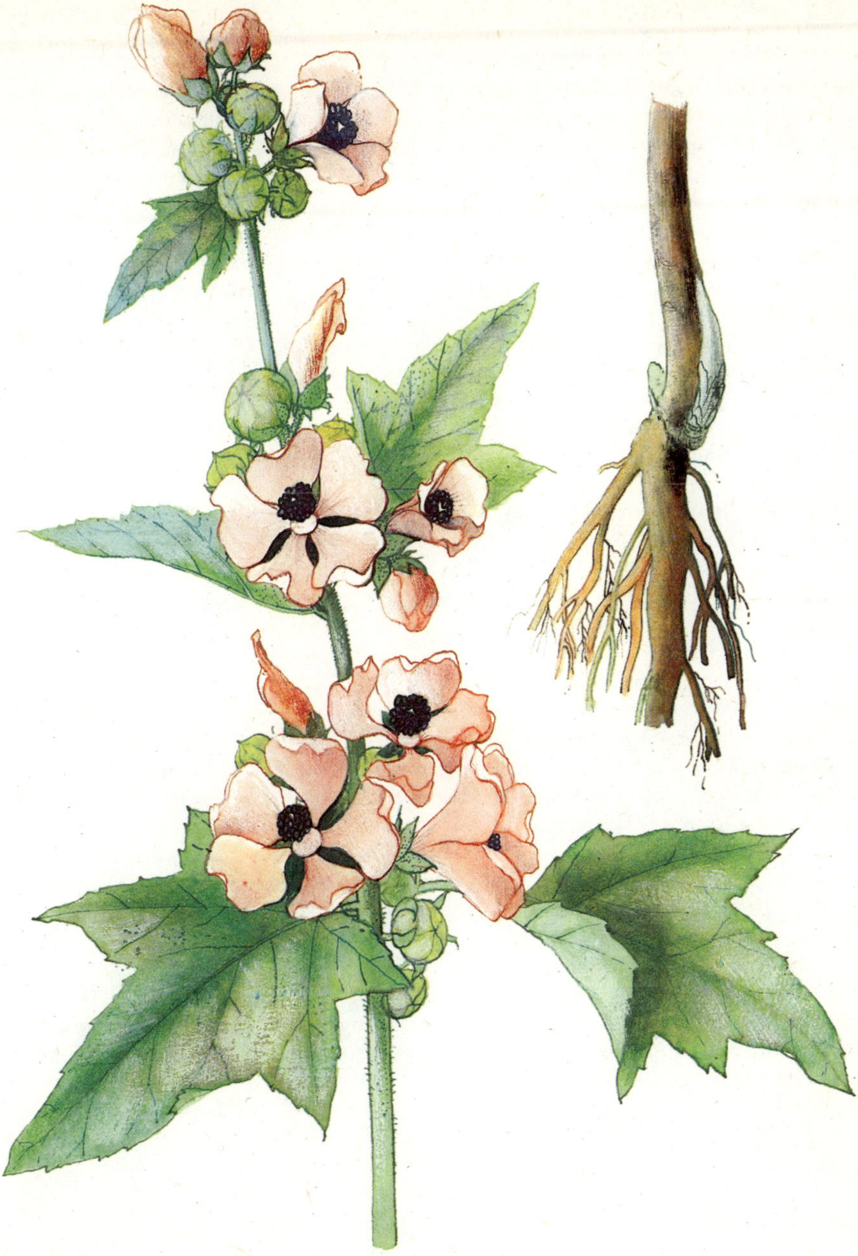

Gemeine Ochsenzunge
Anchusa officinalis L.

Borretschgewächse
Boraginaceae

Beschreibung: Ein zwei- bis drei-, selten mehrjähriges Kraut mit schwarzer, so gut wie nicht verzweigter Wurzel, aus der mehrere, oben kurz ästige Stengel sprießen. Sie werden 30–80 cm hoch und sind rauhhaarig. Die Grundblätter werden im ersten Jahr bis zu 20 cm lang und sind zum Blattstiel hin verjüngt; während der Blüte sind sie bereits vertrocknet, an der Pflanze bleiben nur die kürzeren lanzettlichen, mit dem herzförmigen Unterteil ansitzenden Stengelblätter. Die relativ kleinen Blüten mit der röhrenförmigen Krone sind zunächst karminrot, später tief blauviolett. Sie bilden kurze, dichte Wickel und blühen von Mai bis September.

Herkunft und Verbreitung: Die Ochsenzunge ist in ganz Ost- und Mitteleuropa beheimatet, breitet sich aber in westlicher Richtung aus. Sie wächst ziemlich häufig auf trockenen Hängen, Weiden und sonnigen Standorten in Niederungen und Hügellandschaften.

Sammeln und Drogenzubereitung: Gesammelt wird das ganze Kraut in der Blüte, getrocknet wird es im Schatten.

Inhaltsstoffe: Das blühende Ochsenzungenkraut enthält Alkaloide: Cynoglossin, Consolidin, Consolicin, ferner Gerbstoffe (bis 9 %) und zahlreiche Begleitstoffe, z. B. Zucker, Farbstoff, organische Säuren, Schleime, Mineralsalze, daneben auch verschiedene weniger bekannte Stoffe.

Verwendung in der Kosmetik: Während die Ochsenzunge heute in Therapien und Volksheilkunst so gut wie gar nicht angewendet wird, ist sie in der Kosmetik, vor allem in der Volkskosmetik, ziemlich beliebt. Das frische, zerstoßene Kraut wird in Gesichtsmaskenform für empfindliche, gereizte Haut als heilendes Beruhigungsmittel empfohlen. Genau so kann man es auf schmerzende, geschwollene Insektenstiche legen, da es Schwellungen und Juckreiz behebt. Bäder mit einem Zusatz aus Ochsenzungenaufguß (200 g Droge auf 1 l heißes Wasser, 20 Minuten ziehenlassen) empfehlen sich zur allgemeinen Beruhigung gereizter Haut, bei juckenden Ekzemen und stark erweiterten, schmutzverstopften Poren.

Andere Verwendung: Die Gemeine Ochsenzunge ist auch eine Bienenweide. In dieser Hinsicht ist aber die verwandte Art *Anchusa azurea* Mill. besser, besonders ihre Zuchtformen.

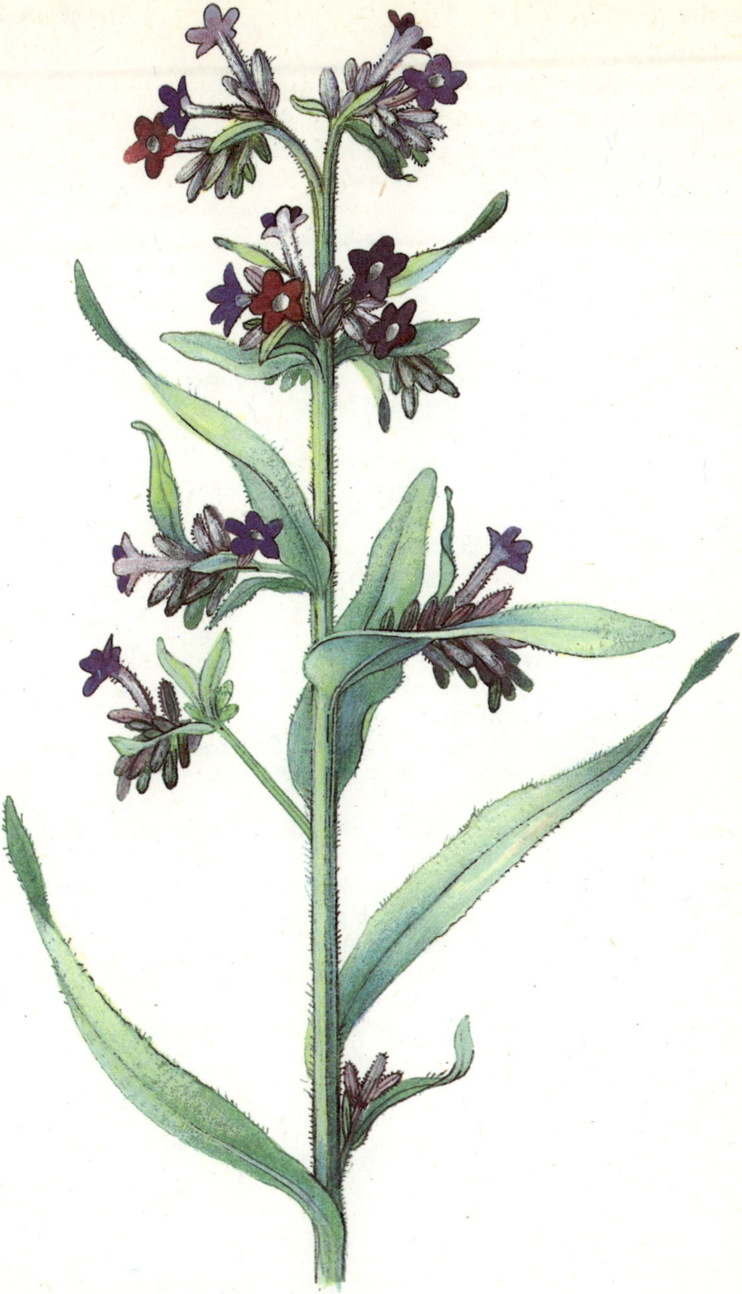

Große Klette
Arctium lappa L.

Korbblütengewächse
Asteraceae

Beschreibung: Ein zweijähriges Kraut mit mächtiger, spindelförmiger Wurzel und ästigem, über 1 m hohem Stengel. Im ersten Jahr entsteht die Grundblattrosette, im zweiten der aufrechte, gerillte, reich waagerecht ästige Stengel mit den Blüten. Die eirunden bis schwach herzförmigen Blätter sind wechselständig und auf der Unterseite grau befilzt. Die Blütenstände bilden reiche, rispige Kugeln, sind rot bis rotviolett, die Hüllblättchen hakig. Die Früchte sind Schließfrüchte. Blütezeit: Juli/August.

Verbreitung: Diese Art wächst in Europa, Asien, Afrika und Amerika, meist an Rainen, auf Schutthalden und anderen öden Standorten, auf reichen Lehmböden, vor allem auf Pläuer- und Kalksteinböden.

Sammeln und Drogenzubereitung: Gesammelt werden vorwiegend die Wurzeln der einjährigen Pflanzen vor der Blüte und zwar im Herbst oder im nächsten Jahr zeitig im Frühjahr. Die Wurzeln blühender Pflanzen sind bereits zu holzig und innen hohl. Manchmal werden auch Blätter und Früchte gesammelt. Die Wurzeln werden nach dem Ausgraben gründlich gewaschen, die stärkeren längs geteilt und bei einer Temperatur von höchstens 50 °C getrocknet.

Inhaltsstoffe: Klettenwurzeln (Radix bardanae) enthalten chemisch unstabile Polyazetylenverbindungen, die zuverlässig Bakterien und verschiedene Schimmelpilze vernichten. Ferner enthalten sie Triterpenoidglykoside. In den Blättern sitzt das Germakranolid Arktionpikrin und weitere chemisch labile und deshalb wenig erforschte Stoffe, daneben Schleime, organische Säuren und Mineralsalze.

Verwendung in der Kosmetik: Aus der Klette kann man einen Aufguß oder einen Absud herstellen. Im Hinblick auf die geringe Stabilität der Wirkstoffe ist der Aufguß besser: 20 g getrocknete, gemahlene Wurzeln oder Blätter in 1/4 l warmem Wasser auslaugen und durch ein Haarsieb gießen. Der Aufguß dient zur Haarwäsche bei stärkerem Haarausfall und Schuppenbildung, auch zur Gesichtswäsche morgens und abends bei Finnigkeit (Hautkrankheit) und stärkerer Hautfettung. Wirksam hilft er gegen Fußpilz oder andere Hautpilzerkrankungen als Badezusatz (1 : 5). Schließlich eignet sich geriebene frische Wurzel hervorragend als hautreinigende Gesichtsmaske.

Andere Verwendung: Therapeutisch liegt die Hauptbedeutung der Klette heute in der Verwendung als Teeingredienz bei Diabetes und in verdauungs- und ausscheidungsregulierenden Tees.

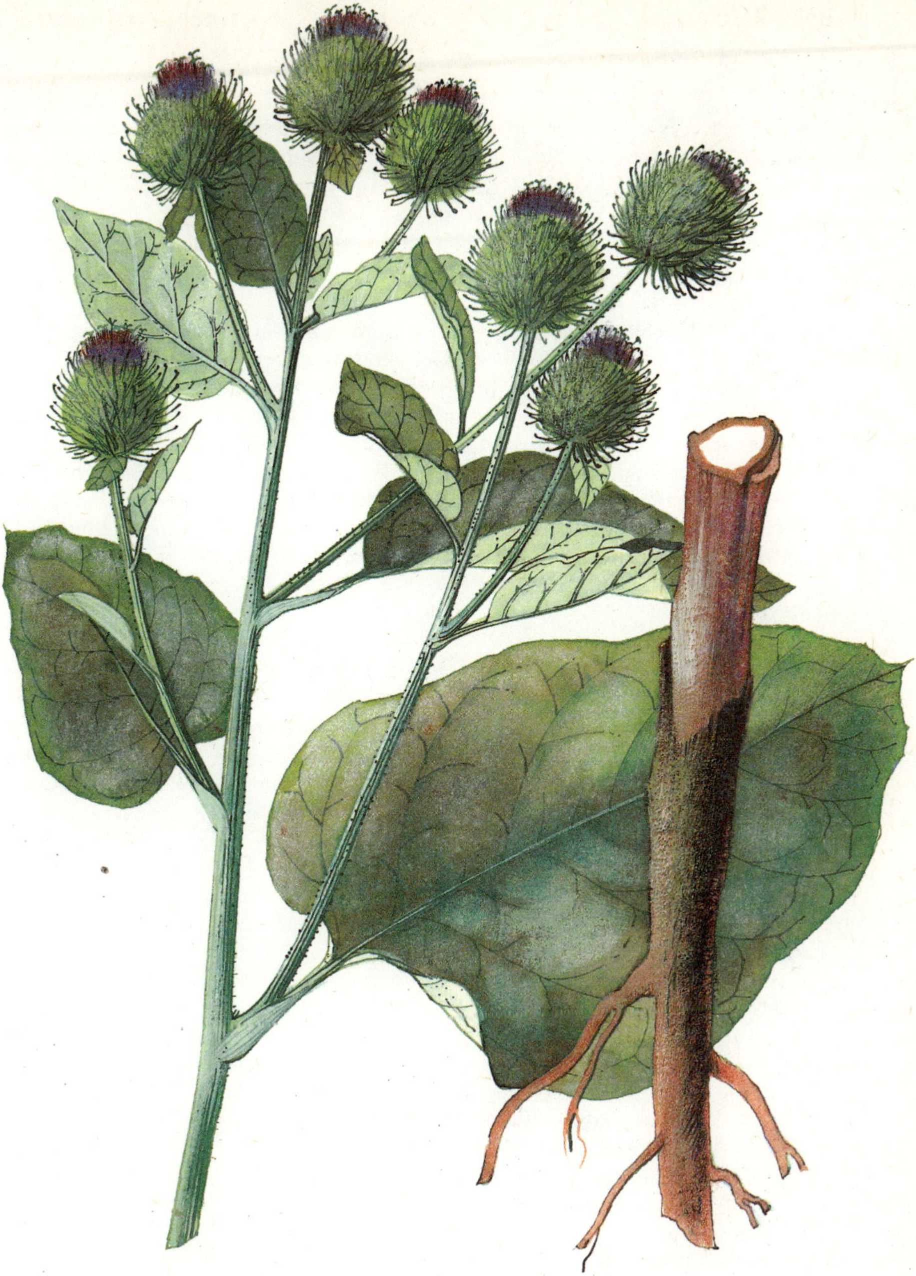

Meerrettich, Kren

Kreuzblütengewächse

Armoracia rusticana Ph. Gärtn. B. Mey. et Scherb.

Brassicaceae

Beschreibung: Ein mehrjähriges Kraut, das ca. 40–100 cm hoch wird. Es hat eine lange, dicke, zylindrische Wurzel; sie ist fleischig, außen hellgelb, innen weiß und waagerecht verzweigt. Der aufrechte Stengel ist belaubt, kantig, kahl und im Oberteil verzweigt. Die großen, langgestielten Grundblätter bilden Rosetten, die kleinen, weißen Blüten duften durchdringend.

Herkunft und Verbreitung: Der Meerrettich stammt aus Südosteuropa. Er wird viel in Gärten gezogen, doch verwildert er leicht und wächst dadurch oft an Bach- und Teichufern bzw. anderen feuchten Standorten.

Zucht und Ernte: Meerrettich wird wegen der fleischigen Wurzel angebaut. Er erfordert tiefe, feuchte, fruchtbare und gut durchlässige Böden, seine Zucht ist verhältnismäßig einfach. Die Pflanze wird durch Wurzelschnittlinge vermehrt, die 20–30 cm lang und fingerdick sein sollen. Gesetzt wird im Frühjahr, geerntet nach 2–3 Jahren im Spätherbst. Meerrettichwurzel wird grundsätzlich nur frisch verbraucht und nicht getrocknet. Sie läßt sich relativ gut lagern, z. B. im Sand im kühlen Keller.

Inhaltsstoffe: Die Wurzel enthält rund 0,05 % ätherisches Öl, Vitamin C und fast unbekannte, phytonzid (desinfizierend) wirkende Stoffe. Das Meerrettichöl gehört zu den sog. Senfölen, die das stechend riechende Isothiocyanat mit organisch gebundenem Schwefel freisetzen. Ähnlich zusammengesetzte Öle enthalten auch andere Arten der Familie *Brassicaceae,* z. B. Senf [*Brassica nigra* (L.) W. D. J. Koch], Kapuzinerkresse (*Tropaeolum majus* L.); ebenfalls Zwiebel und Knoblauch.

Verwendung in der Kosmetik: Meerrettichsaft hat Regenerations-, Reinigungs- und Desinfektionswirkung auf fettige und unreine Haut. Längere Einwirkung und zu starke Konzentration können jedoch Blasen, Entzündungen und Schwellungen hervorrufen. Selten wird Meerrettich auch in durchblutungsfördernden Bädern verwendet.

Andere Verwendung: In der Heilkunde dient er äußerlich bei rheumatischen Beschwerden und Ischias, innerlich als Mittel gegen Erkältung und Husten. Vor allem aber ist er ein ausgezeichnetes Würzgemüse. Wegen seines scharfen, brennenden Geschmacks wird er zu gekochtem oder geräuchertem Fleisch, Fischen und eingelegtem Gemüse gereicht.

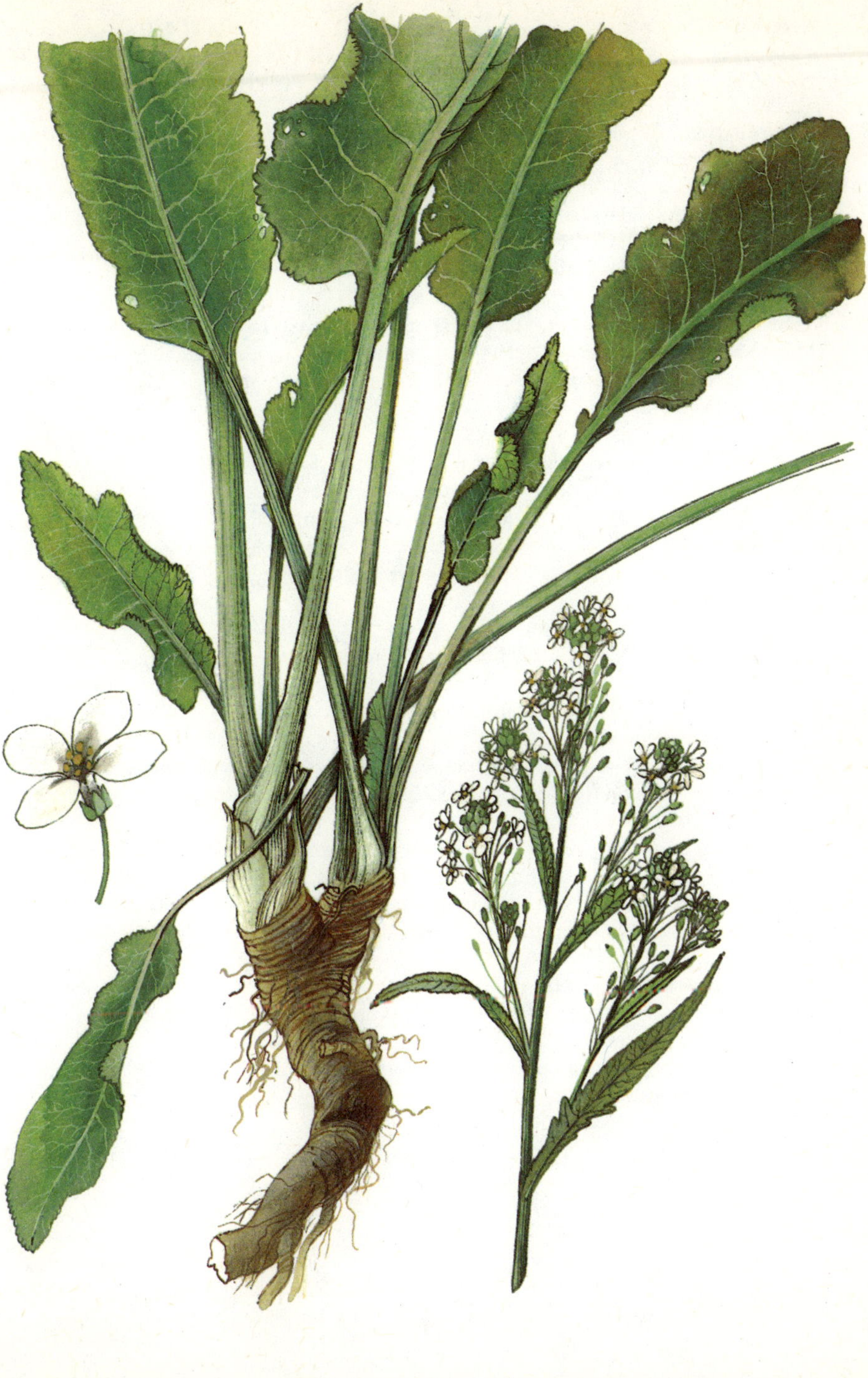

Arnika
Arnica montana L.

Korbblütengewächse
Asteraceae

Beschreibung: Ein mehrjähriges Kraut mit waagerechter, fast zylindrischer Wurzel und einer Grundrosette aus eiförmigen Blättern. Am Stengel sitzen gegenständig lanzettliche Blätter. Die aufrechten Stengel sind drüsenhaarig, bis 50 cm hoch, einfach oder verzweigt. Die Blütenstände sind groß, orangegelb, Blütezeit von Juni bis August. Die Schalenfrüchte haben einen blaßgelben Flaum. Die ganze Pflanze strömt einen angenehm würzigen Duft aus.

Verbreitung: Arnika kommt in Europa und Nordamerika vor, sie wächst vor allem auf Weiden und kalkfreien Bergwiesen. Mancherorts kommt sie auch an sumpfigen Stellen in niedrigen Lagen vor. Auf gedüngten und intensiv bewirtschafteten Wiesen verschwindet die Art.

Ernte und Drogenzubereitung: An geeigneten Stellen läßt sich Arnika sogar anpflanzen. Die Blütenstände oder auch das ganze Kraut werden im Schatten bei höchstens 40 °C getrocknet. Die gewaschenen Wurzelstöcke trocknet man in der Sonne oder bei einer künstlichen Temperatur von 70 °C. Die wertvollste Droge liefern die Blüten, seltener werden ganze Blütenstände, Kraut in Blüte oder Wurzeln verwendet.

Inhaltsstoffe: Der Droge werden außerordentliche Heilwirkungen zugeschrieben, doch ist bis auf den heutigen Tag ungeklärt, von welchen Stoffen das herrührt. Arnikablüten enthalten 0,1 % ätherisches Öl, in dem sich Thymol und Thymolmethyläther finden, ferner sind die Alkohole Arnidiol und Faradiol, Flavonglykoside, Karotinoidfarbstoff u. a. vorhanden. Die Inhaltsstoffe aus Kraut und Wurzeln weisen eine etwas andere Zusammensetzung auf als das Blütenöl.

Verwendung in der Kosmetik: Der nicht hautreizende Ölextrakt wird in entzündungshemmenden bzw. regenerierenden Cremes, aber auch für Haarkosmetik benutzt. Arnikaextrakt dient als Bestandteil von Reinigungscremes bzw. -lotions, Hautwassern und als Dampfbadzusatz vor dem Auflegen von Gesichtsmasken.

Andere Verwendung: Äußerlich wird Arnikatinktur (Spiritusauslaugung) bei Verletzungen angewendet, die dadurch rasch abheilen. Auch in der Volksheilkunde wurde Arnika viel zur Wundheilung benutzt; durch rücksichtsloses Sammeln wurde die Pflanze stellenweise so gut wie ausgerottet. Sie steht daher unter Naturschutz. Innerliche Anwendung nur auf ärztliche Verordnung.

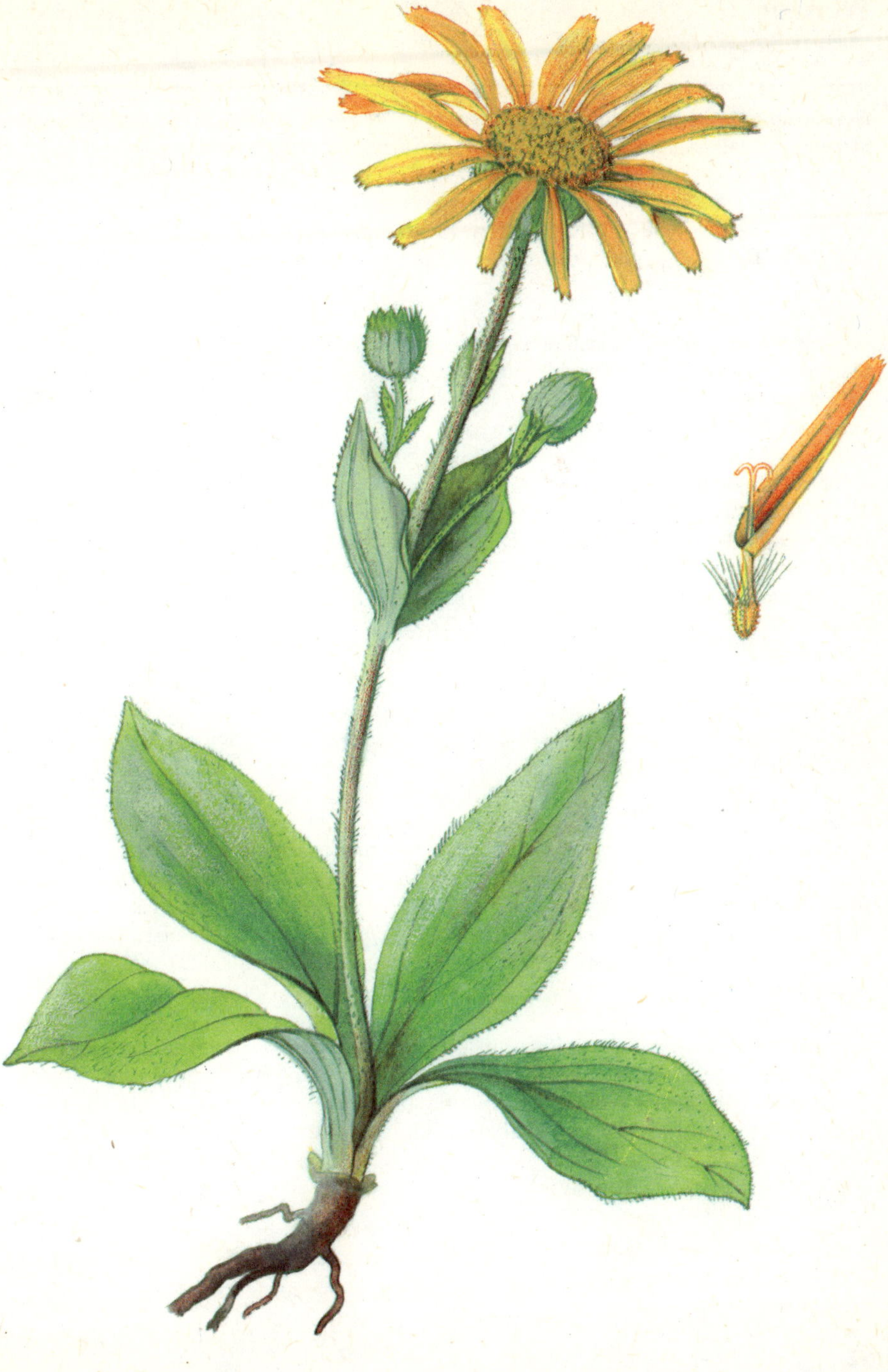

Wermut — Korbblütengewächse

Artemisia abrotanum L. — *Asteraceae*

Beschreibung: Mehrjähriger Halbstrauch. Aus einer Wurzel sprießen mehrere Stengel, so daß der ganze Busch dicht verästelt ist. Wermut wird etwa 60 cm hoch. Seine Blätter sind zweifach geteilt und fadenförmig gefiedert; auf der Oberseite kahl, an der Unterseite dicht und fein grau befilzt. Die rundlichen, scheibenartigen Blütenstände sind aus Röhrenblüten zusammengesetzt. Sie sind hellgelb und blühen im Juli bis August. Der Wermut duftet sehr angenehm, im Duft ähnelt er der Zitrone.

Herkunft und Verbreitung: Der Wermut stammt vermutlich aus Vorderasien und Südeuropa. Heute wächst er in Europa, Asien und Afrika. Bereits im Altertum erfreute er sich großer Beliebtheit. Schon immer wurde er in Gärten als intensiv aromatische Pflanze gehalten. Hin und wieder verwildert er und kommt an erhöhten Stellen vor, da er viel Sonne braucht; auch ärmere, trockene Böden machen ihm nichts aus.

Ernte und Drogenzubereitung: Die Pflanze wird durch Teilung der Büsche vermehrt oder aus Samen gezogen. Das ganze Kraut wird etwa 10 cm hoch über dem Boden noch vor der Blüte abgeschnitten und im Schatten getrocknet, damit die ursprüngliche Farbe nicht verlorengeht.

Inhaltsstoffe: Die Droge enthält ein ätherisches Öl (0,5 %) mit Thujon, und Thujol, die Bitterstoffe Artabsin und Absinthin, aus denen durch Destillation das entzündungshemmende Chamazulen gewonnen wird, der gleiche Stoff wie aus Kamille und Schafgarbe.

Verwendung in der Kosmetik: Wermut eignet sich entweder selbständig oder in Mischungen als Ingredienz für kräftigende Kräuterbäder. Er fördert die Hautdurchblutung, wirkt entzündungshemmend und wahrscheinlich auch desinfizierend, vor allem bei Pilzerkrankungen. 0,5 kg Wermut wird mit 2 l kochendem Wasser überbrüht; zugedeckt 30 Minuten ziehenlassen. Diese Menge wird dem warmen Wannenbad zugesetzt. Ein Wermutbad sollte man nicht öfter als zweimal wöchentlich nehmen.

Andere Verwendung: Die artenreiche *Artemisia*-Gattung wird von alters her in der Volksheilkunst, Medizin und Gewürzkultur verwendet. Der angenehm bittere Geschmack der Wermutpflanzen und ihr günstiger Einfluß auf die Verdauung waren schon im alten Ägypten bekannt. Die bedeutendste Kräuterkennerin des Mittelalters, die Äbtissin Hildegard von Bingen, zählte Wermut – „Wermuda" – zu den wirkungsvollsten Heilpflanzen.

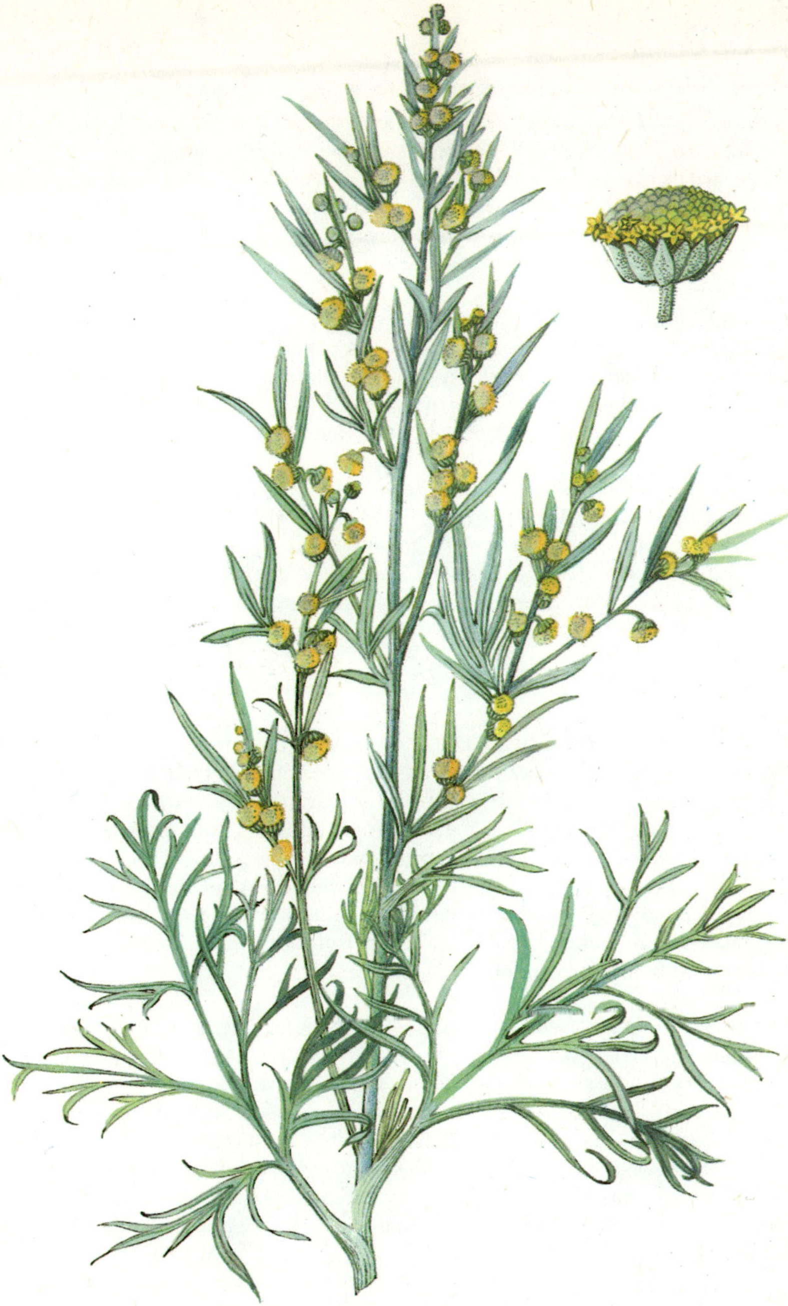

Hafer Süßgräser
Avena sativa L. *Poaceae*

Beschreibung: Der Hafer ist ein Kulturgras mit ausladender Rispe und spelzenbedeckten Körnern. Das mächtige Wurzelsystem stellt die Feuchtigkeitsversorgung der Pflanze sicher, denn in diesem Punkt ist der Hafer sehr anspruchsvoll. Der Kälte gegenüber ist er jedoch widerstandsfähig, aus diesem Grund ist er ein häufig in der kalten und gemäßigten Zone angebautes Getreide. Meist wird er im Frühjahr, nur ausnahmsweise im Herbst ausgesät.

Herkunft und Verbreitung: Die ältesten Belege für Hafervorkommen stammen aus Funden in den Schweizer Pfahlbauten der Bronzezeit. Funde aus dem Frühmittelalter zeugen von häufigem Hafervorkommen, vor allem in slawischen und germanischen Ansiedlungen. Heute wird er vorwiegend im Zentral- und Nordteil Europas und in Nordamerika, weniger in Australien angebaut.

Inhaltsstoffe: Die Haferkörner enthalten nicht nur das ernährungswichtige Polysaccharid Stärke, sondern auch Proteine, Fett- und Mineralspuren (Eisen, Kalzium, Magnesium, Phosphor u. a.). In den Außenschichten des Haferkorns sitzen die Vitamine B_1, B_2, B_{12}. In den Haferspelzen ist das Glykosid Vanillosid enthalten, das bei der Verfütterung von Hafer aufmunternde Wirkung auf Pferde hat.

Verwendung in der Kosmetik: Ungeschälte, gemahlene Körner oder auch Haferflocken werden Bädern zugesetzt, die Erschöpfungszuständen abhelfen, Reizungen mildern und beruhigen sollen. Auf eine Wanne heißes Wasser rechnet man 1 kg Haferflocken, die man in einem Leinensäckchen so lange auslaugen läßt, bis das Wasser lauwarm ist. Das Bad soll 20–30 Minuten dauern. Haferkleie dient zum Waschen sehr empfindlicher Haut oder ähnlich wie Mandelkleie zur Zubereitung von Gesichtsmasken. Sie wird mit abgekochtem Wasser zu einem dicken Brei angerührt, der aufs Gesicht aufgetragen und nach 10 Minuten mit lauwarmem Wasser abgewaschen wird. Zur Aufhellung eines dunklen Teints empfiehlt sich ein Brei aus 25 g Hafer-, 25 g Reismehl und 100 g Mandelkleie, verdünnt mit Lindenblütenaufguß.

Andere Verwendung: Hafer ist nicht nur ein wichtiges Futtergetreide, sondern auch eine wichtige Ergänzung der menschlichen Ernährung. Aus den Haferkörnern werden Haferflocken (Flocci avenae) oder Grieß (Glarea avenae) hergestellt. Nach einem Rezept des Schweizer Arztes Dr. Bircher-Benner wird folgende Haferspeise, bekannt als Birchermüsli, zubereitet: Haferflocken 12 Stunden in der dreifachen Wassermenge einweichen, danach mit Honig, Zitronensaft, Joghurt oder verschiedenen Obstarten vermischen. Bei längerem Genuß dieses Breis verbessern sich die physische und psychische Kondition, das Haar wird glänzend und geschmeidig, der Teint glatt und fein.

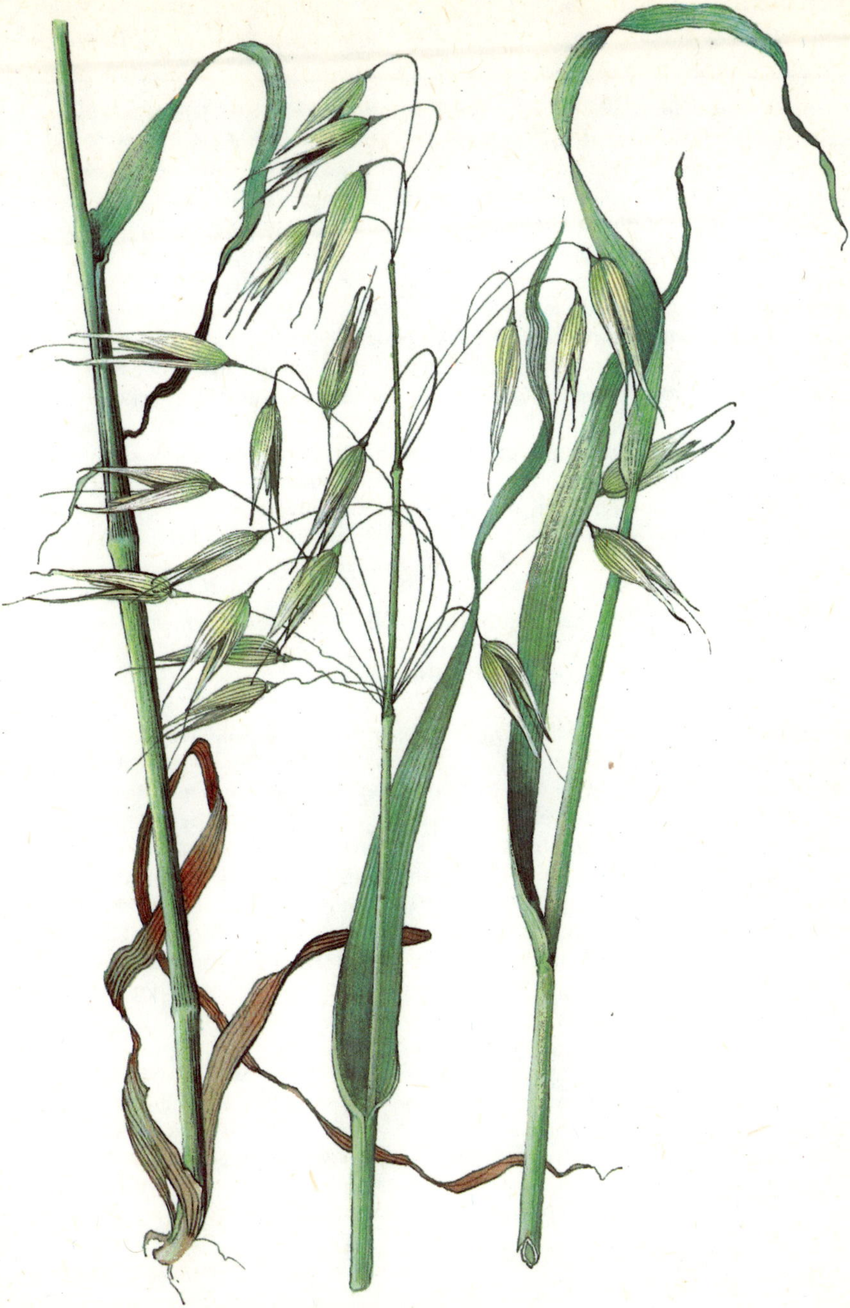

Weißbirke Birkengewächse
Betula alba L. *Betulaceae*

Beschreibung: Ein schnell wachsender Baum mit weißer Rinde, die sich in papierdünnen Schichten abschälen läßt. Die Birke bildet eine luftige, bewegliche Krone aus überhängenden, rotbraunen, mit Harzdrüsen besetzten Ästen. Die Blätter sind dreieckig eirund, langgestielt, in der Jugend hellgrün, später dunkeln sie nach. Sie tragen Drüsen, die ein klebriges Sekret ausscheiden. Die männlichen und weiblichen Blüten sind in walzenförmigen Kätzchen angeordnet.

Verbreitung: Die Birke stellt nur sehr bescheidene Ansprüche an den Boden und ist außerordentlich winterhart. Dank ihrer Anspruchslosigkeit ist sie über ganz Europa verbreitet, sie gedeiht in den Niederungen und in höheren Lagen. Die Birke weist eine ganze Reihe von Formen auf, die im Ziergartenwesen zur Geltung kommen.

Sammeln und Drogenzubereitung: Die jungen Blätter werden vom Frühjahr bis Sommer gesammelt, in dieser Zeit enthalten sie die meisten Wirkstoffe. Sie werden unter natürlichen Bedingungen im Schatten oder künstlich bei höchstens 40 °C getrocknet. Die Droge hat angenehm aromatischen Geruch und schwach bitteren Geschmack.

Inhaltsstoffe: Hauptsächlich Saponine, aber auch Flavonverbindungen, Karotenoide, Vitamin C und ätherische Öle mit Phytonzidwirkung. Diese Stoffe haben desinfizierende, antirheumatische und harntreibende Wirkung.

Verwendung in der Kosmetik: Diese Desinfektionswirkung wird auch in der Kosmetik für Badezusätze ausgenutzt. Die verwendete Droge bzw. ihr Aufguß (100 g auf 1 l kochendes Wasser, 20 Minuten ziehenlassen) reinigt die Oberhaut und macht verstopfte Poren frei. Der Vitamin-C-Gehalt der Droge unterstützt die Regenerationsfähigkeit der Haut. In der Haarkosmetik kennt jeder das sog. „Birkenwasser"; es besteht aus dem frischen Zellsaft der Birken, der im Frühjahr aus angebohrten Stämmen rinnt. Der Saft ist reich an zuckerhaltigen Komponenten und organischen Säuren. Er muß konserviert werden, um eine Gärung zu verhindern; mit einem Spirituszusatz wird er zu Haartonikum verarbeitet. Er beseitigt Schuppen, mindert stärkeres Fetten der Haare, erhöht die Festigkeit und den Glanz.

Andere Verwendung: Birkenteer *(Oleum betulinum)* wurde früher in der Dermatologie gegen nässenden Ausschlag angewendet, der durch trockene Destillation aus Birkenholz gewonnen wird. Heute ist seine Verwendung in der Heilkosmetik zurückgegangen, vor allem wegen seines unangenehmen, kräftigen Geruchs.

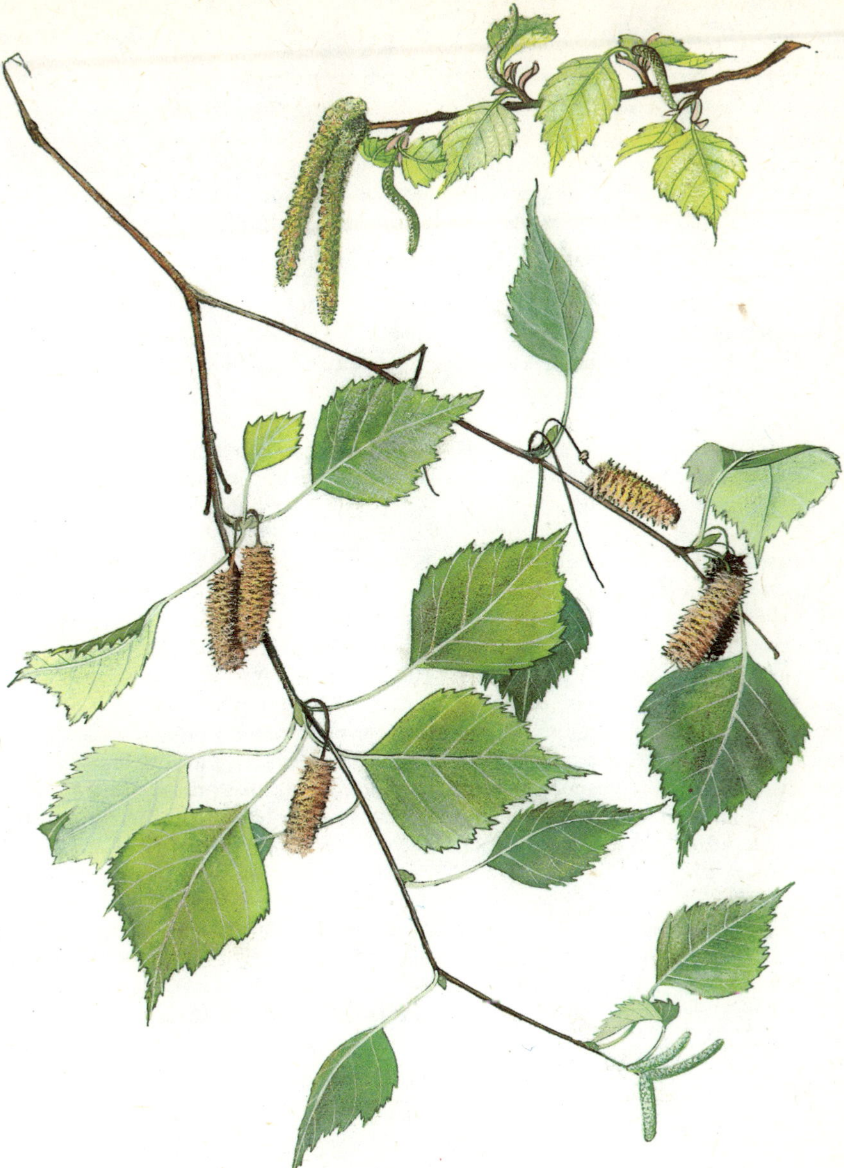

Borretsch
Borago officinalis L.

Borretschgewächse
Boraginaceae

Beschreibung: Eine stattliche, bis 60 cm hohe krautige Pflanze mit einfachem oder ästigem borstenhaarigem Stengel. Ihre Blätter sind elliptisch, faltig und rauh; die unteren kurzgestielt, die oberen ansitzend. Die langgestielten, etwa 2 cm großen Blüten haben einen fünfteiligen Kelch und eine ebensolche Krone, die meist blau, manchmal auch weiß ist. Blütezeit: Juni bis September. Die Frucht ist eine eiförmige, hellbraune Hartfrucht.

Herkunft und Verbreitung: Die Herkunft des Borretschs läßt sich nicht mit Gewißheit bestimmen, da er sich sehr leicht durch Selbstaussaat vermehrt und vielerorts heimisch geworden ist. Die meisten Autoren nehmen an, daß die Urheimat der Pflanze Südeuropa ist.

Ernte und Drogenzubereitung: Das Kraut wird zu Beginn der Blüte gesammelt und im Schatten oder schnell an der Sonne getrocknet. In Geruch und Geschmack ähnelt die Droge der Gurke.

Inhaltsstoffe: Das Borretschkraut enthält beträchtlich viele Schleimstoffe, geringe Mengen Saponine sowie Gerbstoffe und ist reich an Mineralsalz und Vitamin C.

Verwendung in der Kosmetik: Die Pflanze kann ähnlich wie die Gurke verwendet werden. Da das frische Kraut stark safthaltig ist, liefert es beim Zerstampfen hinreichend Flüssigkeit, die ausgezeichnet zur Hautreinigung dient, den Schmutz aus verstopften Poren spült und vergrößerte Poren zusammenzieht. Der Borretsch ist ein gutes Beispiel für eine Pflanze, die sich sehr erfolgreich in der Hauskosmetik anwenden läßt. Vollgesogene Watte mit dem ausgequetschten Saft wird als Umschlag aufs Gesicht gelegt, also als luftdurchlässige Maske, die die Haut strafft, verfeinert, kühlt und die Hautkapillaren zusammenzieht und dadurch Gesichtsröten mindert.

Andere Verwendung: In der Volksheilkunde gilt der Borretsch als zuverlässiges harntreibendes Mittel, das Schadstoffe aus dem Körper treibt. Manchmal wird auch empfohlen, mit Borretsch angesetzten Wein zu trinken, da er Traurigkeit und Melancholie vertreiben soll. Borretsch wird ferner als Küchenkraut verwendet.

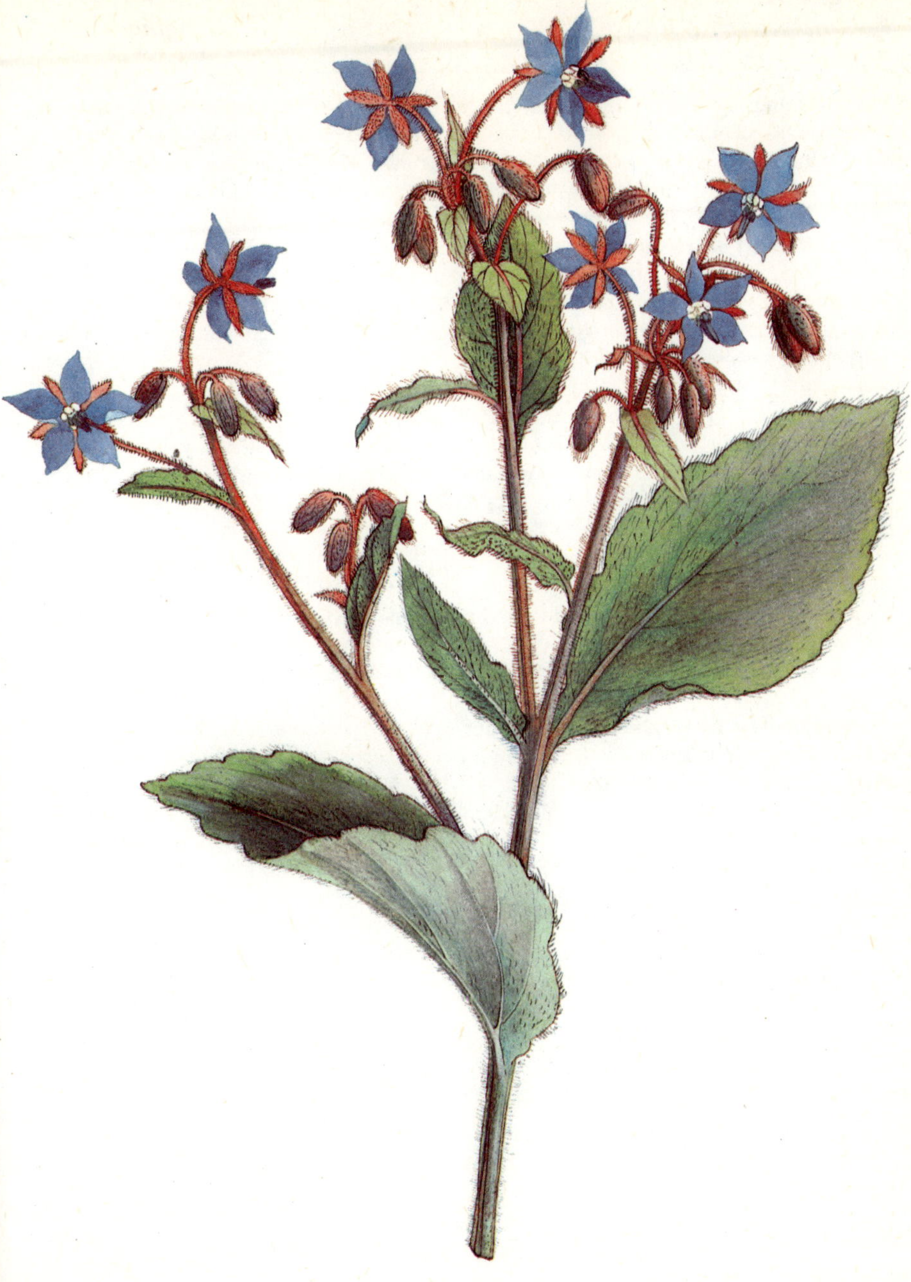

Ringelblume
Calendula officinalis L.

Korbblütengewächse
Asteraceae

Beschreibung: Ein einjähriges Kraut mit aufrechtem, verzeigtem 40–50 cm hohem Stengel. Die behaarten Blätter sitzen an. An den Stengelenden bilden sich von Juni bis in den Herbst große, orangegelbe Blütenstände, Zuchtpflanzen sind sehr häufig gefüllt. Die Früchte sind kleine schiffchen- oder sichelförmige Schalenfrüchte.

Herkunft und Verbreitung: Die Ringelblume stammt aus dem Mittelmeerraum und wird in ganz Europa in Gärten sowie auch in Feldkulturen gezogen. Nur in Einzelfällen kommt es zur Verwilderung. Sie wächst auf allen Böden mit angemessenem Feuchtigkeitsgehalt, doch erfordert sie sonnige Lagen. Die Blume wird aus Samen gezogen.

Sammeln und Drogenzubereitung: Für Kosmetik- und Pharmazeutikzwecke werden entweder ganze Blütenstände oder nur die Zungenblüten verwendet. Sie werden bei trockenem Wetter gesammelt und im Schatten getrocknet. Durch Trocknen in der prallen Sonne verliert die Droge Farbe und Wert. Sie nimmt leicht Luftfeuchtigkeit auf.

Inhaltsstoffe: Die pharmakologisch wirksamen Stoffe sind ein in Fetten gut löslicher Karotenoidfarbstoff, Spuren von ätherischen Ölen (etwa 0,02 %) und von den organischen Säuren vor allem Salizylsäure. Insgesamt wirken diese Stoffe desinfizierend, entzündungshemmend und heilend auf beschädigtes Gewebe.

Verwendung in der Kosmetik: Die moderne Kosmetik benutzt die Droge oder ihre Ölextrakte als Ingredienz für Heilcremes bei aufgesprungenen Händen, Wundsein, verheilten, aber noch empfindlichen Verbrennungen und Erfrierungen. Außer Cremes werden auch heilende Öle oder Emulsionslösungen hergestellt. Weniger bekannt ist heute die häusliche Herstellung des sog. „Ringelblumenöls“: Die Blütenstände werden in eine weithalsige, durchsichtige Flasche gestopft; die gefüllte, dicht verschlossene Flasche wird ans Fenster in die Sonne gestellt. Schon nach einigen Tagen quillt eine orangefarbene Flüssigkeit von öliger Konsistenz hervor, die sich auf dem Boden sammelt. Das Ringelblumenöl wird genau so wie die Aufgüsse und Extrakte verwendet.

Andere Verwendung: Die Heilkunde verwendet die Ringelblume nicht nur in der Dermatologie, sondern auch innerlich in Form von Aufgüssen und Tees bei Verdauungsstörungen, vor allem bei Gallenbeschwerden.

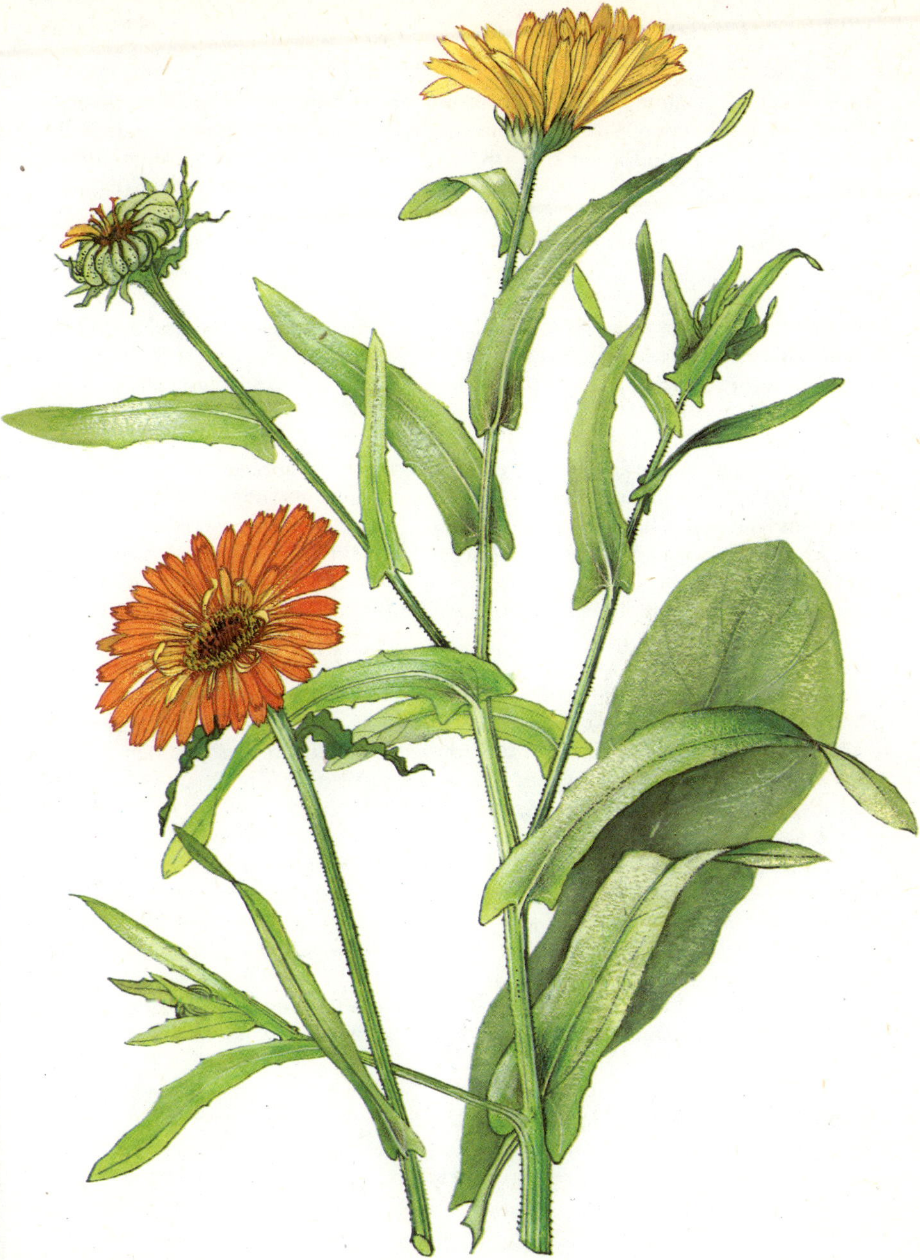

Teestrauch Teegewächse
Camellia sinensis (L.) O. Kuntze *Theaceae*

Beschreibung: Ein immergrüner subtropischer Strauch, der eine Höhe von 3 m erreicht, mit zahlreichen Wurzelausläufern, durch die er sich natürlich verjüngt. Die dunkelgrünen, ledrigen Blätter sind am Rand schwach gesägt. Die gestielten Blüten haben 5 Kronblätter von weißlicher bzw. gelblicher Farbe, zahlreiche (ca. 200) Staubfäden mit intensiv gelben Staubgefäßen und eine dreiteilige Narbe. Die Frucht besteht aus einer ledrigen, braunen Kapsel und enthält große, ölhaltige Samen.

Herkunft und Verbreitung: Mittel- und Südostchina ist das Ursprungsgebiet des aromatischeren, jedoch ertragsärmeren chinesischen Teestrauchs, der indische Tee kommt aus dem Himalajavorland. Alle anderen Teebezeichnungen sind nur Handelsmarken.

Ernte und Drogenzubereitung: Der Teestrauch wird plantagenmäßig im ganzen subtropischen Bereich angebaut und mehrmals im Jahr abgeerntet. Gepflückt werden die jungen Triebe, die sog. Flashes, aus denen entweder fermentierter schwarzer Tee, gängig in Mitteleuropa, halbfermentierter (Oolong) oder unfermentierter grüner Tee, gebräuchlich in China und Vietnam, gewonnen wird. Für ein Kilogramm getrockneten Tee müssen etwa 4500 Flashes gesammelt werden.

Inhaltsstoffe: Beide Teearten enthalten das aufmunternde Alkaloid Coffein, eine geringe Menge Theophyllin, Theobromin und Gerbstoffe. Der Gehalt der Inhaltsstoffe schwankt beträchtlich, doch hängt das nicht so sehr von der Sorte ab, sondern davon, an welcher Stelle die Blättchen gepflückt werden. Am meisten Coffein und Gerbstoffe enthalten die Zweigspitzen mit noch unentwickelten Blättchen, zum Hauptstamm hin nehmen die Stoffe ab.

Verwendung in der Kosmetik: Für die Kosmetik ist vor allem der Gerbstoffgehalt interessant. Er bewirkt, daß Teeaufgüsse große Poren zusammenziehen und so das Aussehen der Haut verbessern. Darüber hinaus hat der Teeaufguß auch beruhigende und desinfizierende Wirkung. Tee wird zum Abwaschen straffender Gesichtsmasken benutzt.

Das durch Extraktion aus schlechteren Teesorten gewonnene Resinoid wird in verschiedenen Duftkompositionen für Herrenparfüms verwendet, da sein Duft an Orienttabak erinnert.

Andere Verwendung: Die Hauptbedeutung des Teestrauchs liegt natürlich nicht in der kosmetischen Nutzung, sondern in der Zubereitung des erfrischenden, so gut wie überall auf der Welt geschätzten Getränkes.

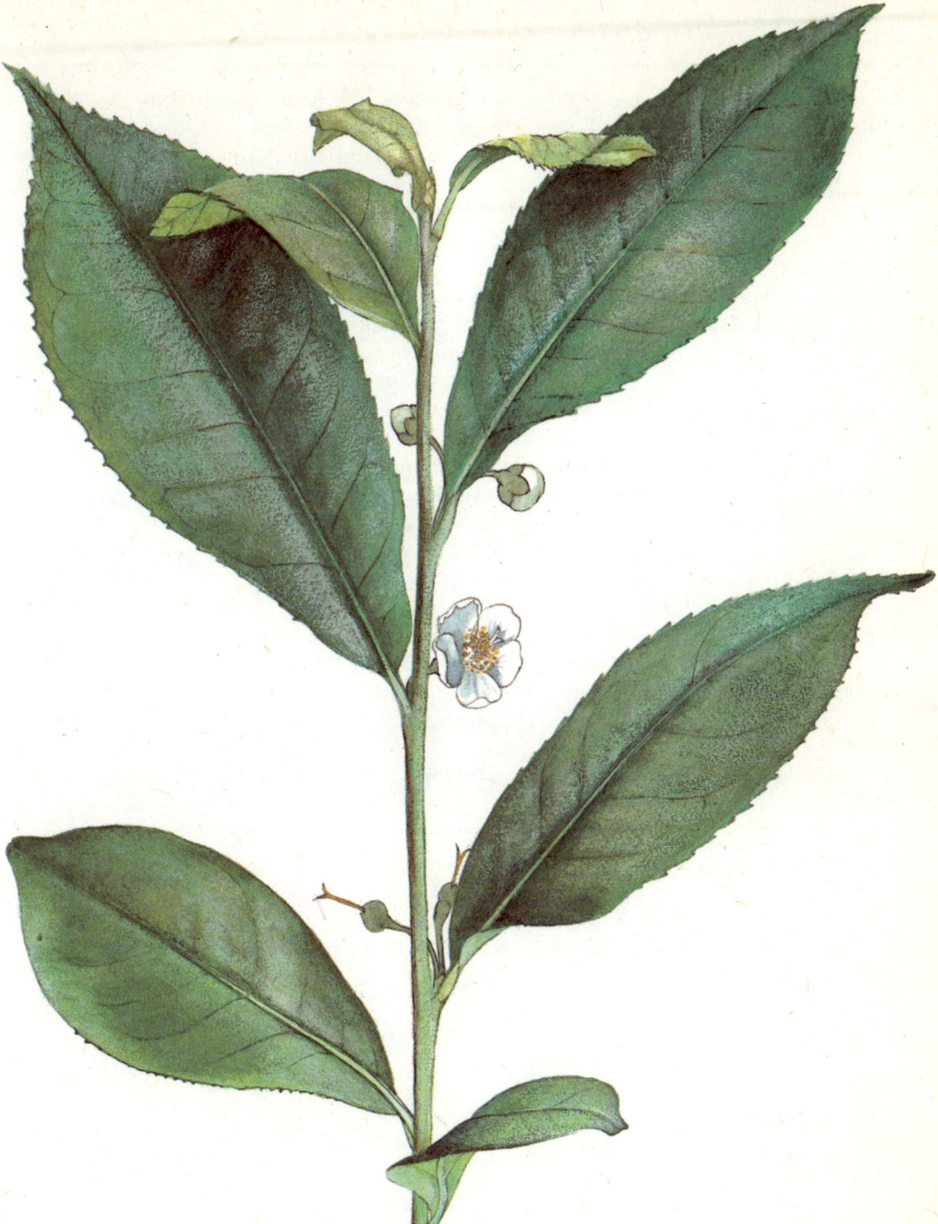

Ylang

Cananga odorata (Lam.) Hook. f. et Thoms. *Annonaceae*

Beschreibung: Ein immergrüner Tropenbaum, der eine Durchschnittshöhe von 8–12 m erreicht. Seine ellipsenförmigen Blätter sind 7–20 cm lang. Die gelben Blüten mit zungenförmigen, etwa 7 cm langen Kronblättern bilden sich büschelweise an älterem, belaubtem Holz. Die Früchte ähneln den Oliven, im reifen Zustand sind sie schwarz und enthalten mehrere Samen.

Herkunft und Verbreitung: Der Ylang wuchs ursprünglich nur in Malaisia wild, heute wird er in einer Reihe von tropischen Ländern angepflanzt. Hauptproduzent des ätherischen Ylang-Ylang-Öls waren die Philippinen, später Java. Gegenwärtig nimmt Reunion eine Monopolstellung ein.

Zucht und Ernte: Ylang wird als Zierbaum, hauptsächlich aber wegen seiner intensiv duftenden Blüten angebaut, die ein kostbares ätherisches Öl enthalten. 1½–2 Jahre nach der Anpflanzung beginnen die Zuchtbäume zu blühen. Um das Sammeln der Blüten zu erleichtern, werden sie auf etwa 3 m Höhe gestutzt. Eine vierjährige Pflanze bringt einen Ertrag von rund 4–5 kg, eine zehnjährige 10–12 kg. Die Blüten werden in den frühen Morgenstunden gesammelt, weil dann ihr Ölgehalt am höchsten ist.

Inhaltsstoffe: Aus den Blüten wird vermittels Wasserdampfes ein ätherisches Öl (1,5–2,5 %) mit angenehmem Blütenduft destilliert, das im Handel gewöhnlich als Ylang-Ylang-Öl bezeichnet wird. Es ist bernsteingelb und enthält über 20 Stoffe, von denen Linalool, Geraniol und Eugenol die wichtigsten sind.

Verwendung in der Kosmetik: Ylang-Ylang-Öl ist in der Parfümerie sehr geschätzt, es wird zu Sprays verarbeitet, da es gute desodorierende Eigenschaften besitzt. Es bildet auch einen Bestandteil von Parfümkompositionen für Kosmetikpräparate mit einer Duftnote vom Typ Lavendel, Jasmin, Rose, Fougère, Chanel 5 u. ä.

Andere Verwendung: Ylangblüten werden im indonesischen Raum bei rituellen Tänzen der Eingeborenen und zur Zubereitung duftender Pflanzengetränke verwendet.

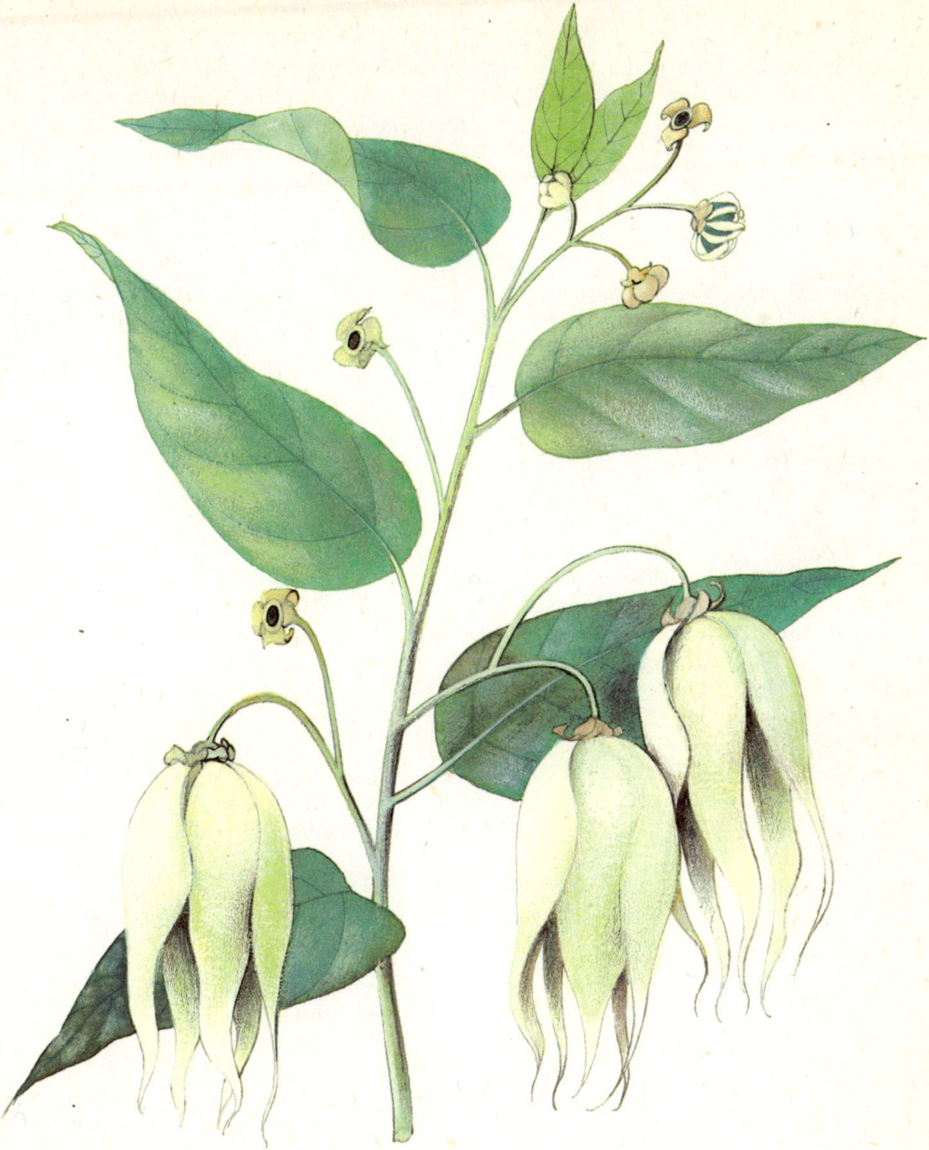

Saflor, Färberdistel — Korbblütengewächse
Carthamus tinctorius L. — *Asteraceae*

Beschreibung: Der Saflor ist eine einjährige Pflanze mit aufrechtem, ästigem, kahlem Stengel, der bei der Reife verholzt. Je nach Abart und Standort wird er 100–150 cm hoch. Die Blätter sind meist gestreckt-lanzettlich, gezahnt oder gesägt. Die orangefarbenen Röhrenblüten bilden einen Blütenstand von 1,5–3 cm Durchmesser. Die Früchte sind längliche, glänzende Schalenfrüchte mit vier schwach erhabenen Rippen auf der Oberfläche. In jeder Frucht sitzt ein ölhaltiger Samen.

Herkunft und Verbreitung: Saflor ist eine uralte, aus Ostindien stammende Kulturpflanze, die schon im alten Ägypten, Griechenland und Rom bekannt war. In der heutigen Zeit ist sie am meisten in Mittelasien, Indien und im Mittelmeerraum verbreitet.

Inhaltsstoffe: Die Saflorsamen enthalten ein austrockendes Öl (20 %), das zu 75 % aus Linolsäure besteht. Es handelt sich um ein technisches Öl, das durch Raffinierung genießbar gemacht werden kann. Für die Verwendung der Pflanze ist ihr Gehalt an dem dunkelroten Farbstoff Carthamin (Saflorrot) wichtig.

Verwendung in der Kosmetik: Der Saflor ist für die Kosmetik eher eine historische Pflanze. Schon im alten Ägyptem diente sein Carthamin zur Herstellung von Schminken. Noch heute bildet es einen Bestandteil natürlicher, unschädlicher Theaterschminken. Da sich das austrocknende Öl nicht besonders zu Kosmetikzwecken eignet, kommt es in dieser Branche nicht zur Anwendung. Ähnlich wie Sonnenblumen-, Nuß-, Lein- und Hanföl kann es empfindliche Haut reizen.

Andere Verwendung: Bereits im 2. Jahrtausend v. u. Z. wurde Carthamin zur Herstellung von Textilfarben verwendet. Seit dem 18. Jahrhundert stieg die Bedeutung des Saflors als Ölpflanze. Wegen des ölhaltigen Samens wird er auch heute noch angebaut.

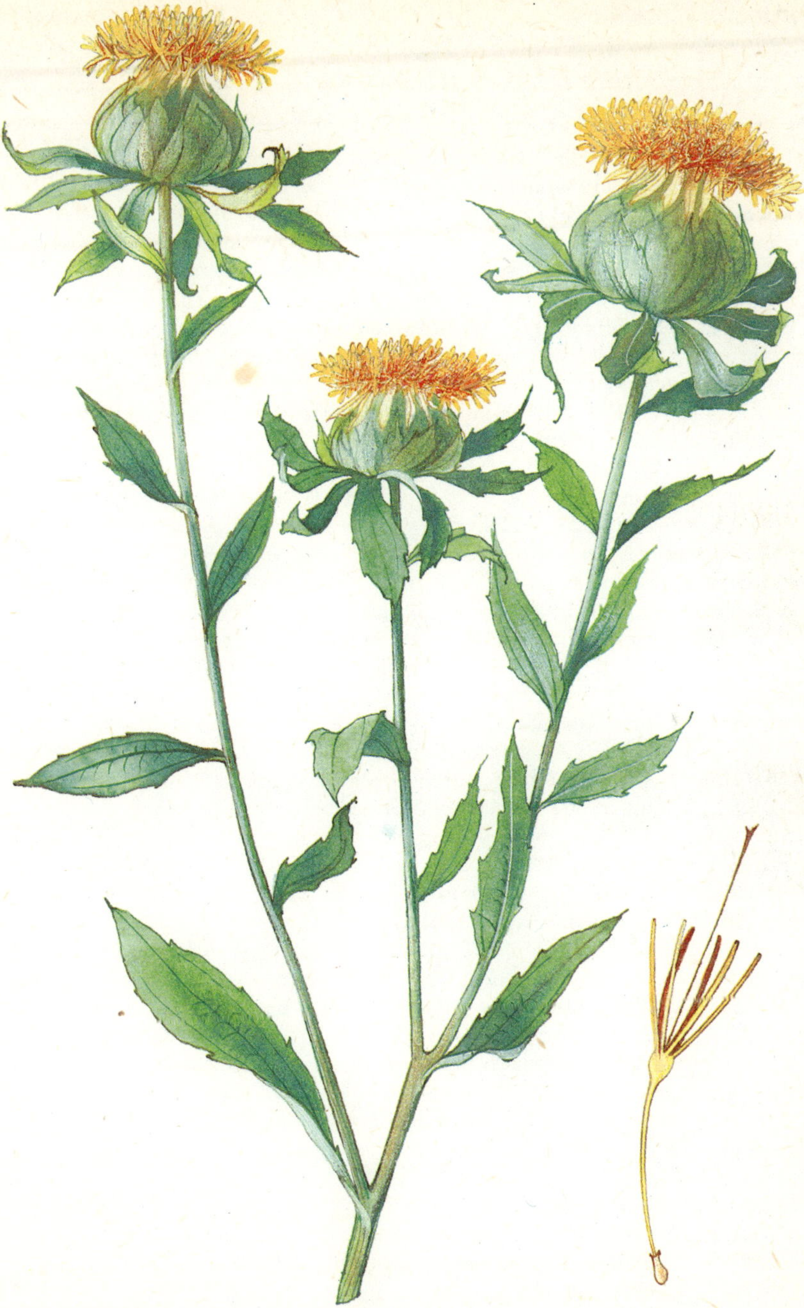

Römische Kamille Korbblütengewächse
Chamaemelum nobile (L.) All.
syn. *Anthemis nobilis* L. *Asteraceae*

Beschreibung: Die Römische Kamille ist ein krautiges, bis 30 cm hohes Dauergewächs mit aufsteigendem Hauptstengel und zahlreichen Nebentrieben. Die Blätter sind doppelfiederspaltig mit kurzen, fadenförmigen Fiedern. Die Blütenstände sind scheibenförmig, haben am Rand weiße Zungenblüten und in der Mitte gelbe Röhrenblüten. Im Gegensatz zur Echten Kamille ist der Blütenboden nicht hohl.

Herkunft und Verbreitung: Die Römische Kamille wächst vor allem im Mittelmeerraum, ihrer ursprünglichen Heimat, wild. In einigen Ländern wird sie auch in Feldkulturen angebaut. In sonnigen Lagen auf leichten, humusreichen Böden gedeiht sie gut. Die Pflanze läßt sich nur vegetativ vermehren, Setzlinge gewinnt man durch die Teilung älterer Büschel.

Ernte und Drogenzubereitung: Die Blütenstände werden von Juni bis August geerntet. Sie werden bei trockenem Wetter in der Mittagszeit gepflückt und so schnell wie möglich bei einer Temperatur von ca. 30 °C getrocknet. Die getrockneten Blütenköpfchen nehmen leicht Feuchtigkeit an und werden dann braun; aus diesem Grund müssen sie in geschlossenen Gefäßen aufbewahrt werden. Aus den Blütenständen wird ein ätherisches Öl destilliert (1–1,5 %).

Inhaltsstoffe: Der Wirkstoff, ein ätherisches Öl, wurde erstmalig im 16. Jahrhundert in Frankfurt a. M. destilliert, er ähnelt dem Chamazulen der Echten Kamille. Außerdem enthält die Römische Kamille Flavonglykoside, Bitterstoffe und organische Säuren. In ihrer Gesamtheit haben diese Komponenten entzündungshemmende, desinfizierende und krampflösende Wirkung.

Verwendung in der Kosmetik: Das ätherische Öl wird in Hautwassern, Seifen und Badezusätzen verarbeitet. Da die Pflanze auf dem Drogenmarkt seltener vorkommt, wird sie weniger als die Echte Kamille verwendet, der sie in ihren Eigenschaften und Wirkungskräften ähnelt. Meist wird aus ihr ein lauwarmer Wasseraufguß (10 g auf 100 ccm kochendes Wasser, 15 Minuten ziehen lassen) zum Baden von furunkulöser (entzündeter) Haut, zum Waschen fettender Haare und bei stärkerer Schuppenbildung angewendet. In Gesichtsmasken können beide Kamillenarten einander ersetzen. Auf einem sehr empfindlichen Teint können beide Drogen ausnahmsweise allergische Schwellungen oder Ausschlag hervorrufen. In einem solchen Fall dürfen keine Präparate benutzt werden, die Römische bzw. Echte Kamille enthalten.

Andere Verwendung: In der Heilkunde wird die Römische Kamille in Aufgußform innerlich bei krampfhaften Verdauungsstörungen, Menstruationsbeschwerden und äußerlich in der Dermatologie und Stomatologie angewendet.

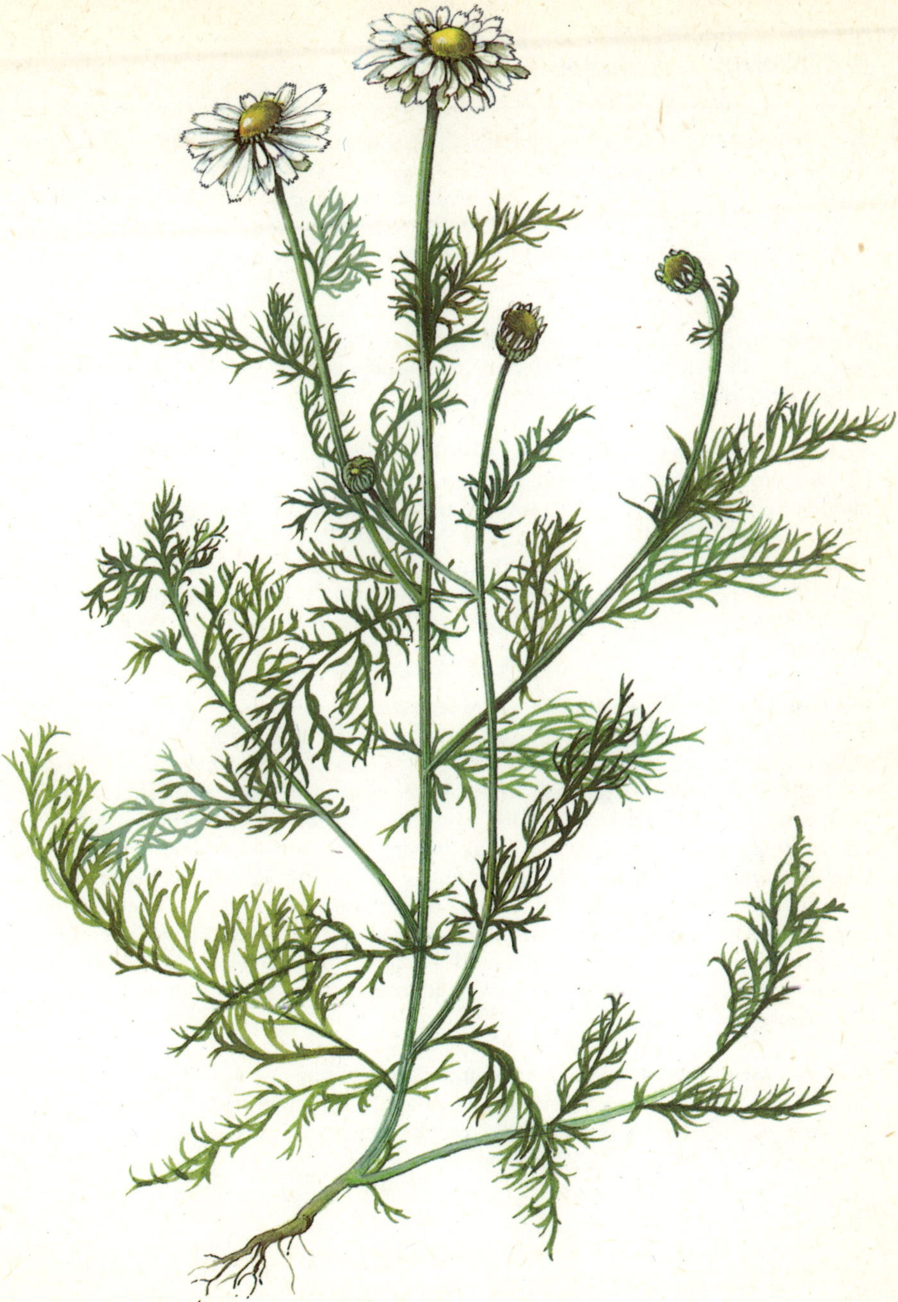

Echte Kamille

Korbblütengewächse

Chamomilla recutita (L.) Rauschert
syn. *Matricaria chamomilla* L.

Asteraceae

Beschreibung: Die Kamille ist ein einjähriges Kraut mit dünner, spindelförmiger Wurzel und aufrechtem, verzweigtem Stengel. In Kulturen wird es etwa 50 cm hoch. Die Blätter haben flache, lineale Fiedern, die Blütenstände sitzen an den Spitzen langer Stiele. Es sind weiße Zungenblüten mit in der Mitte gelben Röhrenblüten. Im Unterschied zu den verwandten Arten ist der Blütenboden der Echten Kamille hohl. In Europa blüht sie von Mitte Mai bis September.

Verbreitung: Die Kamille ist über Europa, Asien, Nordamerika und Australien verbreitet. Sie wächst wild, doch wird sie vielfach auch in Feldkulturen angebaut. Sie gedeiht an sonnigen Standorten gut.

Sammeln und Drogenzubereitung: Die Blütenstände werden am besten in den Nachmittagsstunden gesammelt und zwar von Hand oder mit dem Kamm. Zu dünnen Schichten ausgebreitet, werden sie schnell im Schatten getrocknet.

Inhaltsstoffe: Der wichtigste Kamillenwirkstoff ist das charakteristisch duftende ätherische Öl, das Chamazulen und Bisabolol enthält. Das Chamazulen gibt dem Kamillenöl die leuchtend blaue Farbe und vor allem die entzündungshemmende Heilwirkung.

Verwendung in der Kosmetik: Kamillenextrakte und auch reines Kamillenöl werden in fast allen Kosmetikpräparaten verwertet, in Cremes, Seifen, Gesichtswassern, Masken, Badezusätzen, Haarkosmetik usw. Ihre Beruhigungswirkung auf die Haut, Heil- und Reinigungskraft wie Regenerationseigenschaften sind seit jeher bekannt. Die Kamillendroge wird entweder als Maskeningredienz oder als Waschmittel vor oder nach der Maskenauflage verwendet. Haarwäschen mit Kamillenaufguß hellen dunkles Haar auf, intensivieren die Farbe heller Haare, verleihen Geschmeidigkeit und Glanz. Bäder mit verdünntem Kamillenaufguß reinigen die Haut, vor allem in der Rekonvaleszenz nach Ausschlägen, Geschwürbefall und ähnlichen Leiden. Der Kamillenaufguß wird durch Überbrühen von 10 g Droge mit 100 ccm kochendem Wasser zubereitet. Etwa 10 Minuten ziehen lassen, nach Bedarf verdünnen.

Andere Verwendung: Die Echte Kamille ist auch in der Kinderheilkunde eine unersetzliche Heilpflanze. Innerlich wird sie zur Linderung und Heilung von Koliken angewendet. In der Volksheilkunde findet wohl kaum eine andere Pflanze mit einer so vielseitigen Verwendung.

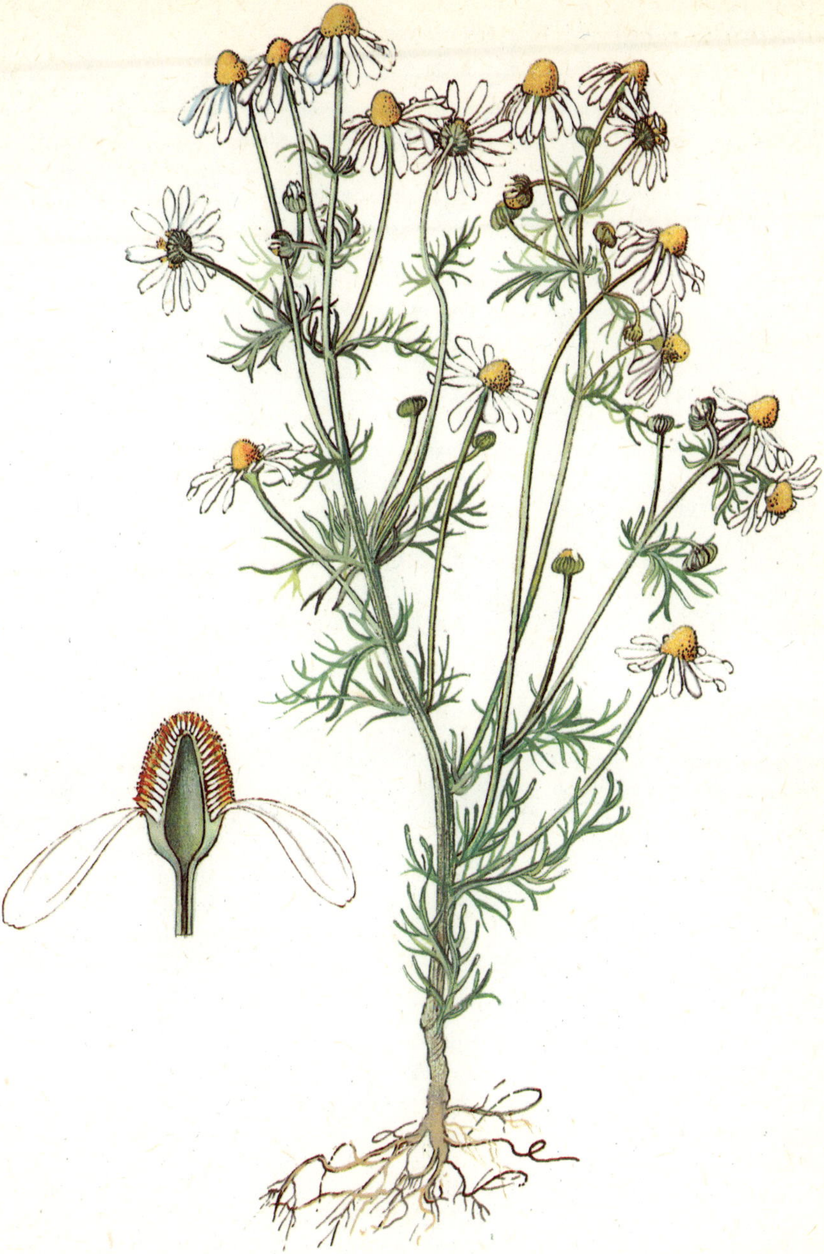

Knorpeltang

Chondrus crispus (L.) Stackhouse *Gigartinaceae*

Beschreibung: Ein Seetang, der einen vielzelligen, blättrigen verästelten Thallus in Bänderform bildet. Die Enden dieser Bänder sind nochmals geteilt, überhaupt ist die Thallusgestalt ziemlich variabel. Der grüne Farbstoff Chlorophyll in der Pflanze ist von dem roten Farbstoff Phykoerythrin überdeckt, daher ist dieser Tang karmin- bis braunrot. Starkem Sonnenlicht ausgesetzt, wird der Thallus jedoch grün.

Verbreitung: Der Knorpeltang wächst im Nordatlantikbereich, stellenweise sogar sehr zahlreich. Er wird auch „Irländisches Moos" genannt, doch sind sein Hauptlieferant die USA.

Ernte und Drogenzubereitung: Der Tang wird mit großen Eisenrechen aus dem Wasser geharkt, dann am Ufer ausgebreitet, um an der Sonne zu trocknen und gleichzeitig zu bleichen. Anschließend wird er wieder in Salzwasser eingeweicht und erneut getrocknet und gebleicht. Das wiederholt sich vier- bis fünfmal, bis der Tang eine gelblich-weiße Farbe und knorpelige Konsistenz annimmt.

Inhaltsstoffe: In Kosmetik und Medizin bilden Algen und Tangs eine eigene Gruppe, die Spezialdrogen wie Karrageen oder Agar-Agar liefern. Karrageen besteht aus getrockneten Thalli der Arten *Chondrus crispus* (L.) Stack. oder *Gigartina mamilosa* J. Agardh. Es enthält 45 % Schleimstoffe, Karragenine genannt, in denen etwa 28 % Sulfate sitzen. Ferner enthalten sie kleine Mengen von Brom und Jod.

Verwendung in der Kosmetik: Die Kosmetik nutzt die physikalischen Eigenschaften des Karrageens (vor allem seine Quellfähigkeit, die durch den hohen Gehalt an Kleb-, Gallert- und Schleimstoffen gegeben ist) in der Herstellungstechnologie von Hautcremes, -gelees und -emulsionen, vor allem aber zur Herstellung fettfreier Salbengrundlagen. Die italienische Fachliteratur verweist auf die bioaktivierenden Wirkungen von Seetangs auf trockene, alternde Haut. Wegen seiner Abführwirkung wird Karrageen auch Schlankheitstees zugesetzt. Ähnlich wie Karrageen wird in der Kosmetik Agar-Agar, gewonnen aus Rotalgen, neben anderen Alginaten aus Braunalgen verwertet.

Andere Verwendung: Therapeutisch wird Karrageen Brusttees oder Präparaten zur Magengeschwürbehandlung zugesetzt und dient als mildes, mechanisch wirkendes Abführmittel. Seine wichtigste Rolle spielt es in der Heilmittelherstellung (Gelees und Emulsionen). Es wird auch für Tabletten benutzt, um deren besseren Zerfall zu erzielen.

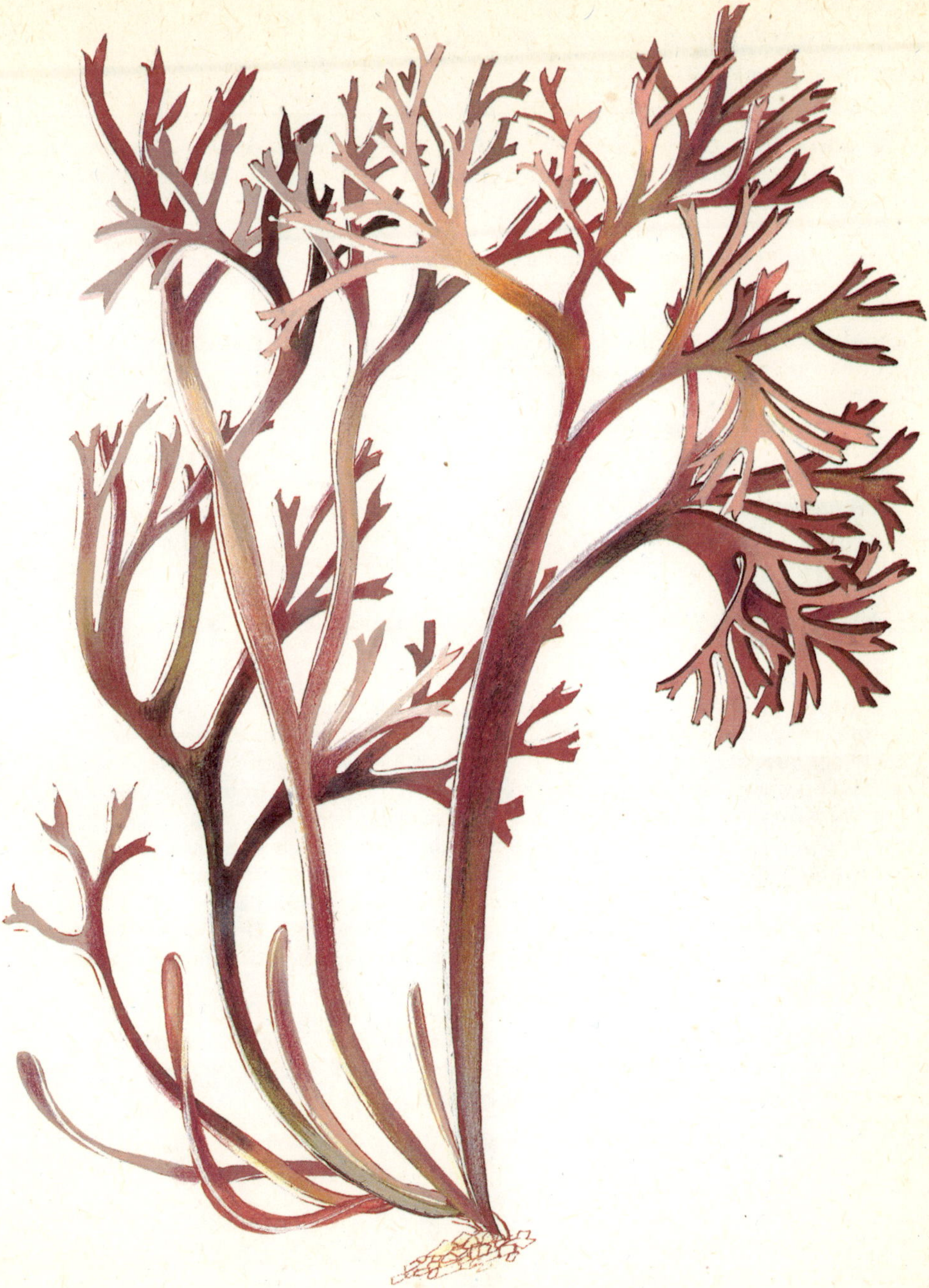

Rainfarn

Chrysanthemum vulgare (L.) Bernh.
syn. *Tanacetum vulgare* L.

Korbblütengewächse
Asteraceae

Beschreibung: Ein mehrjähriges aromatisches Krautgewächs mit einem reich verzweigten, braunen, fast holzigen Wurzelstock. Der aufrechte, kantige bis 160 cm hohe Stengel endet in einer ästigen Rispe. Seine gestreckt-eirunden Blätter sind fiederspaltig und bestehen aus gezackten Teilchen. Die kleinen, gelben Blüten sind im Schnitt 10 mm breit, ihre Zeit ist von Juli bis September. Die einzelnen Blüten reifen zu kleinen Schalenfrüchten heran.

Verbreitung: Der Rainfarn ist in Europa und Asien verbreitet. Häufig wächst er an Straßengräben, auf Lichtungen, an Bächen und Wegen.

Sammeln und Drogenzubereitung: Das blühende Kraut wird bei trockener Witterung gesammelt und schnell im Schatten getrocknet. Künstliche Wärme darf nicht über 40 °C liegen. Die Droge hat Kampfergeruch und bitter-würzigen Geschmack. Der Geruch von getrocknetem Rainfarn vertreibt Insekten.

Inhaltsstoffe: Im ganzen Kraut, vor allem in den Blüten, findet sich ein giftiges ätherisches Öl, sein Giftbestandteil ist Thujon (bis 65 %). Daneben enthält es Kampfer, Borneol und Thujyalkohol. Außer dem Öl enthält die Droge auch als Tanazetine bezeichnete Bitterstoffe.

Verwendung in der Kosmetik: Die kosmetische Verwendung des Rainfarns ist im Hinblick auf seine Giftigkeit problematisch. Er wird als Zusatz für anregende Bäder und für insektenvertreibende Präparate empfohlen, in Form von Sprays oder Cremes gegen Mücken u. a. Diese Präparate (Repellentia) gehören eigentlich nicht in die Kosmetik, im weiteren Sinne kann man sie aber doch dazuzählen, da sie Insekten fernhalten und somit lästige Pickel, die Folgen von Insektenstichen, vermeiden helfen. Zu Repellentzwecken werden sehr häufig auch andere Öle benutzt (Zimt-, Pfefferminz-, Nelken-, Zitronellöl u. a.). Sie werden entweder fettigen, öligen Einreibemitteln oder Sprays zugesetzt. Der Nachteil dieser Präparate besteht in der relativ starken Hautreizung, die Allergien hervorrufen kann.

Andere Verwendung: In den USA wird Rainfarnöl in der Tiermedizin gegen Darmparasiten des Viehs verwendet. Wegen der Giftigkeit ist eine ähnliche Verwendung in der Humanmedizin unmöglich.

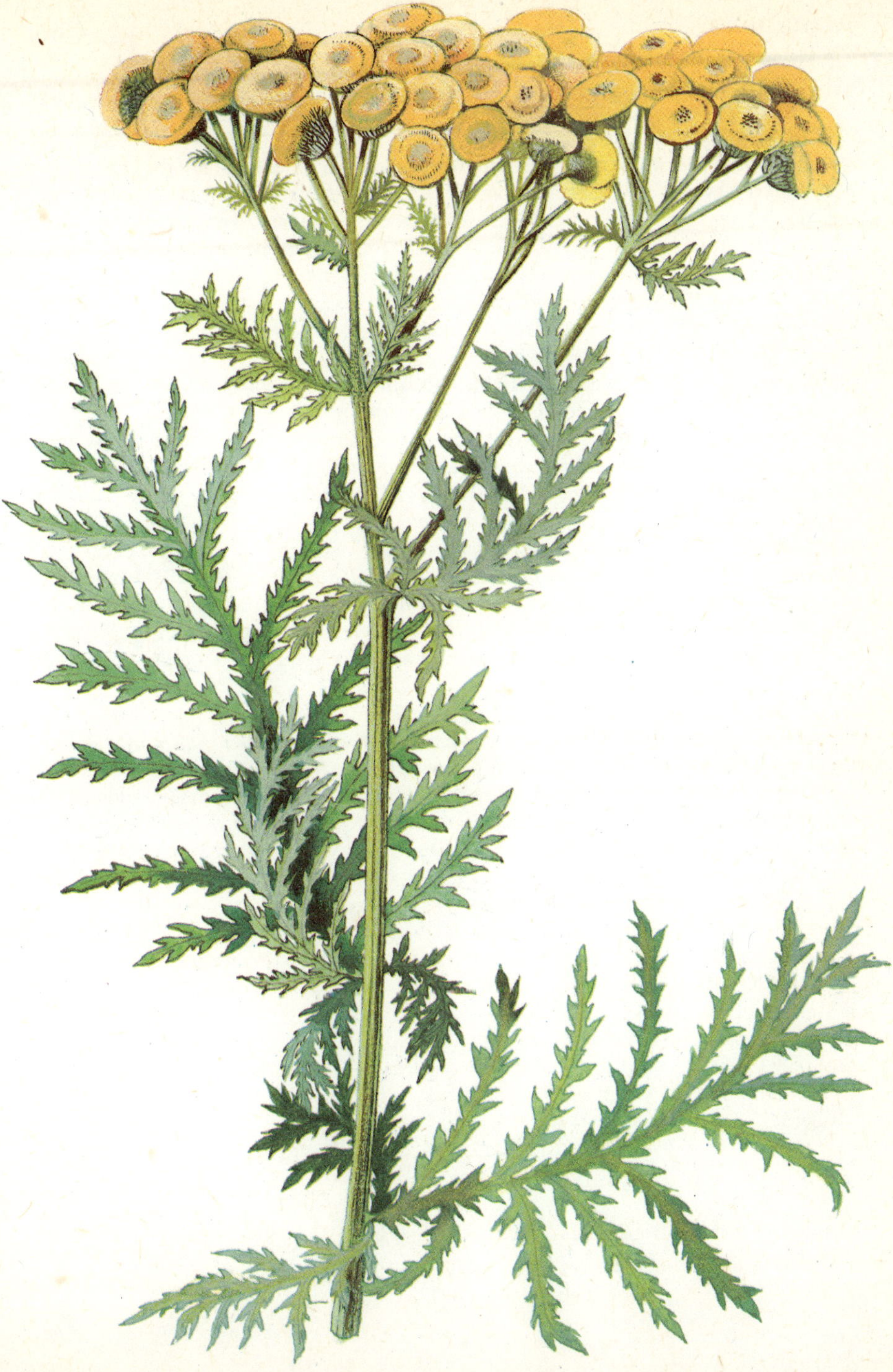

Zimtkassie

Lorbeergewächse

Cinnamomum aromaticum Nees
syn. *Cinnamomum cassia* Blume

Lauraceae

Beschreibung: Ein immergrüner Tropenbaum, der 12 m Höhe erreicht. Der Stamm hat eine aschgraue, rissige Rinde, die Blätter sind hellgrün, aromatisch und haben auffällige Nervatur. Die kleinen, unscheinbaren Blüten sind zu trugdoldenartigen Büschen geordnet und strömen einen eigenartigen, angenehmen Duft aus.

Herkunft und Verbreitung: Die Heimat der Zimtkassie ist das südliche China. Gegenwärtig wird er hauptsächlich in China, Thailand und Indonesien angebaut.

Verarbeitung und Drogenzubereitung: Die Rinde der Zimtkassie, der China- oder Cassiazimt (Cortex cinnamomi chinensis) bildet einfache gelbbraune Röhrchen bzw. halbrunde oder flache Streifen. Der wertvollere und geschätztere Ceylonzimt unterscheidet sich auf den ersten Blick vom chinesichen, da er zu eingerollten Doppelröhrchen verarbeitet wird.

Inhaltsstoffe: Je nach Herkunft differieren auch Gehalt und Zusammensetzung des ätherischen Öles, das den wichtigsten Inhaltsstoff des Zimts darstellt. Chinazimt: 1–2 % Öl mit 75–90 % Zimtaldehyd, Eugenol fehlt; Ceylonzimt: 1–1,5 % Öl mit 65–75 % Aldehyd und 10 % Eugenol. Noch andere Zusammensetzungen weisen Burma- und Seychellenzimt auf. Außer dem Öl enthält Zimt auch etwas Schleim und Gerbstoffe.

Verwendung in der Kosmetik: In der Kosmetik werden zwei Arten von Zimtöl verwendet: Rinden- oder Blätterdestillat. Die darin befindlichen Stoffe haben beträchtliche Desinfektions- und Desodoranzwirkung, aus diesem Grund wird das Öl in Duftkompositionen für Mundkosmetik verarbeitet, also in Zahnpasten, Mundwassern, Sprays usw. Das Zimtaldehyd wird zu Parfümkompositionen verarbeitet, z. B. in Fougère, Chypré, Jasmin, Opoponax u. a. Da Natur-Zimtaldehyd relativ teuer ist, wird es meist synthetisch hergestellt.

Andere Verwendung: Alle Kultursorten von Zimt sind in erster Linie als Gewürz bekannt. Der Zimt wird in ganzen Stücken oder gemahlen verwendet. Wegen seines Aromas ist er in der Nahrungsmittel- und Likörindustrie sehr geschätzt.

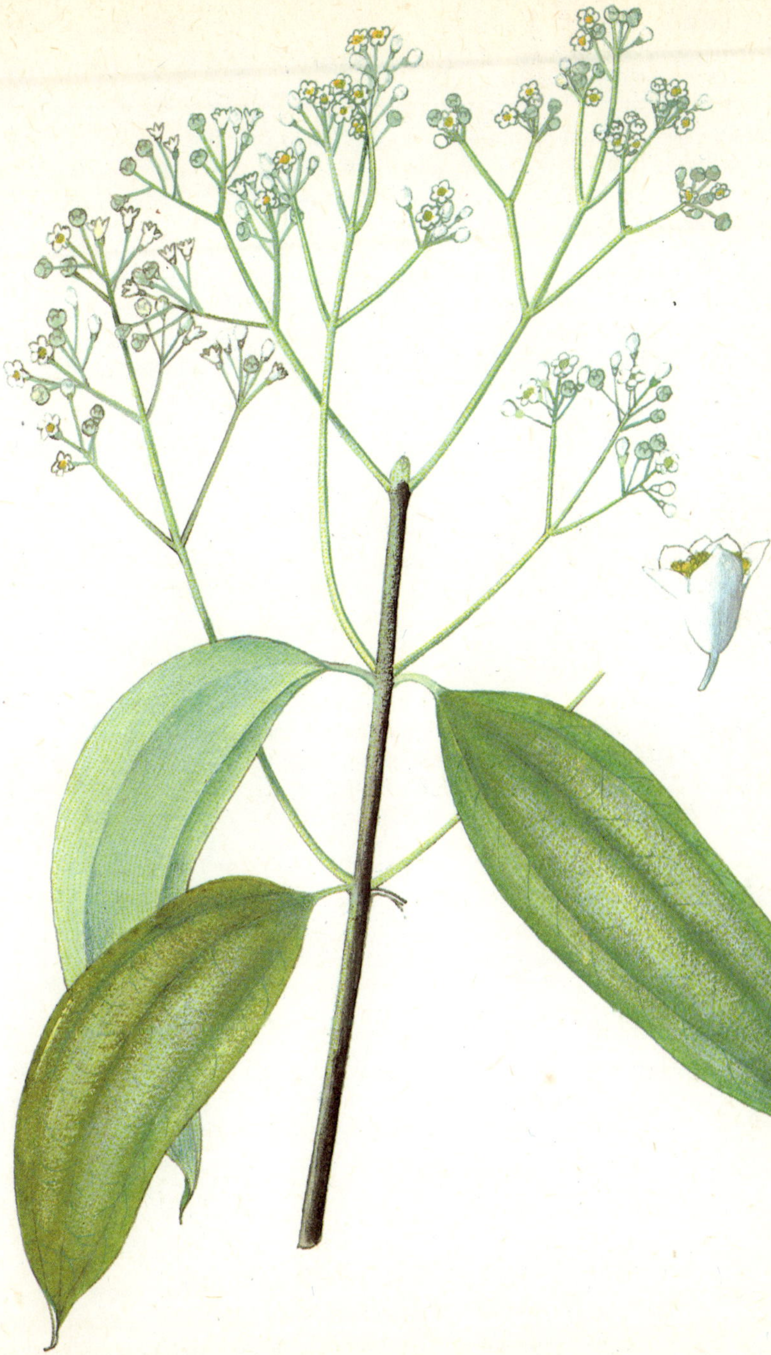

Kampferbaum

Cinnamomum camphora (L.) J. S. Presl

Lorbeergewächse
Lauraceae

Beschreibung: Der Kampferbaum ist ein bis zu 12 m hoher, stark ästiger Tropenbaum. Seine immergrünen, ledrigen Blätter sind langgestielt, spitzoval. Die kleinen grünlichgelben Blüten sind zu langstieligen Achselrispen geordnet. Die Früchte sind dunkelrote, erbsengroße Beeren.

Herkunft und Verbreitung: Der Kampferbaum stammt von der Insel Taiwan, aus China und Japan, doch wird er mit Erfolg auch außerhalb seines Ursprungsgebiets kultiviert, z. B. auf Ceylon, Madagaskar, Florida; er ist im Hinblick auf Bodenbeschaffenheit und Klima in allen warmen Zonen sehr anpassungsfähig.

Zucht und Ernte: Der Kampferbaum läßt sich am besten durch Samen vermehren, doch kann man ihn auch aus Wurzel- oder Krautschnittlingen ziehen. In den Plantagen wird er in strauchartigem Wuchs bis zu 2,5 m Höhe gehalten. Schon 3–4 Jahre nach dem Aussetzen kann mit der Ernte begonnen werden. Geerntet wird durch allmähliches Abschneiden der Zweige, die wie die anderen Pflanzenteile Kampferöl enthalten. Ist die Plantage überaltert, werden die 50–60 jährigen Bäume gerodet und ihr Holz zu kleinen Stücken zermalmt, die dann im Wasserdampf destilliert werden. Aus 20–40 kg Holz werden etwa 2 kg Öl und daraus 1 kg Kampfer gewonnen.

Inhaltsstoffe: Alle Organe des Baumes einschließlich der Wurzeln enthalten Ölzellen mit ätherischem Öl, dessen Hauptbestandteil neben Safrol, Eugenol und Cineol vor allem Kampfer ist. Bei Zimmertemperatur ist Kampfer ein fester, kristalliner Stoff. Das Wurzelöl enthält relativ wenig davon, dafür aber Safrol. Der Kampfergehalt der Blätter schwankt je nach Herkunft und Alter zwischen 10 und 75 %.

Verwendung in der Kosmetik: Kampfer hat eine vorzügliche durchblutungsfördernde, kühlende und desinfizierende Wirkung. Aus diesem Grund ist er ein Bestandteil der meisten Massagecremes, erfrischender Hautcremes und -wasser. In der Parfümerie wird das ätherische Ho-oil (Shiu-oil) verwendet, das Linalool mit dem feinen Kampferduft enthält.

Andere Verwendung: In der Pharmazeutik wird Kampfer in den verschiedenen antineuralgischen und antirheumatischen Einreibemitteln verwendet, selten auch für Ölinjektionen zur Regulierung von Herztätigkeit und Blutkreislauf.

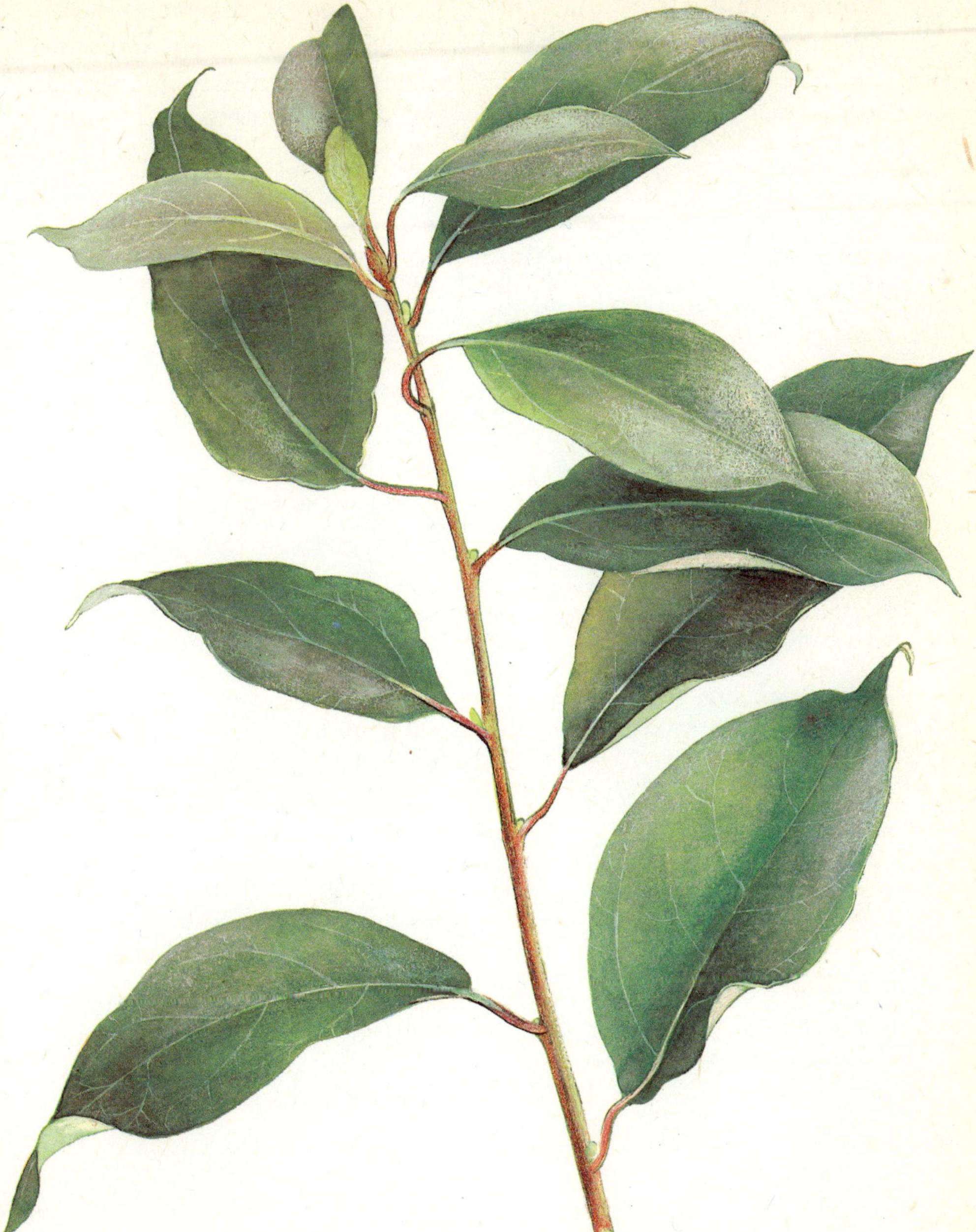

Saure Limette
Citrus aurantiifolia (Christm.) Swingle

Rautengewächse
Rutaceae

Beschreibung: Die Saure Limette ist ein immergrüner Subtropen- bzw. Tropenbaum, der 5–6 m Höhe erreicht. Er hat unregelmäßige, kurze Äste und sehr scharfe Dornen. Seine hellgrünen Blätter sind oval oder elliptisch, 5–7 cm lang und haben einen schmal geflügelten Stiel. Die Blüten sind in der Regel nur 15–25 mm groß, gelblichweiß und sitzen in Gruppen von 2–7 in den Blattachseln. In den Tropen blüht die Limette das ganze Jahr über. Die Früchte sind breit ovale bis runde Beeren von 35–50 mm Durchmesser und grünlichgelber bis braungelber Farbe. Das Fruchtfleisch hat meist 10–12 Segmente, die spindelförmige Beutelchen mit dem sehr sauren, eigenartig duftenden Saft enthalten.

Herkunft und Verbreitung: Die Saure Limette stammt wahrscheinlich aus einem Bereich, der Nordostindien, einen Teil Burmas und Nordmalaisia umfaßt, von dort verbreitete sich seine Zucht dank spanischer und portugiesischer Seefahrer im 16. Jahrhundert auch auf den Mittelmeerraum und die westliche Hemisphäre. Heute wird er, wie die übrigen Zitruspflanzen auch, in Plantagen gezogen. Gesammelt werden nur die Früchte.

Inhaltsstoffe: Die Früchte – saure Limetten oder Limonellen – enthalten in ihrem grünen Fruchtfleisch einen Saft, der reich an Zitronensäure und anderen organischen Säuren, Zucker und den Vitaminen C, P und B ist. Aus den noch nicht ausgereiften Früchten, besser gesagt, aus den noch grünen Fruchtschalen, wird auf kaltem Weg ein ätherisches Öl gepreßt (1 %), das in seiner Zusammensetzung dem Zitronenöl ähnelt. Es enthält Zitral, Bisabolen, Bergapten und weitere Bestandteile.

Verwendung in der Kosmetik: In der Kosmetik der europäischen Länder ist die Limettenverwendung stark begrenzt. Lediglich in der Parfümerie wird das Limettenöl ähnlich wie das Zitronenöl für Parfümkompositionen verwendet. Sein Vorzug im Vergleich zu dem Zitronenöl ist seine doppelte Haltbarkeit, doch ist seine Bedeutung im Hinblick auf die wesentlich geringere Produktion unerheblich.

Andere Verwendung: Limetten dienen als Zitronenersatz: Sie werden zu Marmeladen, Sirup und Pektinen verarbeitet, aus dem Saft, dem „Lime juice“, werden Limonaden und Zitronensäure hergestellt.

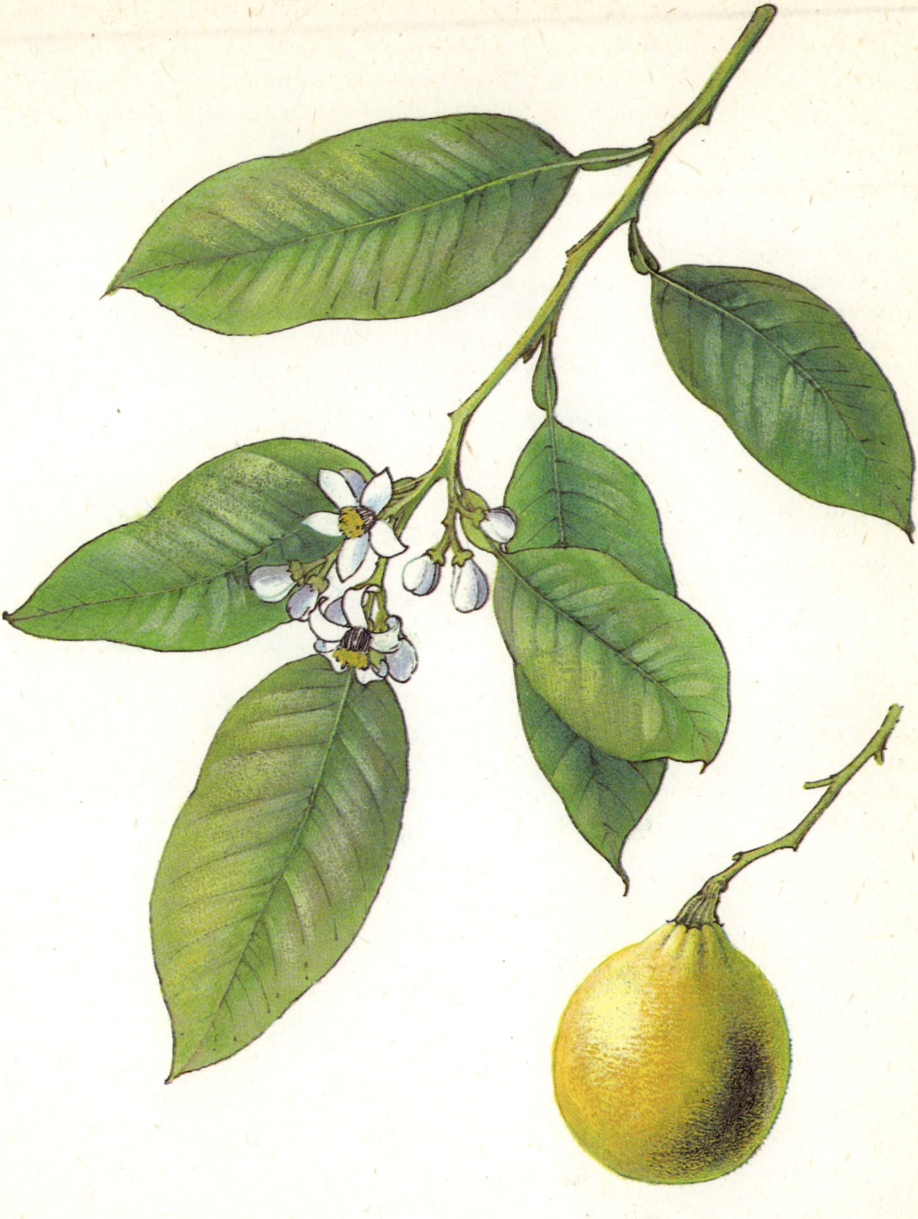

Pomeranze

Rautengewächse

Citrus aurantium L. ssp. *aurantium*

Rutaceae

Beschreibung: Die Pomeranze ist ein immergrüner, dem Orangenbaum ähnelnder Zitrusbaum, 4–5 m hoch, mit breit geflügelten, charakteristisch duftenden Blättern. Die Blüten sind reinweiß, die Früchte orangefarbene, breit ovale Früchte mit orange, leicht bitterem Fruchtfleisch. In frischem Zustand eignen sie sich nicht zum Genuß.

Herkunft und Verbreitung: Die Pomeranze stammt aus Ostindien sowie den angrenzenden Teilen Chinas und Burmas. Wegen der großen Widerstandsfähigkeit gegen Wurzelfäule wird sie oft als Unterlage für andere Zitrusarten benutzt. Plantagenmäßig wird sie hauptsächlich in der Umgebung von Sevilla (Spanien) gezüchtet und heißt daher auch Sevilla-Orange.

Ernte und Drogenzubereitung: Buntbelaubte Pomeranzenformen werden gelegentlich zu Zierzwecken angebaut. Meist werden aber Blätter, Blüten und die Früchthüllen verwertet. Sie bilden einen Rohstoff zur Gewinnung verschiedener ätherischer Öle.

Inhaltsstoffe: Aus Blättern und Trieben wird ein Öl (0,3 %) destilliert, in der Parfümerie als Petitgrainöl (Oleum petitgrain) bekannt. Durch Enfleurage, d. h. vorsichtige Destillation vermittels eines Fettmediums, wird aus den Blüten Neroliöl (Oleum neroli oder Oleum aurantiiflorum) in Mengen von 0,1–0,5 % gewonnen. Aus unreifen Früchten und auch Schalen reifer Früchte wird ein weiteres Öl in einer Menge von 0,7 und 1–2,5 % destilliert. Alle diese Öle enthalten das duftende Limonen und zahlreiche weitere Bestandteile in verschiedenen Verhältnissen.

Verwendung in der Kosmetik: Die Pomeranzenöle sind Bestandteile der meisten bekannten Parfüms, z. B. Cologne (als ein Grundstoff) oder Crêpe de Chine, Gardenie, Chypré (als einer der Zusatzstoffe). Die Parfümkompositionen werden dann den verschiedenen Kosmetikpräparaten zugesetzt.

Andere Verwendung: Alle Pomeranzenöle werden wegen ihres Dufts in der Lebensmittelindustrie für Marmeladen und Liköre verwendet. Ganze Früchte werden zu erfrischenden Säften und leicht bitteren Marmeladen verarbeitet.

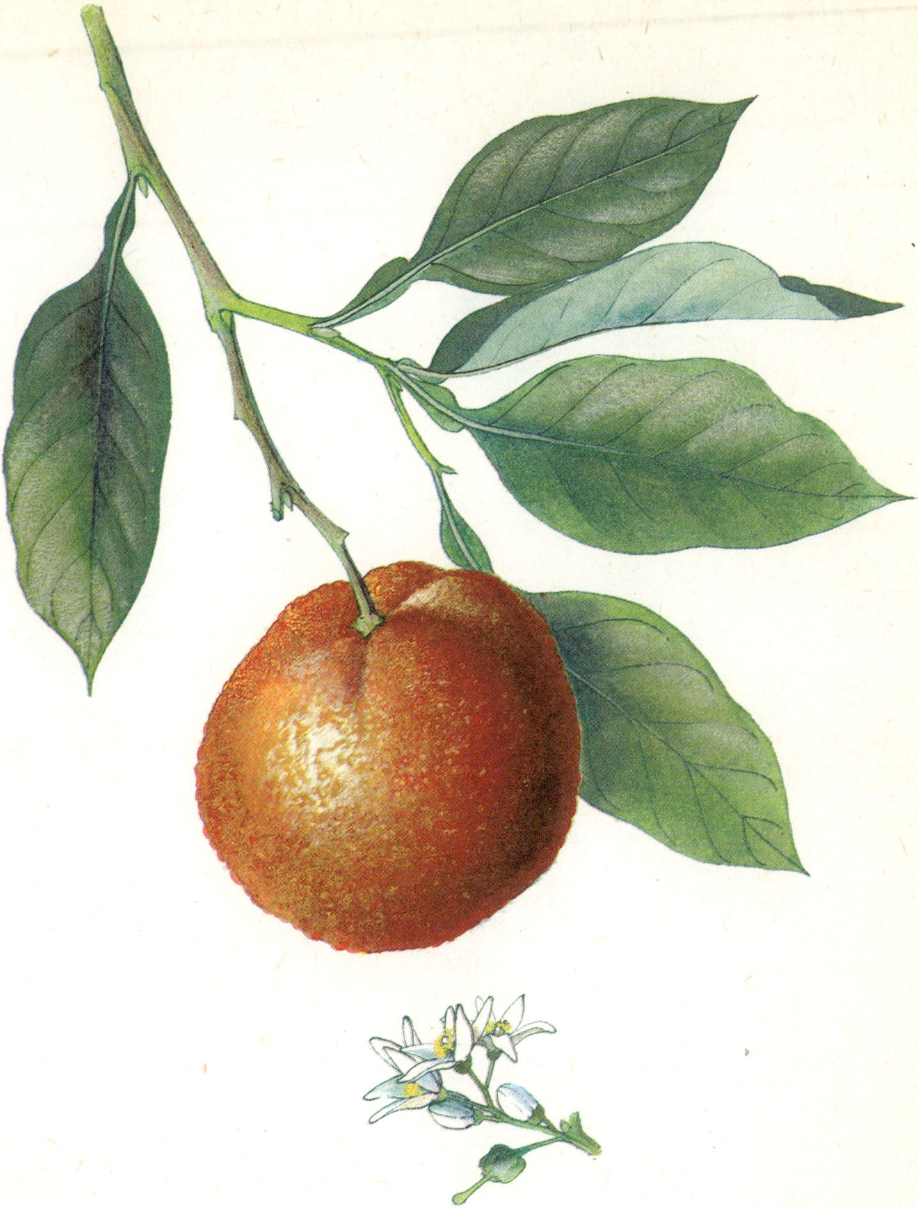

Bergamotte

Rautengewächse

Citrus aurantium ssp. *bergamia* (Risso et Poit.) Engl.

Rutaceae

Beschreibung: Ein niederwüchsiger, immergrüner Subtropenbaum mit zitronenbaumähnlichen Blättern, jedoch mit geflügelten Blattstielen und ohne Dornen. Die Blüten und Blütenknospen sind beidseitig reinweiß. Im Unterschied zum mehrmals jährlich blühenden Zitronenbaum blüht die Bergamotte nur einmal im Jahr. In der Reife sind die Früchte gelb, rund oder birnenförmig, bei einigen Sorten (Terminello) bleibt der Griffel bis zur Reife an der Frucht. Das Fruchtfleisch ist sauer und hat einen angenehmen Duft.

Herkunft und Verbreitung: Die Bergamotte stammt aus der südostasiatischen Region. Gegenwärtig finden sich die größten Kulturen in der Provinz Kalabrien in Süditalien, doch wird sie auch in Westindien und Guinea gewerbsmäßig angebaut.

Zucht und Drogenzubereitung: Wegen des ätherischen Öls wird sie plantagenmäßig angebaut. Das Öl wird aus den Fruchtschalen unreifer Früchte gepreßt (0,4–0,6 %). Öl zur Parfümherstellung wird aus den Blättern gewonnen.

Inhaltsstoffe: Als Hauptbestandteil enthält das Bergamottöl bis zu 40 % Linalylazetat, seine eigentliche, charakteristische Duftkomponente, ferner D-Limonen, Dipenten, Zitral, Bergapten u. a. Die Weltjahresproduktion von Bergamottöl liegt bei 200 000 kg.

Verwendung in der Kosmetik: Wegen seines angenehm erfrischenden Duftes ist das Bergamottöl das in der Parfümindustrie am meisten verwendete Zitrusöl. Es wird zu Parfümkompositionen von Eau-de-Cologne benutzt, mit dem auch viele Kosmetikpräparate, z. B. Seifen, parfümiert werden. Für alle Präparate muß das Öl aber unbedingt deterpeniert werden, da manche Leute gegen Bergamottöl und andere Zitrusöle stark allergisch sind.

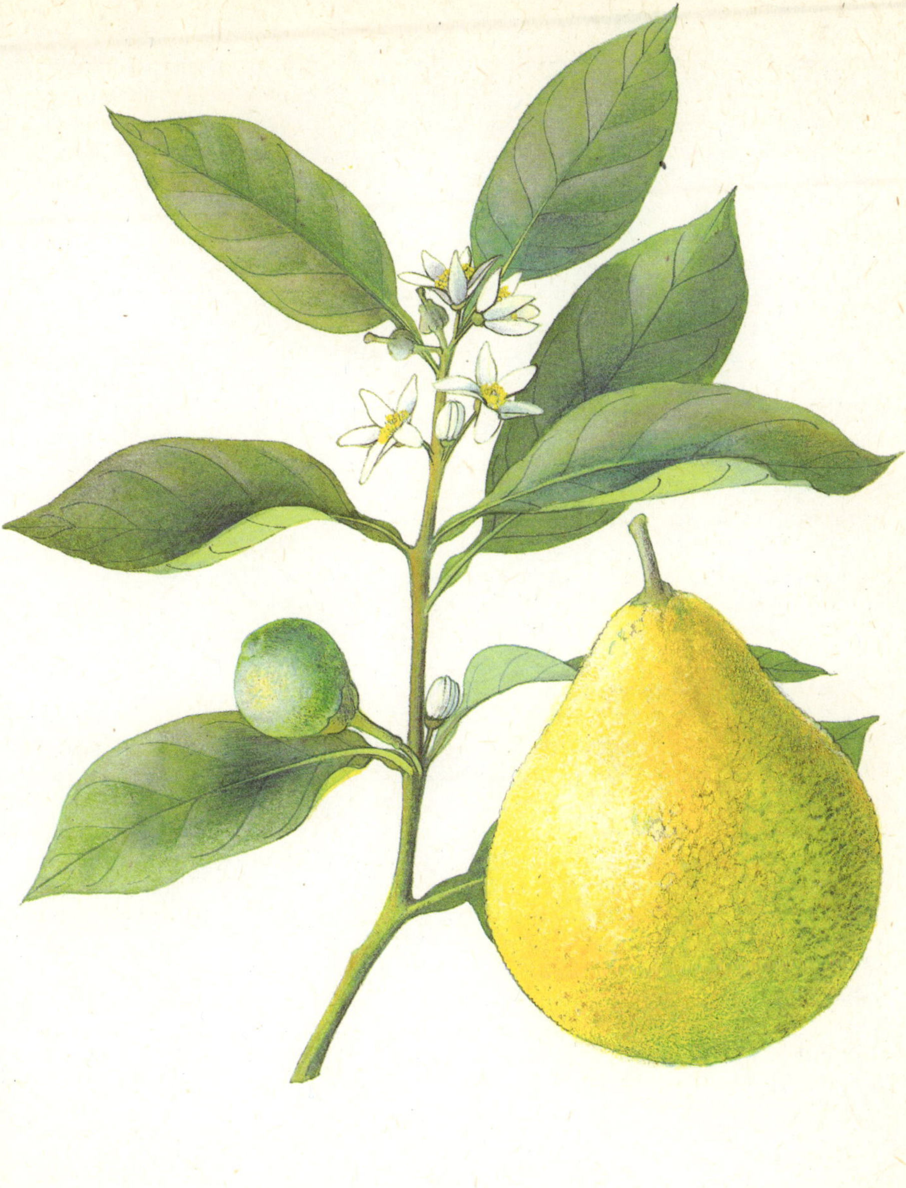

Zitronenbaum
Citrus limon (L.) Burm. f.

Rautengewächse
Rutaceae

Beschreibung: Ein immergrüner, 3–6 m hoher subtropischer Baum mit unregelmäßig kugeliger Krone und kräftigen, meist dornenbesetzten Ästen. Die ellipsenförmigen Blätter haben kurze, ungeflügelte Stiele. Junge Blätter und Blütenknospen sind rosa, ältere Blätter hellgrün. Die duftenden Blüten sind relativ groß, haben 40–50 mm im Durchmesser und wachsen einzeln oder in lockeren Rispen in den Blattachseln. Nach dem Aufblühen sind sie weiß. Die Frucht ist oval mit hellgrüner bis gelber Oberfläche, oft in einer Spitze endend. Die Fruchthülle (Schale) ist dick, läßt sich schwer abschälen und hat einen typischen Duft. Das Fruchtfleisch besteht aus 8–10 Segmenten, die stark sauren, aromatischen Saft enthalten.

Herkunft und Verbreitung: Die Urheimat des Zitronenbaumes ist das östliche Himalajavorland. Heute wird er vorwiegend auf Sizilien, in Spanien und Kalifornien angebaut. Wie bei den anderen Zitrusgewächsen auch, werden bei der Ernte die reifen Früchte einzeln abgeschnitten.

Inhaltsstoffe: Zitronen gelten zu Recht als vorzügliche Vitamin-C-Spender. In der gelben Fruchtschale sitzt 0,7–1,4 % Öl, das vorwiegend aus Limonen besteht. Seinen charakteristischen Duft erhält das Öl vor allem von Zitral. Das safthaltige Fruchtfleisch der Zitrone enthält organische Säuren, vor allem Zitronensäure (bis zu 7 %), ferner Zucker, außer dem Vitamin C auch die Vitamine B und P.

Verwendung in der Kosmetik: In der Kosmetik kommen sowohl Zitronensaft als auch ätherische Öle zur Anwendung. Sehr beliebt sind Zitronenmasken, da sie gründlich die Poren zusammenziehen und die Haut reinigen. Hier ein einfaches Rezept: Eine Zitrone in Scheiben schneiden und im Glas mit 30 %igem Spiritus übergießen, eine Woche ziehen lassen, dann Watte mit dieser Flüssigkeit tränken und 15 Minuten aufs Gesicht legen, anschließend mit lauwarmem Wasser abwaschen. Zitronensaft wird in Cremes, Haut- und Haarshampoos wie auch in Badezusätzen verwertet. Für Kosmetikzwecke wird er in einer trockenen Standardform hergestellt. Zitronenöl wird vielfach in der Parfümerie zu Duftkompositionen verwendet.

Andere Verwendung: Wegen des hohen Vitamin-C-Gehalts wird viel roher Zitronensaft konsumiert. In der Lebensmittelindustrie dient er zum Säuren verschiedener Produkte, zur Herstellung von Marmeladen, Sirups, Konzentraten usw.

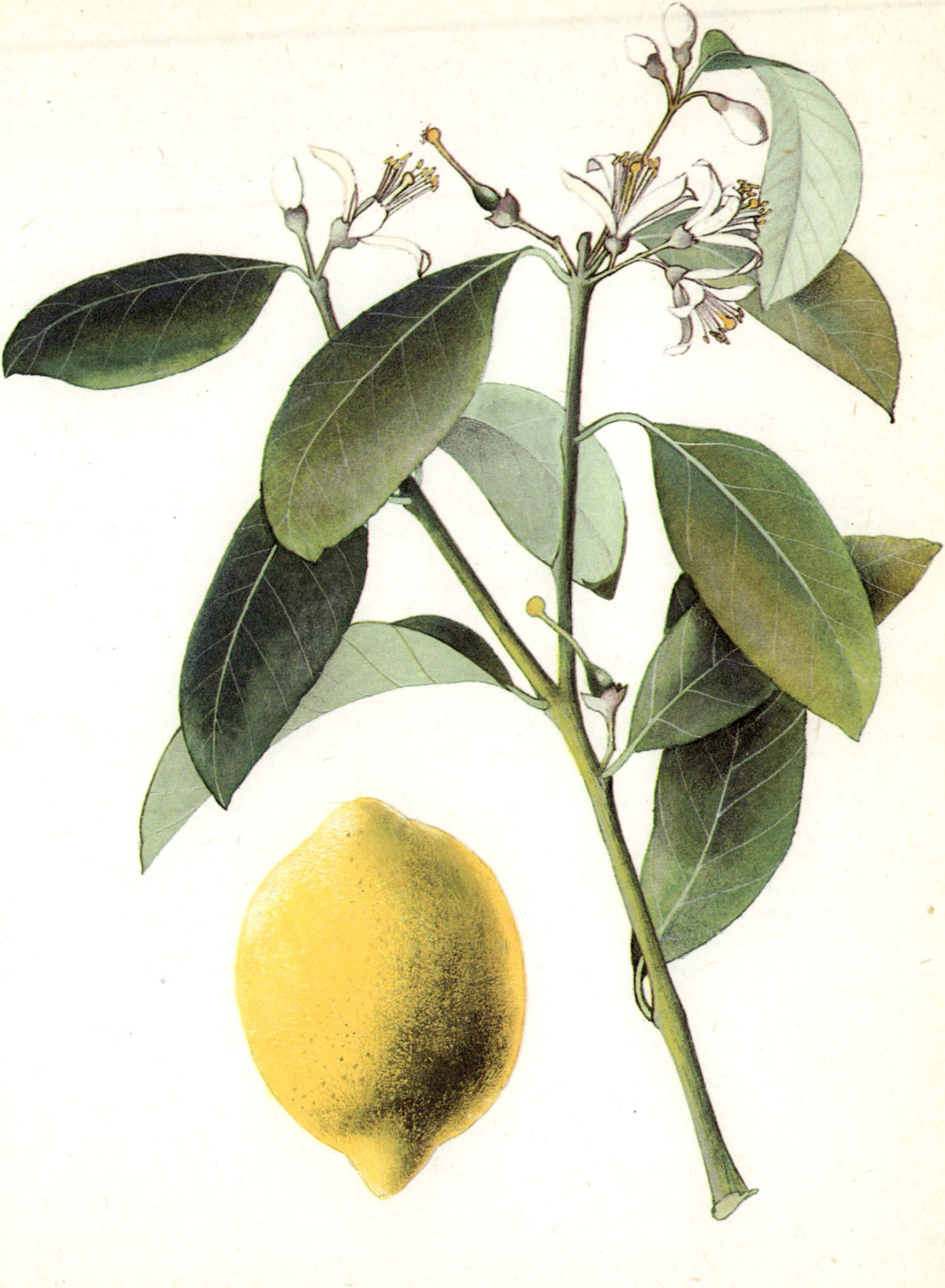

Myrrhenstrauch
Commiphora abyssinica Engl. *Burseraceae*

Beschreibung: Ein trockenheitliebender Strauch oder Bäumchen, auch Äthiopische Myrrhe genannt. Seine dornenbesetzten Zweige sind mit kleinen, harten, Blättern belaubt, seine Blüten zwei- oder eingeschlechtlich. Die Frucht ist eine halbfleischige Steinfrucht.

Verbreitung: Diese Art wächst an den Küsten Somalias, Äthiopiens, in Arabien, Nordindien und im Jemen.

Drogenzubereitung: Durch Einschneiden von Stamm und Ästen der wild wachsenden, nur selten angebauten Pflanzen wird das goldgelbe Myrrhenharz gewonnen, das aus den Sekretionskanälchen der Rinde austritt und an der Luft schnell zu harten, tropfenförmigen Körnern erstarrt. Diese Myrrhe ist derselbe Stoff, den der Vordere Orient seit jeher kannte und den der Legende nach einer der drei Könige dem neugeborenen Christuskind als Geschenk brachte. Die kostbare und teure Myrrhe steht heute weder in der Heilkunde noch in der Balsamierkunst auf der Höhe ihres einstigen Ruhmes. Trotzdem blieb sie ein wichtiger Rohstoff für verschiedene pharmazeutische und kosmetische Erzeugnisse. Ihr Lieferant ist nicht nur *C. abyssinica;* die Gattung *Commiphora* umfaßt rund 300 Arten, von denen auch noch andere Gummiharze abscheiden. Als Beispiel seien *C. africana* aus dem Sudan und Äthiopien oder *C. schimperi* aus Äthiopien und Westarabien erwähnt.

Inhaltsstoffe: Die Myrrhe enthält bis zu 10 % ätherisches Öl, das sich aus einer Reihe von Bestandteilen zusammensetzt, z. B. aus Pinen, Kresol, Limonen, Eugenol usw. In ihm sind auch 30–40 % Harz und 50–60 % Gummi enthalten. Das Öl ist spirituslöslich.

Verwendung in der Kosmetik: Der Stoff wird Zahnpasta, Mundwassern usw. als Desinfektions- und Desodoranzwirkstoff zugesetzt. Das durch Destillation aus der Myrrhe gewonnene Resinoid wird zur Seifenparfümierung verwendet. Resinoid aus dem Gummiharz der Art *C. chironium* heißt Opoponax und stellt eine der wichtigsten Parfümkompositionen in der modernen Kosmetik dar. Es wird als Parfüm für Seifen, Lippenstifte, Puder, Mundwasser und Zahnpasten benutzt und fixiert den Duft ausgezeichnet.

Andere Verwendung: Myrrhen-Spirituslösung *(Tinctura myrrhae)* dient zur Behandlung von Mundhöhlenentzündungen.

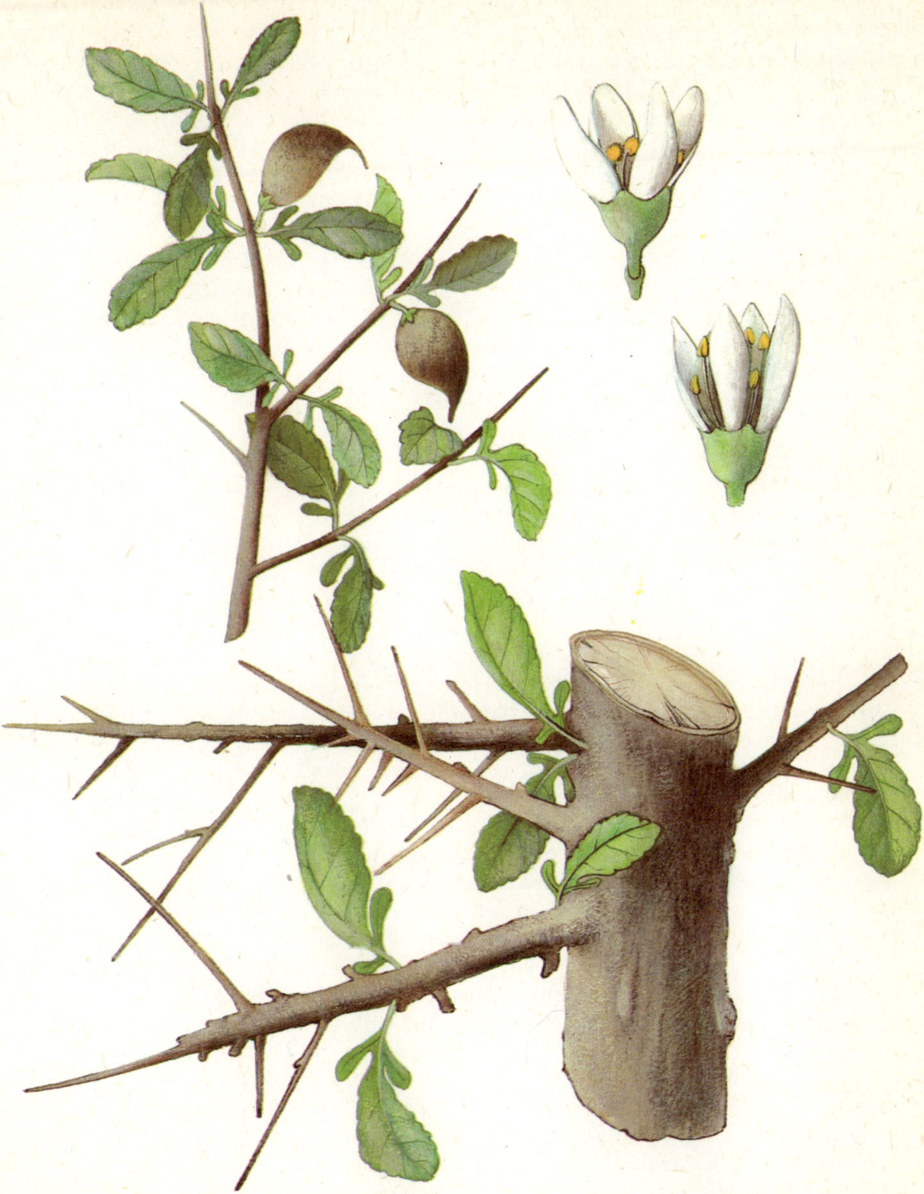

Echter Safran
Crocus sativus L.

Schwertliliengewächse
Iridaceae

Beschreibung: Der Safran besitzt eine geschuppte unterirdische Zwiebel, aus der im Frühjahr lineale Blätter mit weißem Mittelnerv und ein kurzer, in einer blaß-violetten Blüte endender Stengel hervorwachsen. Der Blütenstand ist regelmäßig sechslappig, mit einem typischen Stempel, der einen Fruchtknoten und einen in drei orangefarbene Narben verzweigten Griffel hat. Die Droge besteht aus diesen getrockneten Narben mit einem Teil des Griffels.

Herkunft und Verbreitung: Safran ist eine von alters her bekannte Kulturpflanze, die ein kostbares Gewürz, Heilmittel, Duft- und Farbstoffe liefert. Safran als Heilmittel erwähnt bereits ein altägyptischer Papyrus aus dem zweiten Jahrtausenden v. u. Z. Seine Urheimat waren wohl Kleinasien, der Irak und Kaschmir, aber bereits vor Jahrtausenden waren Safrankulturen über den ganzen Orient, Indien und China verbreitet. Die heimkehrenden Kreuzfahrer brachten ihn im 11. Jahrhundert nach Mittel- und Westeuropa.

Zucht, Ernte und Drogenzubereitung: Die Safranzucht ist außerordentlich teuer und arbeitsaufwendig. Die Zwiebeln werden im August gesetzt, die Blüten können etwa drei Jahre lang geerntet werden; immer im Herbst und in den frühen Morgenstunden. Anschließend werden die Narben und ein Stück des Griffels herausgeschnitten und an der Sonne getrocknet. 80 000 Blüten ergeben 1 kg Safran.

Inhaltsstoffe: Der Hauptbestandteil des Safranöls (0,4 – 1 %) ist das Safranol, das dem Safran den charakteristischen Geruch verleiht. Das Glykosid Picrocrocin bewirkt einen leichten Bittergeschmack. Die Fähigkeit, andere Stoffe intensiv orangerot zu färben, kommt von den Karotinfarbstoffen Crocin, Alpha- und Beta-Karotin, Lycopin und Zeaxanthin.

Verwendung in der Kosmetik: Heute hält die Kosmetik den Safran für einen überholten, aus der Mode gekommenen Farbstoff. Das ist begreiflich: Auch wenn es sich um einen natürlichen, nicht gesundheitschädlichen Farbstoff mit großer Färbkraft handelt, so kann man ihn doch leicht durch den wesentlich billigeren Naturfarbstoff aus der Kurkuma ersetzen. Natürlich kann man nicht ausschließen, daß auch in Zukunft verschiedene exklusive Kosmetikpräparate Safranfarbstoff enthalten werden, doch zur Erneuerung seines einst so großen Ruhms kommt es sicher nicht.

Andere Verwendung: Auch in der heutigen Medizin ist seine Bedeutung gering; gleichfalls in der Lebensmittelindustrie wegen seines hohen Preises und der begrenzten Produktion. Aus der heutigen Sicht ist der Safran eher eine Pflanze mit historischer Bedeutung.

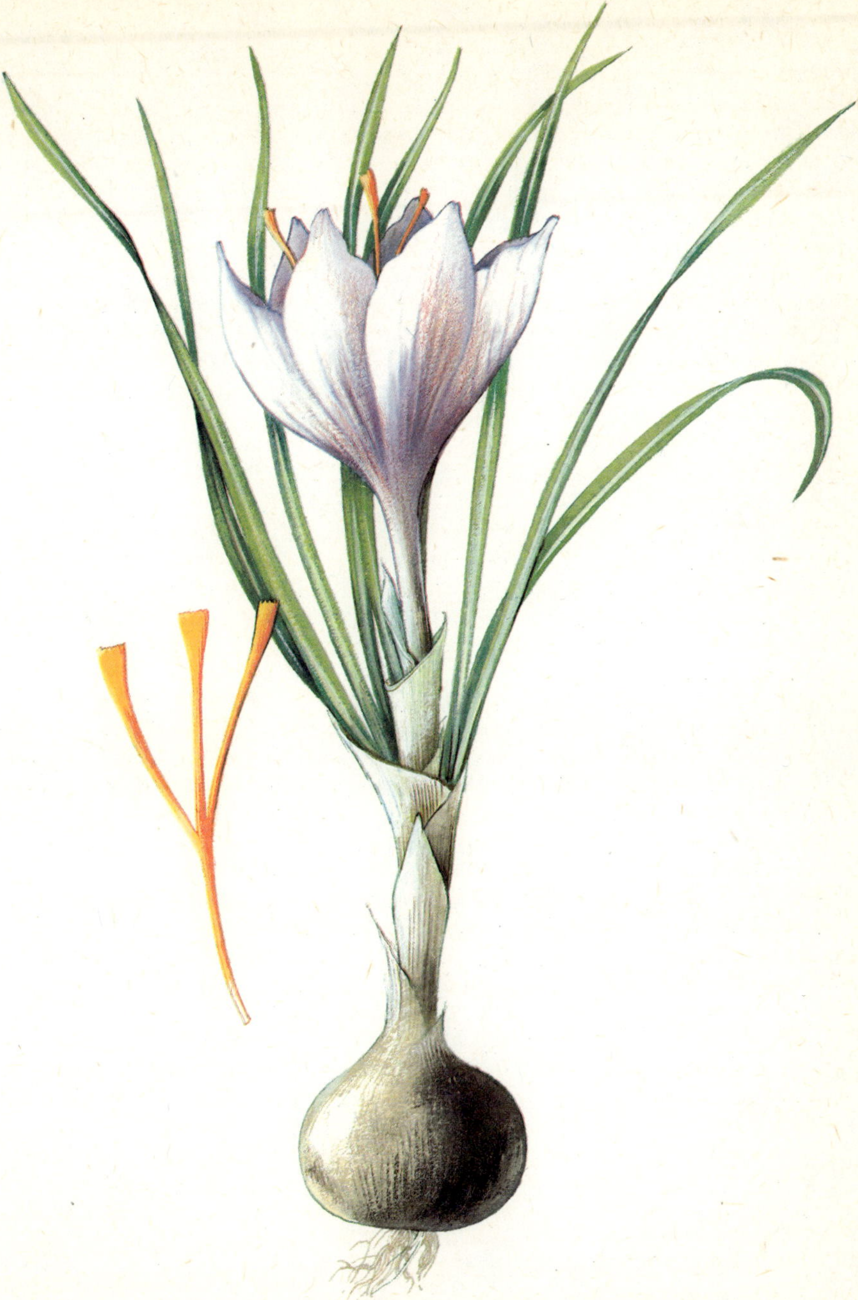

Gurke
Cucumis sativus L.

Kürbisgewächse
Cucurbitaceae

Beschreibung: Die Gurke ist eine einjährige Krautpflanze mit kantigem, niederliegendem oder kletterndem Stengel, der mit Ranken ausgestattet ist. Die Stengel sind meist 1–4 m lang, die verzweigten Wurzeln reichen nur selten tiefer als 20–25 cm. Die Blätter sind grün, gestielt, rauh und mit handförmig gelappter Spreite. Aus den leuchtendgelben Blüten wachsen gestrecktkeulige, ei- oder walzenförmige Früchte. Unreif sind sie grün, reif gelb bis bräunlich.

Herkunft und Verbreitung: Es handelt sich um eine wärmeliebende Pflanze, sie stammt aus den Nordteilen Ostindiens. Etwa im 5. Jahrhundert v. u. Z. erschienen Gurken in Griechenland und Italien. Damals hatten sie große, bitter schmeckende Früchte, die entweder roh als Erfrischung oder auch gebrüht, gekocht und gebraten verzehrt wurden. Die heutigen Kulturgurken kamen erst im 17. Jahrhundert aus Byzanz (dem Gebiet der heutigen Türkei) nach Europa. Sie verbreiteten sich über die ganze gemäßigte Zone, wo sie auf Feldern, in Gärten und Gewächshäusern gezogen werden.

Inhaltsstoffe: Der Gurkensaft enthält organische Säuren, Zucker, Chlorophyllspuren, Salzlösung, einen Vitaminkomplex und weitere Begleitstoffe, die als Bioaktivatoren bezeichnet werden und eine kräftige harntreibende und „blutreinigende" Wirkung aufweisen.

Verwendung in der Kosmetik: Die Gurke gehört zu den besten Reinigungsmitteln und eignet sich auch für überempfindliche Haut, die weder Seife noch hartes Wasser verträgt. Man kann entweder frischen Gurkensaft benutzen oder ein Hautwasser zubereiten: Auf einer rostfreien Reibe eine frische Gurke reiben, mit der gewichtsgleichen Menge verdünnten Spiritus übergießen und in einem geschlossenen Glasgefäß etwa eine Woche ziehen lassen. Den Flascheninhalt durch ein Sieb abgießen, den Rückstand ausdrücken und dieser Flüssigkeit die gleiche Menge destilliertes Wasser und zwei Eßlöffel Glyzerin zusetzen. Auch Gesichtsmasken aus frisch geriebenem Gurkenfleisch sind ein vorzügliches Mittel gegen unreine Haut mit erweiterten und verstopften Poren. Die Gurkenmaske strafft, bleicht kaum merklich und glättet schlaffe oder welke Haut. Für Industriepräparate stehen auch Gurkenextrakte zur Verfügung.

Andere Verwendung: Gurken werden als ein beliebtes Gemüse angebaut und frisch vor allem als Salate gegessen. In großen Mengen werden sie auch als Sauerkonserven angeboten.

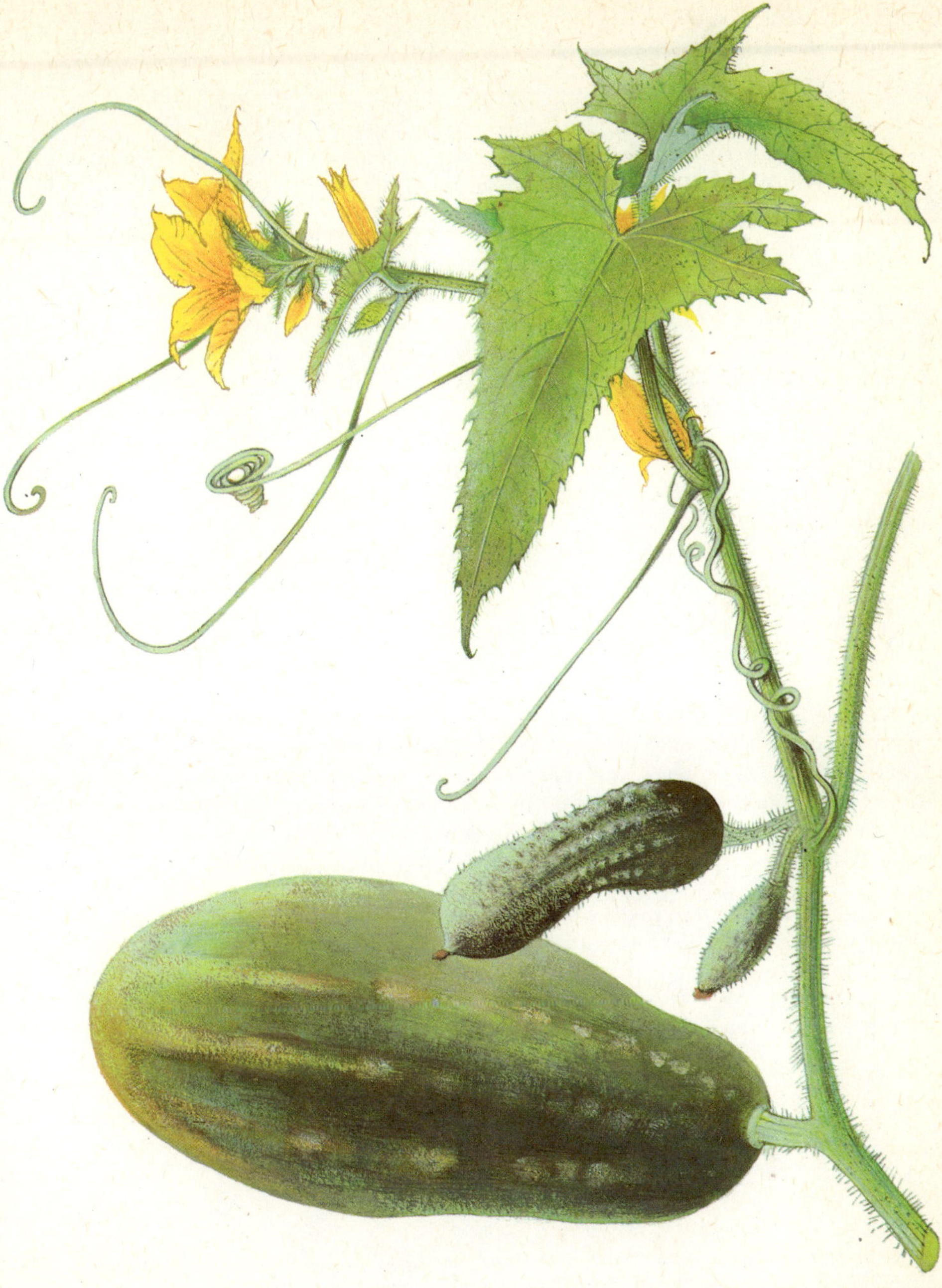

Kurkuma, Gelbwurzel Ingwergewächse
Curcuma longa L. *Zingiberaceae*

Beschreibung: Der überirdische krautige Teil dieser Pflanze wächst aus dem unterirdischen Wurzelstock hervor und erreicht eine Höhe von 60–100 cm. Ihre Blätter sind ellipsenförmig gestreckt, die Blüten gelb, gruppenweise auf besonderen Blütenstengeln angeordnet.

Herkunft und Verbreitung: Schon im Altertum haben Araber die Kurkuma aus Indien nach Europa gebracht. Heute wird sie hauptsächlich in China und Indien, weniger auf Java, Haiti, in Malaisien und auf den Philippinen angebaut.

Ernte und Drogenzubereitung: Nutzteile der Kurkumapflanze sind ihre gelben Wurzelstöcke. Die geernteten Wurzeln werden gereinigt, mit heißem Wasser überbrüht und anschließend langsam in der Sonne getrocknet. In den Handel kommen walnußgroße Stücke des Wurzelstocks unter der Bezeichnung runde Kurkuma und etwa fingerlange Stücke der Nebenwurzeln als lange Kurkuma. Die beste Zuchtsorte ist die chinesische Kurkuma mit goldgelber Oberfläche und ebensolchem oder orangefarbenem Inneren.

Inhaltsstoffe: Die Kurkuma enthält (1,5–5,5 %) ätherisches Öl, dessen Hauptbestandteile Tumeron (über 50 %) und Zingiberen (25 %), ferner Phellandren, Borneol und Cineol sind. Auch enthält sie den Farbstoff Kurkumin sowie Stärke.

Verwendung in der Kosmetik: Die Kosmetik macht sich vor allem die Färbkraft der Kurkuma zunutze, deshalb wird sie auch Indischer Safran genannt. Sie wird für Lippenstifte, Schminken und Haarfärbemittel verwendet, da sie einen unschädlichen Naturfarbstoff liefert. Bereits im Mittelalter wurde die Kurkuma als Farbstoff genutzt. Außerdem dient das Kurkumenöl als Bestandteil der orientalischen Parfümtypen.

Andere Verwendung: In der Lebensmittelindustrie wird Kurkuma entweder allein oder in Mischungen als Gewürz verwendet (Curry powder, Worcestersauce) und das sowohl wegen ihrer geschmacklichen als auch farblichen Eigenschaften. Die Javakurkuma – Rhizome curcumae xanthorrhizae – enthält bis zu 10 % ätherisches Öl, welches Heilwirkung auf Galle und Leber hat.

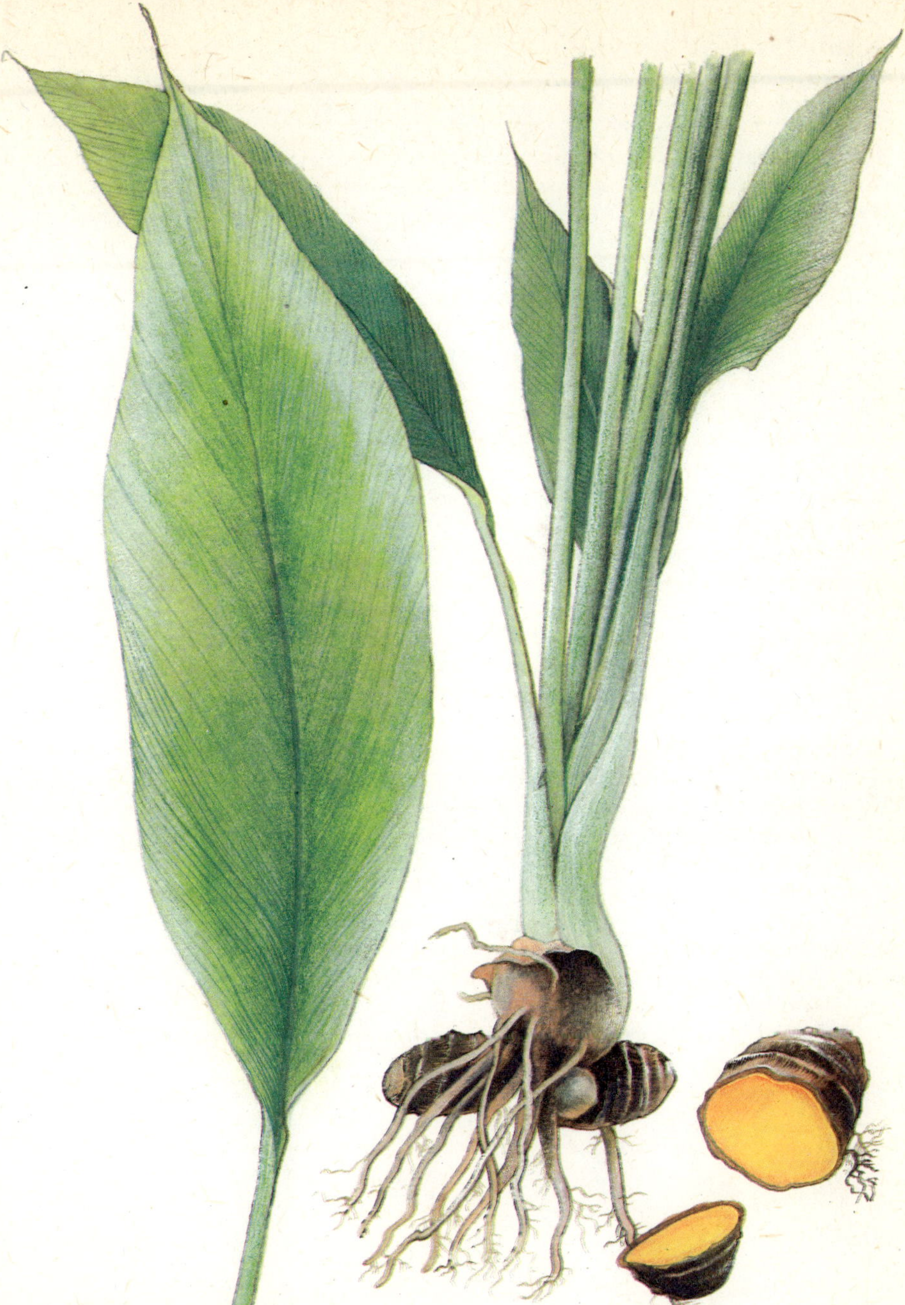

Echte Quitte Rosengewächse

Cydonia oblonga Mill. *Rosaceae*

Beschreibung: Ein kleiner, sommergrüner, 4–6 m hoher Baum mit kugeliger Krone, gekrümmten Ästen und dunkler Rinde. Die Blätter haben einen kurzen Stiel und sind breit-oval, auf der Oberseite kahl, von unten befilzt. Die auffälligen Blüten sind weiß oder leicht rosa, 50–70 mm lang. Sie wachsen einzeln, meist an den Enden der neuen Triebe. Der blühende Baum wirkt sehr dekorativ. Die Frucht ist eine gelbe, angenehm duftende birnenförmige Afterfrucht, 70–100 mm lang, mit befilzter Oberfläche.

Herkunft und Verbreitung: Die Quitte war ursprünglich von Transkaukasien über den Iran bis in die Turkmenische Sowjetrepublik beheimatet. Heute wächst sie überall in den gemäßigten Zonen der Alten und Neuen Welt.

Zucht: Vermehrt wird durch Schnittlinge oder Pfropfung auf andere Quitten, Weißdorn oder Eberesche; der Baum selbst dient verschiedenen Birnenkultivaren als Unterlage. Es werden verschiedene Kulturformen angebaut: Angara-, Champion-, Portugal-, Smyrnaquitte u. a. Ältere Bäume tragen im Jahr etwa 15–20 kg Früchte. Die Echte Quitte erfordert warme Lagen und verträgt keinen kalkhaltigen Boden.

Inhaltsstoffe: Die Quittenfrüchte enthalten organische Säuren, Zucker und Gerbstoffe. Sie haben viele Samen, deren Hüllen im Wasser stark quellen. Der Keim selbst enthält 15 % Öl, in der Samenhülle finden sich bis zu 22 % Schleimstoffe, die größtenteils kaltwasserlöslich sind. Die Samen dürfen nicht gequetscht werden, weil sie giftiges Amygdalin enthalten.

Verwendung in der Kosmetik: Der Schleimaufguß aus den Samen (30 g Samen mit 1/4 l kaltem Wasser übergießen, etwa 2–3 Stunden ziehen lassen) wird als entzündungsstillendes, Schwellungen beseitigendes Kühlmittel verwendet, z. B. in Hautcremes. Ausgezeichnet heilt er auch Hitzepickel, aufgesprungene Lippen und Brustwarzen, Wundsein und Verbrennungen. Die Quittengesichtsmaske ist gut gegen erweiterte Poren. Eine Quitte zu dünnen Scheiben zerschnitten, in einem Glas mit 50 %igem Spiritus übergossen zugedeckt eine Woche ziehen lassen. Mit dieser Flüssigkeit getränkte Watte wird eine Viertelstunde aufs Gesicht gelegt, nach dem Abnehmen wird das Gesicht warm abgewaschen.

Andere Verwendung: Das feste, duftende Quittenfleisch ist reich an Pektin, daher eignet es sich zur Herstellung von delikaten Marmeladen und Gelees.

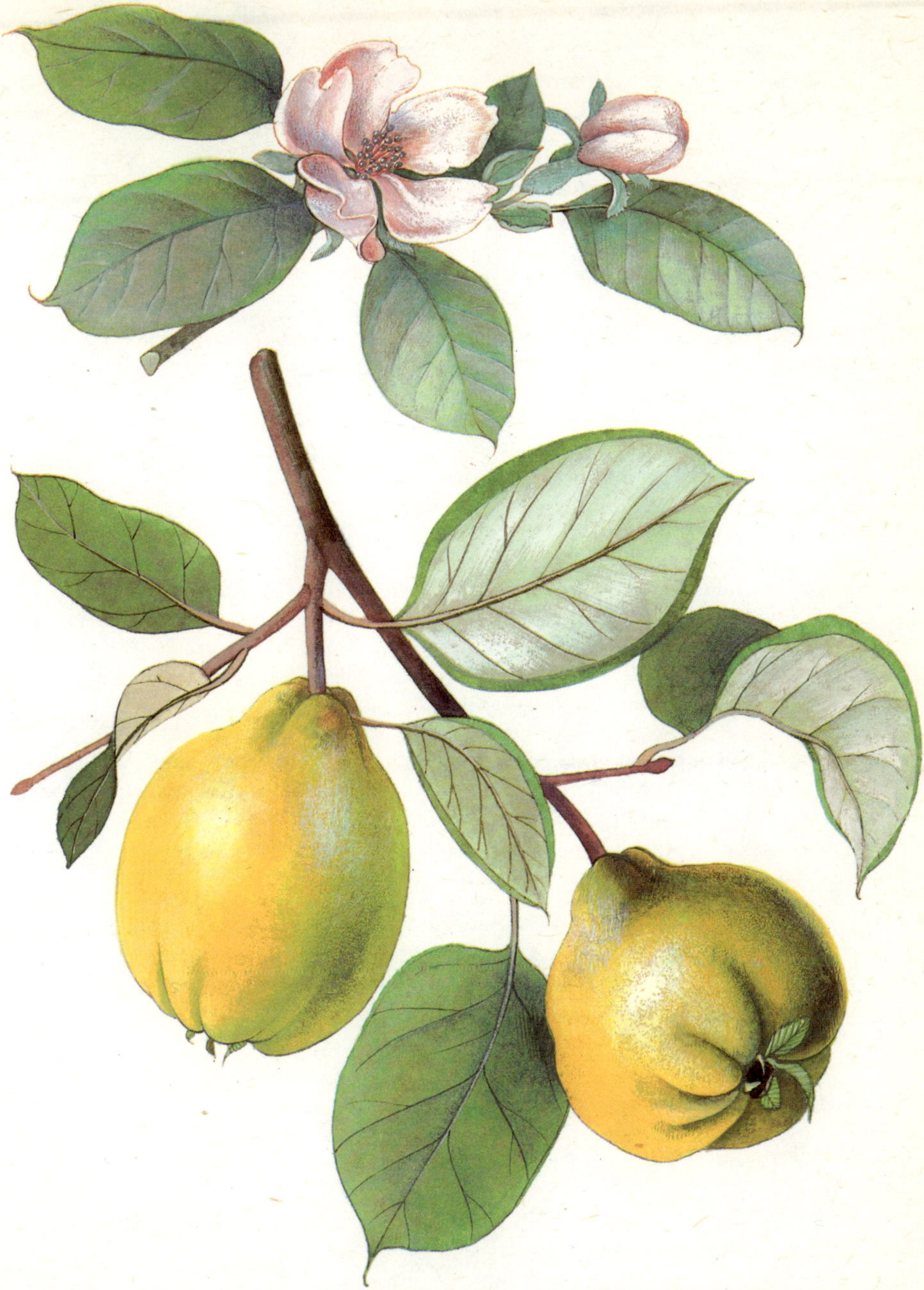

Zitronellgras Süßgräser
Cymbopogon nardus (L.) W. Wats. *Poaceae*

Beschreibung: Das ist ein tropisches, 120–150 cm hohes Gras, das mächtige Büschel ausbildet. Vermehrt wird es durch Teilung, denn es bildet nur selten Samen aus.

Herkunft und Verbreitung: Die Pflanze stammt aus dem tropischen Asien, wo sie seit jeher in der Umgebung menschlicher Ansiedlungen als einfaches, leicht zugängliches Aromamittel gezogen wurde. In mehreren Unterarten wird das Gras auf Plantagen vor allem in Indonesien und auf Sri Lanka angebaut.

Ernte und Drogenzubereitung: Die Blätter werden erstmalig 10 Monate nach der Anpflanzung gemäht und später je nach Witterung in etwa viermonatigen Abständen. Jeder Schnitt erbringt etwa 12–14 t Grünmasse pro Hektar, so daß im Laufe eines Jahres etwa das dreifache dieser Menge eingebracht wird. Bei primitivem Anbau ohne Dündung muß die Zitronellgrasplantage alle 4–5 Jahre auf ein anderes Gelände verlegt werden.

Inhaltsstoffe: Alle Arten der Gattung *Cymbopogon* (es gibt etwa 30) haben in Blattscheiden, -spreiten und Spelzen Exkretzellen mit ätherischem Öl. *Cymbopogon nardus* und *Cymbopogon winterianus* Jowitt sind nur als Kulturarten mit einem Zitronellölgehalt (Oleum citronella) von 0,5–1 % bekannt. Das Öl besteht zu 25–50 % aus Zitronellal, 25–40 % Geraniol, Zitral usw. *Cymbopogon martinii* (Roxb.) W. Wats. produziert das sog. Palmarosa-Öl, *Cymbopogon flexuosus* (Nees ex Steud.) W. Wats. sog. Lemongrass-Öl.

Verwendung in der Kosmetik: Alle aufgeführten Öle sind bedeutsame Parfümrohstoffe, da sie unentbehrliche Bestandteile der meisten Parfümkompositionen von Weltruf sind und sowohl zur Parfümherstellung als auch Parfümierung verschiedener Kosmetikpräparate dienen. Es handelt sich um relativ wertvolle und teuere Öle.

Andere Verwendung: Die Sammelbezeichnung „Zitronellgras" für alle Arten heißt auf Malaiisch „Sereh" und in Indien „Verveine". In diesen Ländern wird die Pflanze häufig als Bestandteil einer Gewürzmischung mit Zitronenduft genommen, die zur Verfeinerung von Suppen, Saucen, Fischgerichten, zur Teezubereitung und als Badezusatz dient.

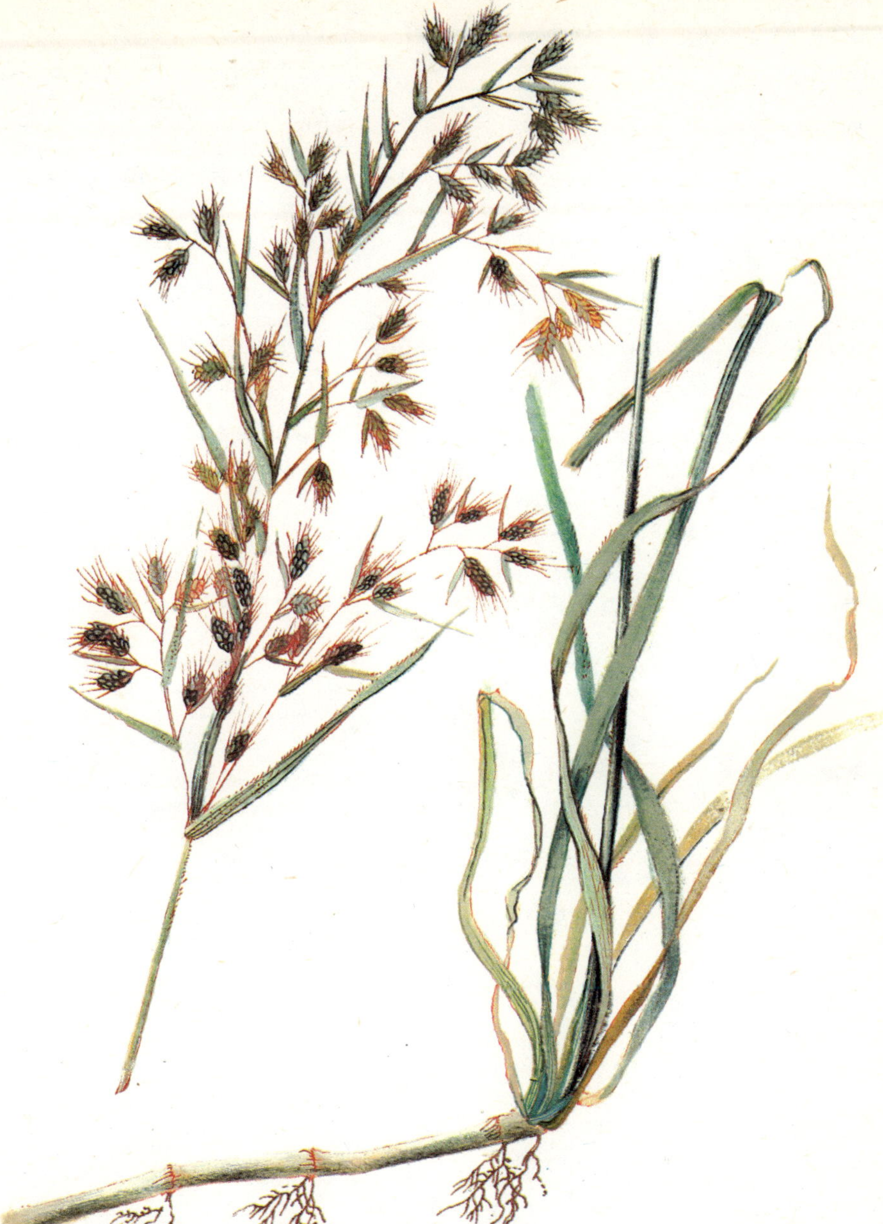

Artischocke
Cynara scolymus L.

Korbblütengewächse
Asteraceae

Beschreibung: Artischocken sind stattliche, ausdauernde Krautpflanzen, die in der Erde mächtige Wurzeln bilden und im Durchschnitt etwa 1,5 m hoch werden. Ihre fiederteiligen Blätter haben eine graufilzige Unterseite. Die verzweigten Stengel tragen an den Achsenenden mächtige Blütenstände mit blauvioletten Blüten. Sie sind sehr dekorativ, ihre Blütezeit fällt in die Monate Juli bis August.

Verbreitung: Das Herkunftsgebiet der Artischocke ist nicht genau bekannt, möglicherweise liegt ihre Urheimat in Nordafrika. Nach Südeuropa wurde sie von den Arabern gebracht. Dort, vor allem in Frankreich und Spanien, wird sie auch heute angebaut.

Inhaltsstoffe: Die Artischocken wie auch die verwandten Kardonen (*Cynara carduncculus* L.) enthalten das angenehm bittere Cynarin, ein Derivat der organischen Kaffeesäure. Es wirkt außerordentlich verläßlich auf die Galle und behebt oft sogar leichtere Koliken. Auch hat es harntreibende Wirkung.

Verwendung in der Kosmetik: In der Heilkosmetik kommen in letzter Zeit viele Gemüsearten und ihre Naturkonzentrate zum Zuge. Verwendet werden vor allem sog. Bioaktivatoren, Vitaminkomplexe, mineralische Spurenelemente, organische Säuren, Farbstoffe usw. Auch Artischocken werden in hautreinigenden, tonisierenden Gemüse-Hautwassern, Regenerationscremes und Gesichtsmasken verwendet, ähnlich wie Karotten, Tomaten u. a.

Andere Verwendung: Artischocken sind hauptsächlich in Frankreich, aber auch in anderen Mittelmeerländern als Gemüse beliebt. Gegessen werden die distelähnlichen Köpfe, bestehend aus den fleischigen Hüllblättern und dem Blütenboden. Ihre Geschichte reicht weit zurück. Die Artischocke war früher ein Leckerbissen auf den Tischen der Adligen, Belege über ihren Verzehr haben sich aus der Zeit der alten Griechen und Römer erhalten.

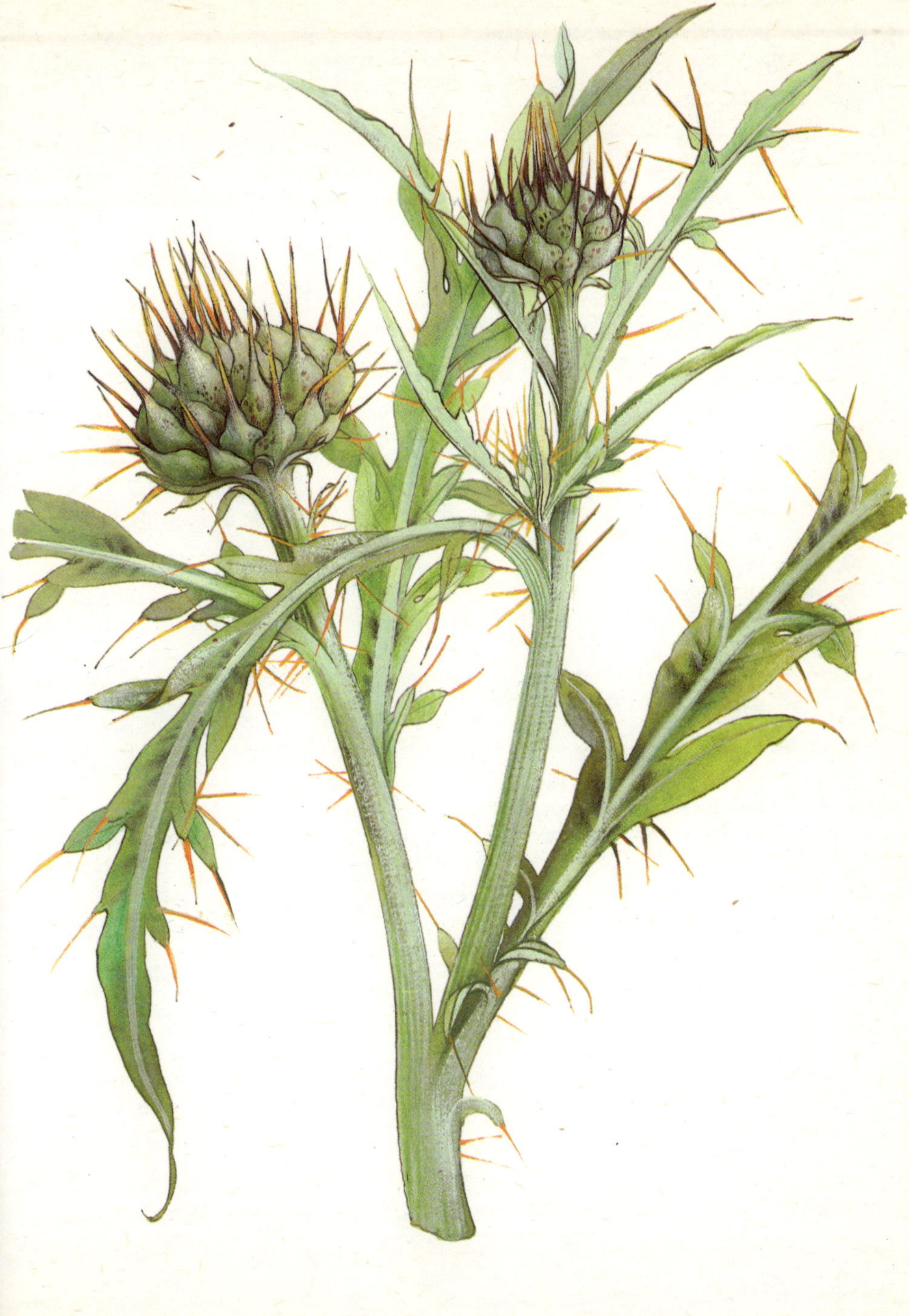

Karotte, Möhre

Daucus carota L. ssp. *sativus* (Hoffm.) Arcang.

Doldengewächse

Daucaceae

Beschreibung: Kulturmöhren sind zweijährige Kräuter mit starker, fleischiger Pfahlwurzel und langgestielten, mehrfach fiederspaltigen Blättern. Im zweiten Jahr wächst ein aufrechter, oben verzweigter Stengel hervor, der in einer Dolde gelber Blüten endet, die von Mai bis August blühen. Die Früchte sind stachelige Schalenfrüchte. Die wilde Urform der Möhre kommt in Europa viel als Unkraut vor.

Herkunft und Ernte: Die kultivierte Möhre ist eine in Europa beheimatete Art. Die Griechen und Römer zogen sie, doch auch Germanen und Slawen kannten sie bereits, ehe die von ihnen besiedelten Gebiete von den Römern erobert wurden. Der Nutzteil der Möhre ist die fleischige Pfahlwurzel, die schon im ersten Jahr geerntet wird. Durch langjährige Züchtungen wurden Sorten mit großen, weißen, gelben, orangefarbenen, violetten und vor allem roten Wurzeln hervorgebracht.

Inhaltsstoffe: Die Möhre oder Karotte ist ein wichtiger Kosmetikrohstoff, denn sie enthält eine große Menge Provitamin A, eine Mischung von Alpha- und Betakarotin sowie weitere Karotinoide, die Vitamine B_1 und B_2, Vitamin C und kleine Mengen von ätherischem Öl, Zucker und Pektinen. Aus heilkosmetischer Sicht wird vor allem die entzündungshemmende Wirkung dieses Stoffkomplexes geschätzt, ferner der Einfluß von Vitamin A und Betakarotin zur Steigerung der Abwehrkräfte der Haut gegen Infektionen, der Heilfähigkeit bei kleineren Verletzungen bzw. Entzündungen usw.

Verwendung in der Kosmetik: Die Kosmetikindustrie stellt stabilisierte Extrakte her, die Gesichtscremes, Lotions, Gesichtsmasken, Sonnenschutzcremes usw. zugesetzt werden. Karottenextrakt-Präparate verbessern die physiologische Hautfunktion, erneuern ihre Geschmeidigkeit, vermindern ihr Abschälen oder Verhärten. Die einfachste Anwendung ist die Auflage einer Maske aus frisch geriebenen Möhren für 20 Minuten Dauer auf das gründlich gewaschene Gesicht. Nach Abnehmen empfiehlt es sich, eine Fett- oder Halbfettcreme in die Gesichtshaut einzureiben.

Auch die Kinderkosmetik einschließlich der Babypräparate enthält häufig Karottenwirkstoffe. Ätherische Öle aus Möhrensamen nehmen heute eine bedeutende Stellung in den modernen Parfümkompositionen ein.

Andere Verwendung: Die Möhre ist vor allem ein beliebtes Wurzelgemüse, ihr hoher Karotingehalt macht sie vor allem in der vitaminärmeren Jahreszeit zu einer regelrechten Medizin.

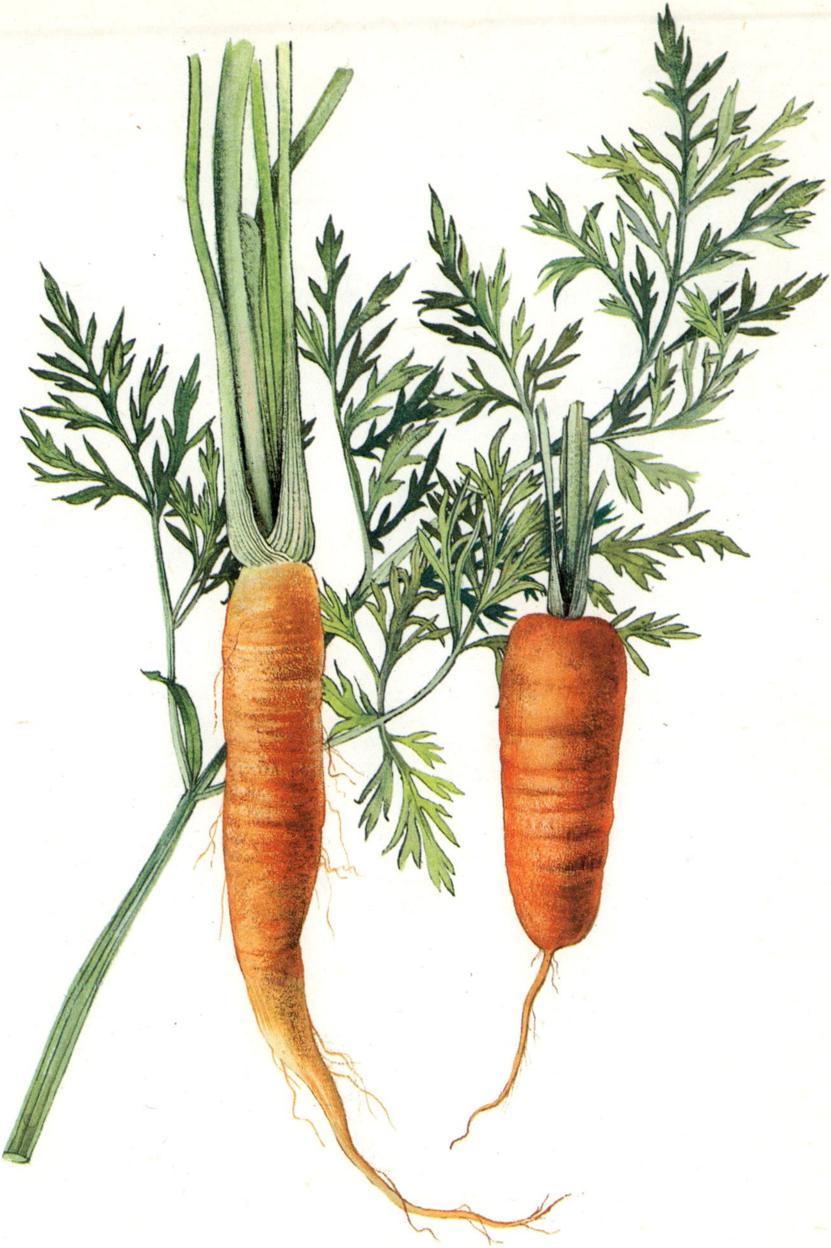

Beschreibung: Ein hoher Baum mit ledrigen Blättern an längeren Stielen und mit typischen Nebenblättchen. Die duftenden Blüten sind zu traubenartigen Blütenständen geordnet. Die Frucht ist eine Nuß, umgeben von einer ledrigen Fruchthülle. Sie ist mit einem interessanten Flugapparat ausgestattet. Der ausdauernde, die ganze Frucht umhüllende Kelch hat lang ausgezogene Zipfel, die der Samenverbreitung dienen.

Herkunft und Verbreitung: Die Pflanze stammt aus Malaisia, wo sie wegen des kampferhaltigen ätherischen Öls angebaut wird. Je nach Herkunftsort heißt der Kampfer dann Sumatra- oder Borneokampfer, malaiisch „Kajoe kapur“.

Verarbeitung und Drogenzubereitung: Ähnlich wie beim echten Kampferbaum wird das ätherische Öl aus dem zerkleinerten Holz alter Stämme durch Wasserdampf destilliert.

Inhaltsstoffe: Die Zusammensetzung dieses Kampferöls kommt dem Öl des echten Kampferbaums sehr nahe. Es enthält 35 % Terpene (Pinen, Camphen, Dipenten), 10 % Alkohole (Borneol, Terpineol), 20 % Sesquiterpene, den Rest bilden verschiedene Harze.

Verwendung in der Kosmetik: Auch in der Kosmetik dient der Kampfer von *D. aromatica* den gleichen Zwecken wie der vom echten Kampferbaum. Er wird Zahnpasten und Mundwassern, Gesichts- und Rasierwassern, Massagecremes, Shampoos und Badepräparaten zugesetzt. Da Kampferöl aus *D. aromatica* seltener und auf dem Weltmarkt schwerer erhältlich ist, wird es als aromatischer Rohstoff nur begrenzt in der Kosmetik verwendet. Das Geschäft mit ihm ist nämlich in den Händen chinesischer Zwischenhändler, weswegen er überwiegend an Ort und Stelle verarbeitet und in Form örtlicher Spezialitäten exportiert wird.

Andere Verwendung: Borneo- oder Sumatrakampfer wird in der malaiischen Region zur Leichenbalsamierung und Ritualzwecken benutzt. Aus diesem Grund ist er sehr begehrt und somit teuer. Nicht alles Holz wird zu Kampfer verarbeitet, sondern auch zum Haus-, Brücken- und Bootsbau, da es ein gutes, grobkörniges und leicht spaltbares Material ist.

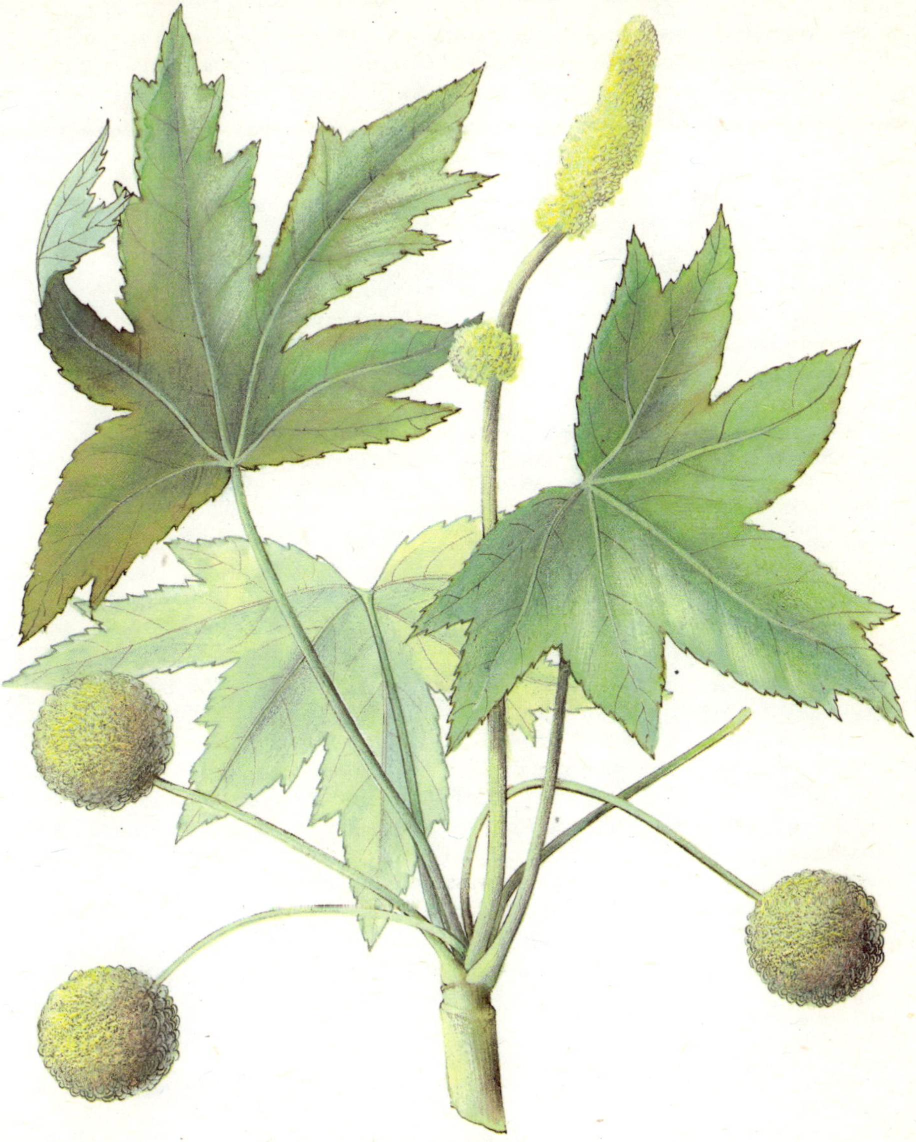

Ackerschachtelhalm, Zinnkraut Schachtelhalmgewächse
Equisetum arvense L. *Equisetaceae*

Beschreibung: Diese ausdauernde krautige Pflanze treibt aus ihrem kriechenden, schwarzen, gegliederten Wurzelstock, der tief im Erdreich sitzt, zwei Sproßtypen hervor, die sich in ihrem Habitus stark voneinander unterscheiden. Die Frühlingssprosse, ca. 15 cm hoch, sind unverzweigt, fleischfarben bis rotbraun und enden in einer walzenförmigen Ähre bzw. zapfenartigem Fruchtstand, in dem die Sporen heranreifen. Diese Sprosse wachsen im März/April. Nach Ausstreuen der Sporen sterben sie ab und werden von den sterilen grünen Sommersprossen abgelöst. Diese sind etwa 20 cm hoch, quirlästig und haben dünne, rauhe, gefurchte Zweiglein.

Verbreitung: Der Schachtelhalm kommt fast überall in der gemäßigten Zone der Nordhalbkugel vor und wächst auch in Nord- bzw. Südafrika und auf den Kanarischen Inseln. Er gedeiht auf feuchten Sand- oder Lehmböden; manchmal wird er zum lästigen Feldunkraut.

Ernte und Drogenzubereitung: Von Juni bis September werden die sterilen Sommertriebe ohne Wurzel gesammelt und an luftigem Ort getrocknet. Bei künstlicher Trocknung darf die Temperatur 40 °C nicht überschreiten.

Inhaltsstoffe: Die grünen Sommertriebe des Schachtelhalms enthalten 6–8 % teillöslicher Kieselsäure, 5 % Equisetoninsaponin, Flavonglykoside mit den Aglykonen Quercetin, Luteolin, Kampferol sowie ätherisches Öl- und Alkaloidspuren.

Verwendung in der Kosmetik: Mit lauwarmem Schachtelhalmaufguß (20 g getrockneter Schachtelhalm mit 100 g kochendem Wasser überbrühen, 20 Min. ziehen lassen) wird ermüdete, alternde Haut gewaschen. Schachtelhalmbäder sollten stets nur vor dem Schlafengehen genommen werden und zwar in Wochenkuren. Nach dem Bad ist es empfehlenswert, eine Nährcreme in die Haut zu klopfen. Anstelle des morgendlichen Waschens kann gleichfalls ein Schachtelhalmbad dienen. Nach der Kur ziehen sich die Poren zusammen und die Haut strafft sich. Aus Schachtelhalm läßt sich ein Hautwasser aus 60 Teilen Schachtelhalmaufguß, 35 Teilen reinem, unverdünntem Spiritus und 5 Teilen achtprozentigem Essig zubereiten. Anstelle von Spiritus läßt sich auch Kölnischwasser nehmen, anstatt Essig Borwasser. Schachtelhalmextrakt enthalten viele Präparate, die zur Reinigung fettiger Haut mit Pusteln und Akne bestimmt sind. Schachtelhalmkochungen werden auch Haarwäschen und Kräftigungsbädern zugesetzt.

Andere Verwendung: Therapeutisch wird Schachtelhalm als harntreibendes und antituberkuloses Mittel verwendet.

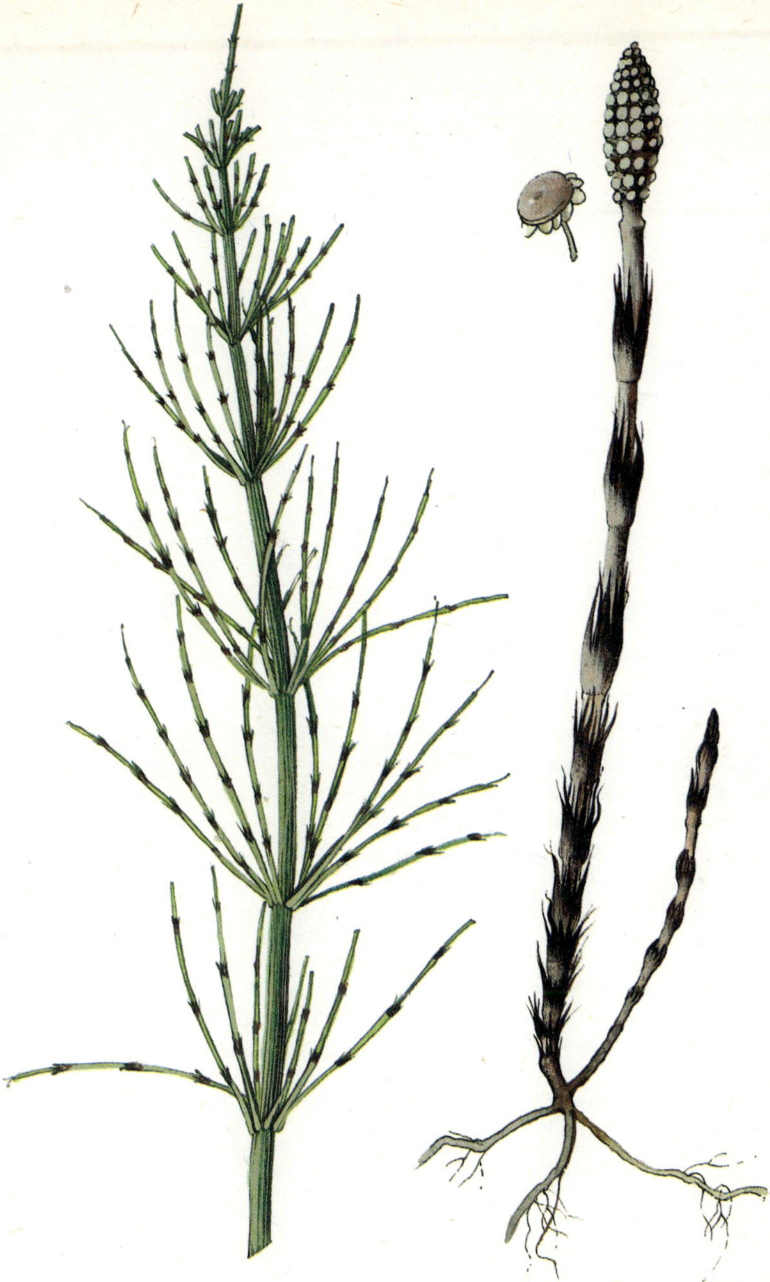

Blaugummi- o. Eisenveilchenbaum — Myrtengewächse
Eucalyptus globulus Labill. — *Myrtaceae*

Beschreibung: *Eucalyptus globulus* ist wie eine Reihe weiterer Arten dieser Gattung ein mächtiger, etwa 70 m hoher Baum. Seine jungen Blätter sind gegenständig, herzförmig-eirund und stark bereift, die älteren sind wechselständig, gestreckt-sichelförmig, 15–25 cm lang. Die großen Einzelblüten wachsen in den Blattachseln. Sie haben einen dicken, höckerigen, napfartigen Blütenboden, an dessen Oberrand der Kelch nur als ringförmiger Kragen sitzt. Die Krone besteht ebenfalls aus einer napfähnlichen Kappe, die nach Entwicklung der Staubgefäße abfällt. In allen Gewebeteilen der Pflanze sitzen viele Ölzellen.

Herkunft und Verbreitung: Alle Eukalyptusbäume sind Arten der australischen Savannen, auch wenn sie auch im Tertiär in Mitteleuropa vorkamen. Heute gibt es ausgedehnte Plantagen in Nord-, Zentral- und Südafrika, im Mittleren Osten, Südamerika und Asien. Ihnen genügt weniger als 500 mm Jahresniederschlagsmenge, doch brauchen sie einen dauernd feuchten Boden.

Inhaltsstoffe: Die Eukalyptusblätter liefern ätherisches Öl (2–3 %), das durch Wasserdampfdestillation gewonnen wird. Sein Hauptbestandteil ist Cineol, auch Eukalyptol genannt (70–85 %), das aus dem Öl ausgefroren wird. Manchmal enthält das Öl anstelle des Cineols oder neben ihm auch Piperiton, gegf. Phellandren. Außer dem ätherischen Öl befinden sich auch genügend Gerbstoffe in den Blättern.

Verwendung in der Kosmetik: Reines Cineol ist ein Bestandteil von durchblutungsfördernden Massagecremes und Aftershave-Präparaten, also von Herrenkosmetik. Beträchtlich ist auch seine Verwendung in Zahncremes, Mundwassern, Badezusätzen und Desodorantsprays. Für Seifen, Hautwasser und Shampoos wird es weniger benutzt. Einige Eukalyptusöle, vor allem die der Arten *E. macarthuri* Deane et Maiden und *E. citriodora* Hook. zeichnen sich durch hohen Duftstoffgehalt an Zitral, Zitronellal und Geraniolazetat aus. Daher erscheinen sie als Bestandteile einer Reihe von namhaften Parfümkompositionen, z. B. Cologne, Rosa.

Andere Verwendung: Therapeutisch wird Eukalyptusöl hauptsächlich zum Inhalieren bei Asthma und Entzündungen der oberen Atemwege verwendet, in Pastillen gegen Erkältung und in Salben gegen rheumatische Schmerzen. Die Eukalyptusbäume liefern ein wertvolles Holz. Sie wachsen schnell und trocknen dabei sumpfigen Boden aus. In warmen Sumpfgebieten werden sie daher im Rahmen der Malariabekämpfung angepflanzt (Fieberbaum).

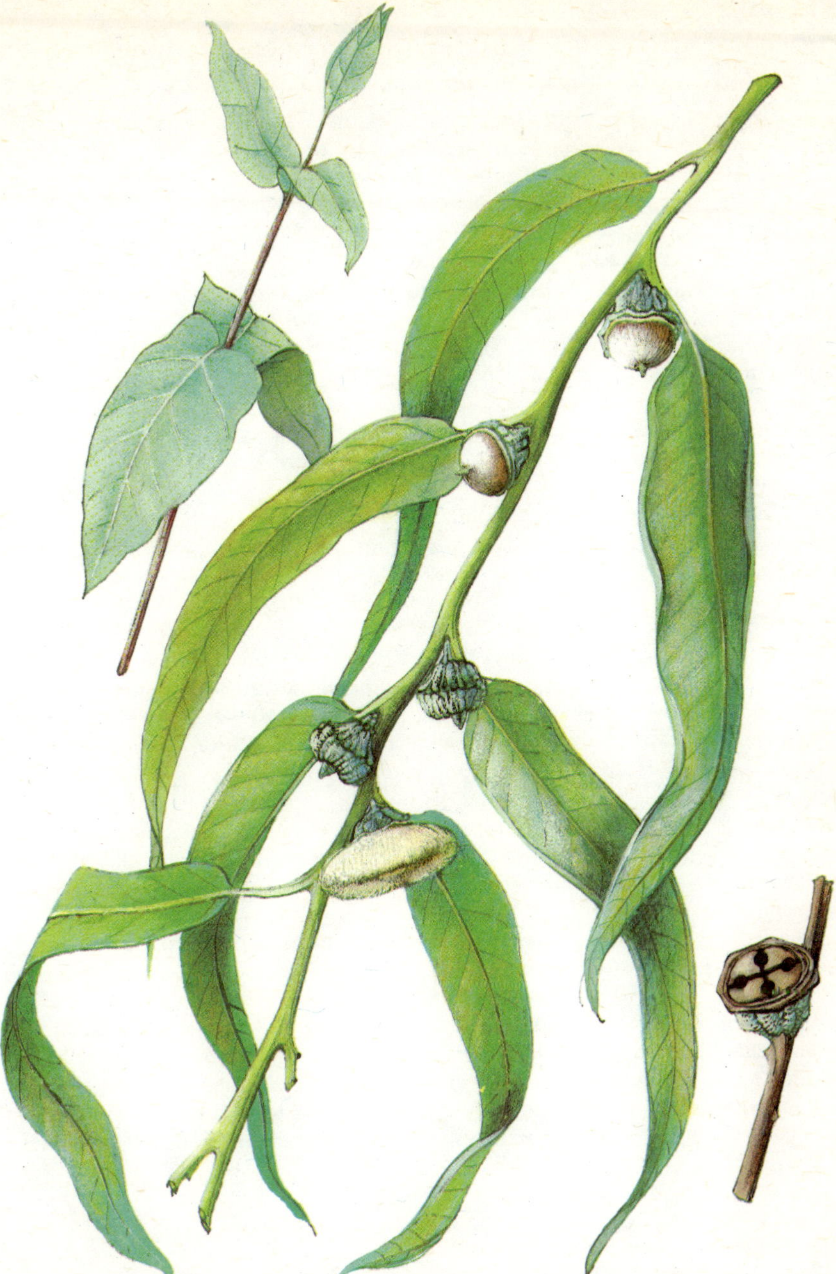

Wiesen-Augentrost
Euphrasia rostkoviana Hayne

Braunwurzgewächse
Scrophulariaceae

Beschreibung: Ein einjähriges Kraut mit verästelter Wurzel, deren Nebenstränge sich an den Wurzeln anderer Pflanzen festsaugen und an ihnen schmarotzen. Aus der Wurzel sprießt ein aufrechter, schon im Unterteil verzweigter Stengel, 20–30 cm hoch, reich belaubt und weich behaart. Die ungestielten, gegenständigen Blätter sind scharf gesägt. Ihre Form wie auch die Blütenfarbe ist stark variabel. Meist sind die Blüten weiß mit einem gelben Fleck auf der Unterlippe, manchmal auch hellviolett. Sie sind ca. 1 cm lang und zu Scheitelähren geordnet.

Verbreitung: Der Augentrost wächst in ganz Europa in Niederungen und auf den Bergen, meist auf feuchten Auenwiesen, Weiden und am Waldrand.

Sammeln und Drogenzubereitung: Zur Blütezeit wird das ganze Kraut gesammelt, gebündelt und im Schatten aufgehängt oder bei einer Temperatur von höchstens 40 °C getrocknet. Außer der angeführten Art wächst in Europa eine größere Anzahl verwandter, schwierig voneinander zu unterscheidender Arten, z. B. der Steife Augentrost *(Euphrasia stricta)*, der genau wie der Wiesen-Augentrost gesammelt und verwendet wird.

Inhaltsstoffe: Bisher sind noch nicht alle Wirkstoffe des Augentrosts bekannt, auch ist noch nicht restlos geklärt, welche Wirkung die einzelnen Bestandteile haben. Im Komplex wirken sie jedoch entzündungshemmend, desinfizierend und haben die Fähigkeit, Hautporen zusammenzuziehen. Isoliert wurden das Glykosid Aucubin, spezifische Gerbstoffe, antibakteriell wirksame Harze, Spuren eines ätherischen Öls unbekannter Zusammensetzung und Provitamin A.

Verwendung in der Kosmetik: Augentrostaufguß (20 g Droge mit 100 ccm kochendem Wasser überbrühen und bis zum Abkühlen ziehen lassen) und Borwasser im gleichen Verhältnis gemischt kann man zum Abwischen der Augen nach dem Baden und zum Abschminken verwenden; so kann verschiedenen lästigen Entzündungen vorgebeugt werden. Augentrostextrakt ist auch in einigen Kosmetikmitteln zur Pflege unreiner Haut enthalten.

Andere Verwendung: In der Volksheilkunst wurden mit dem Aufguß Augeninfektionen behandelt. Im Hinblick auf seine bisher noch nicht hinreichend bekannte Zusammensetzung wird er vorerst nicht in der Medizin angewendet. Da der Augentrost jedoch blutdrucksenkende (hypotensive) Stoffe enthält, läßt sich nicht ausschließen, daß er in Zukunft zu therapeutischen Zwecken herangezogen wird.

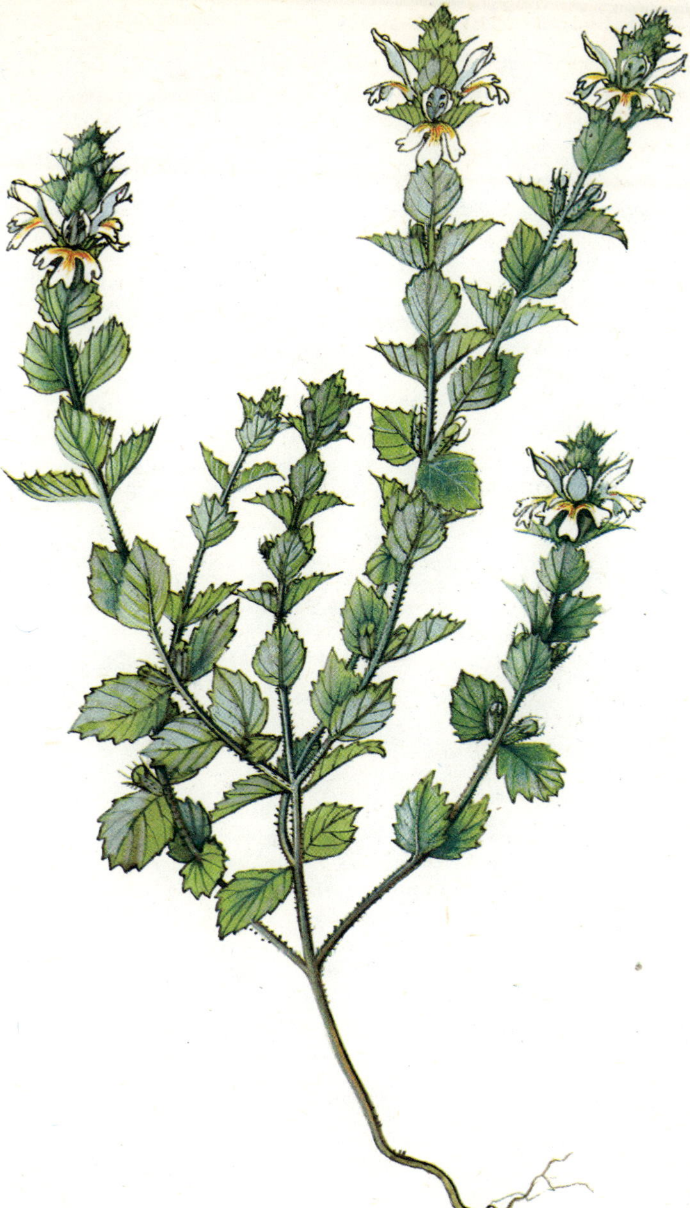

Fenchel
Foeniculum vulgare Mill.

Doldengewächse
Daucaceae

Beschreibung: Ein zweijähriges, unter günstigen Bedingungen auch drei- bis vierjähriges Kraut, dessen Stengel 1,5–2 m hoch wird. Die Blätter sind vierfach geteilt, haben kleine Fiedern und lange krautige Blattscheiden. Die Blütenstände sind groß und üppig, die gelben Blüten bilden flache Dolden. Der Fenchel blüht im Juli/August. Die Früchte sind längliche, fünfrippige Doppelachänen von ca. 8 mm Länge und 3 mm Breite. Sie haben grüne, grüngelbe bzw. bräunliche Farbe; sie duften kräftig, ihr Geschmack ist angenehm würzig-süßlich.

Verbreitung: Fenchel wächst in Südeuropa wild und wird viel in Frankreich, Italien, Bulgarien, Indien und Japan angebaut. Er braucht wärmere Gegenden mit trockenen, langen Sommern.

Zucht: Es handelt sich um eine uralte Kulturpflanze mit mehreren Varietäten. Interessant ist z. B. die Varietät „Dulce", der Süße Fenchel, auch Bolognafenchel genannt, der außer den Früchten auch ein Gemüse in Form von gebleichten Blattstielen liefert.

Inhaltsstoffe: Wirkstoff in den als Droge verwendeten Früchten ist vor allem ein ätherisches Öl (2,5–6 %), das Anethol, Fenchon und verschiedene Begleitstoffe enthält. Das bittere Fenchon findet sich nicht im Öl der süßen Unterarten. Die Früchte enthalten auch Fettkomponenten (12–18 %), Petroselinsäureester und Proteine (14–22 %).

Verwendung in der Kosmetik: Fenchelaufguß (10 g auf 100 ccm kochendes Wasser, 20 Minuten ziehen lassen) wird als Gesichtwasser für fettige Haut benutzt. Empfindliche Haut verträgt Fenchel nicht, das kann zu Allergien führen. Ferner wird Fenchelaufguß als Waschzusatz bei fettigem Haar empfohlen (gibt Glanz und Duftigkeit) wie auch als Beigabe zu kräftigenden und hautdurchblutenden Bädern. Fenchelöl oder nur das Anethol daraus werden in Duftkompositionen für Zahnpasta, Mundwasser, Seifen und Rasierwasser verwendet.

Andere Verwendung: Fenchelöl findet in Medikamenten zur Behandlung der oberen Atemwege Verwendung, bei innerer Anwendung wirkt es beruhigend auf den Verdauungstrakt und krampflösend.

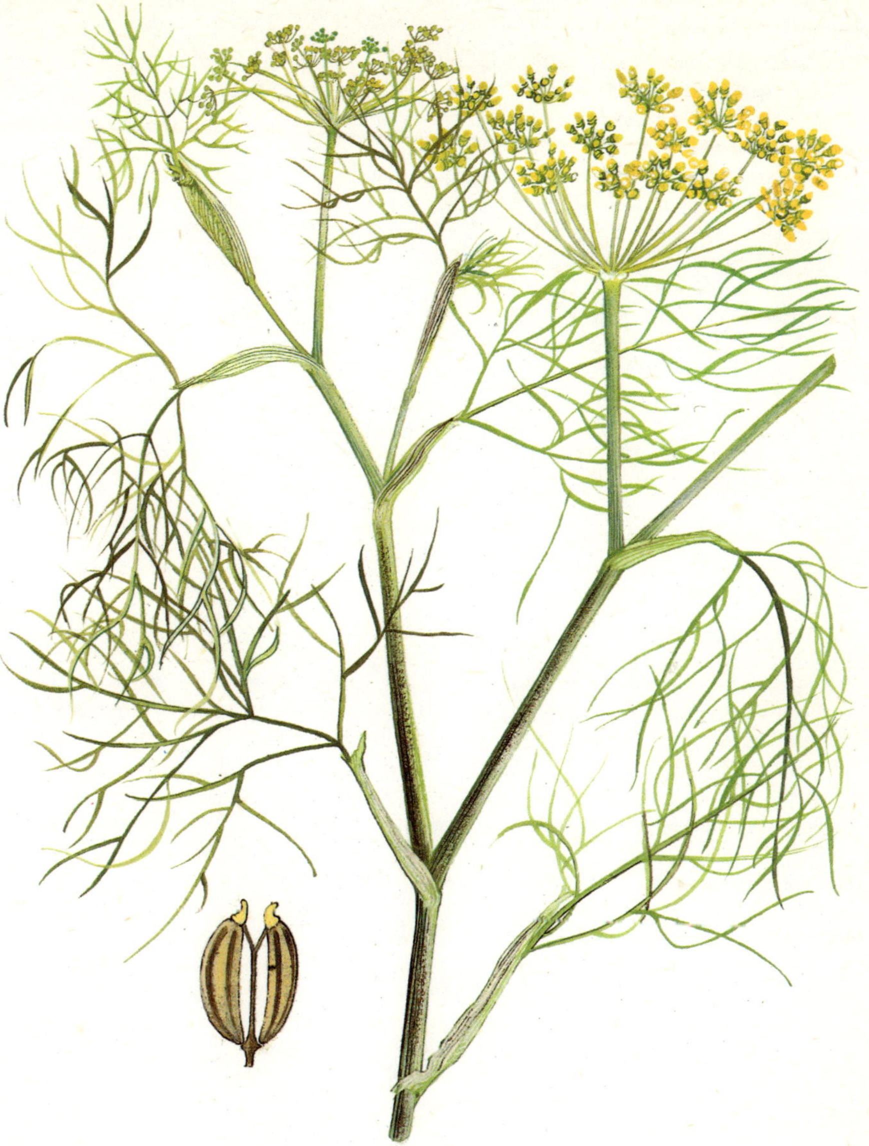

Walderdbeere
Fragaria vesca L.

Rosengewächse
Rosaceae

Beschreibung: Ein mehrjähriges Kraut mit verzweigtem Wurzelstock, aus dem Grundrosetten langgestielter, dreiteiliger Blätter auf niedrigen Stengeln wachsen. Die Stengel sind wenig verzweigt und tragen mehrere weiße Blüten, die nach und nach von April bis August aufblühen. Auf dem Boden inmitten der Blüte sitzen zahlreiche kleine Samenanlagen, die zu kernartigen Schalenfrüchten heranwachsen. Sie sitzen auf der Oberfläche des zur Reifezeit roten und fleischigen Blütenbodens. Diese Sammelfrucht bildet dann die sog. Erdbeere. Die reife Erdbeere hat einen sehr angenehmen, süßen Geschmack und herrlichen Duft.

Herkunft und Verbreitung: Die Walderdbeere stammt aus Europa und den gemäßigten Zonen Asiens, wo sie auf Lichtungen, in offenen Waldungen, auf steinigen Hängen, in Gräben und auf Wiesen wächst. Allmählich hat sich die Art auch auf die übrigen Erdteile verbreitet. Sie gedeiht sowohl in Niederungen als auch im Gebirge.

Sammeln und Drogenzubereitung: Die Blätter, vor allem die jungen, werden zur Blütezeit gesammelt und im Schatten getrocknet.

Inhaltsstoffe: Sie enthalten Gerbstoffe (7–10 %), das nach Zitrone duftende verflüchtigende Zitral, Flavonverbindungen, organische Säuren, vielleicht auch Vitamin C und Phytonzide.

Verwendung in der Kosmetik: Verwendet wird ein Aufguß (50 g Droge mit 200 g kochendem Wasser überbrühen, etwa 30 Minuten ziehen lassen), der die Poren zusammenzieht und die Haut reinigt. Seit einiger Zeit wird auch der Saft aus den Erdbeeren als Ingredienz von Hautcremes mit regenerierender und tonisierender Wirkung empfohlen wie auch das Fruchtfleisch als Gesichtsmasken. Zu diesen Zwecken dienen allerdings die Kultursorten.

Andere Verwendung: Wegen des Gerbstoffgehalts wird Erdbeerblättertee als Darmtonikum und harntreibendes Mittel bei sog. Sommerdurchfall verabreicht. Erdbeerblätter sind auch ein Bestandteil des deutschen Gesundheitstees „Species germanicae“. Fermentierte Blätter werden als wohlschmeckender Tee-Ersatz dann empfohlen, wenn echter Tee wegen des Coffeins verboten ist. Die Früchte der Walderdbeere sind frisch oder konserviert ein köstliches, aromatisches Obst. Erdbeergenuß kann zu Allergie führen.

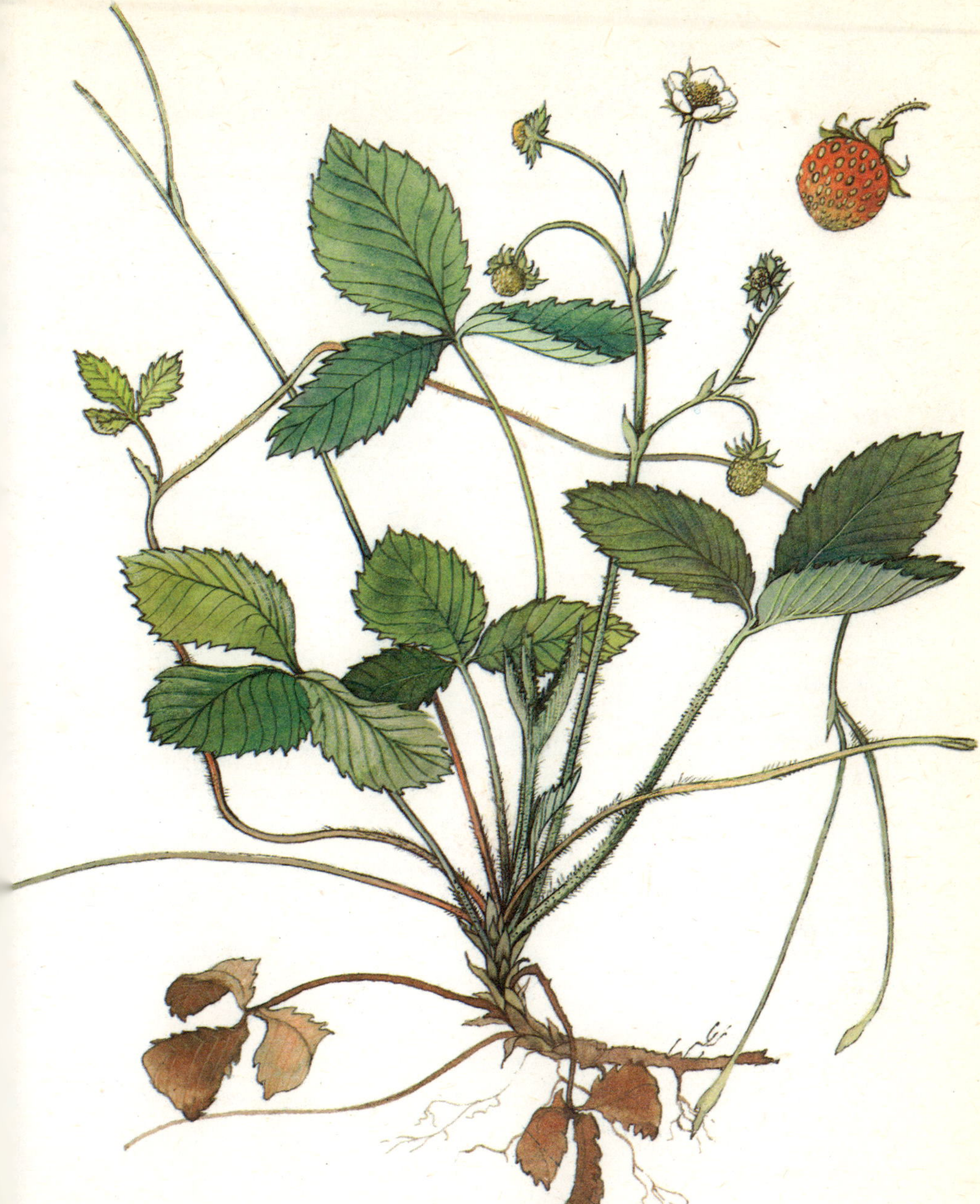

Gemeiner Erdrauch
Fumaria officinalis L.

Mohngewächse
Papaveraceae

Beschreibung: Ein einjähriges, 10–30 cm hohes Kraut mit hohlem, kantigem, reich beblättertem Stengel. Seine hellgrünen Blätter sind gestielt und bestehen aus feinen linealen Teilblättchen. Die Röhrenblüten haben einen langen Sporn und sind zu einfachen, lockeren Trauben geordnet. Ihre Farbe ist hellrot bis rotviolett. Der Erdrauch blüht von Mai bis Juni.

Verbreitung: Erdrauch ist eine relativ häufige Pflanze, die in den Flachland- und Gebirgszonen Europas, Westasiens und Nordafrikas vorkommt. Er wurde mit dem Getreide in alle Kontinente eingeschleppt. Er wächst auf Feldern, in Gärten, an Wegrändern und auf Schutthalden.

Sammeln und Drogenzubereitung: Das blühende Erdrauchkraut wird von Mai bis Juli gesammelt und nach Möglichkeit rasch im Schatten getrocknet.

Inhaltsstoffe: Das Kraut enthält die Alkaloide Corydalin, Protopin, Bulbocapnin und Dicentrin, Bitterstoffe, organische Säuren und Mineralstoffe.

Verwendung in der Kosmetik: Der Teeaufguß (20 g Droge, 200 ml heißes Wasser, 20 Minuten ziehen lassen) wird bei sog. unreiner Haut getrunken und auch zu Waschungen benutzt. Empfehlenswert ist auch eine Mischung aus frischem Erdrauch- und Schafgarbensaft, mit Weizenmehl zu Brei verrührt, als Gesichtsmaske bei Haut mit verstopften Poren. Der Saft wird zubereitet, indem das frisch gepflückte Kraut beider Pflanzen in einer Porzellanschüssel zerstampft, mit etwas Wasser begossen und durch einen Leinenfilter gepreßt wird. Das Mehl wird so lange zugesetzt, bis ein Brei entsteht. Aufs Gesicht auftragen und bis zum Antrocknen einwirken lassen, mit lauwarmem Wasser abwaschen. Jeden zweiten Tag wiederholen, bis die Haut vollständig gereinigt ist.

Andere Verwendung: In der Medizin kommt der Erdrauch nur begrenzt zur Anwendung und zwar bei der Behandlung von Verdauungsbeschwerden durch Gallenstörungen. In der Volksheilkunst wird er aber auch bei Lebererkrankungen, Magengeschwüren, Verstopfung, Entzündungen der Harnwege sowie zur Behandlung von Ödemen verwendet.

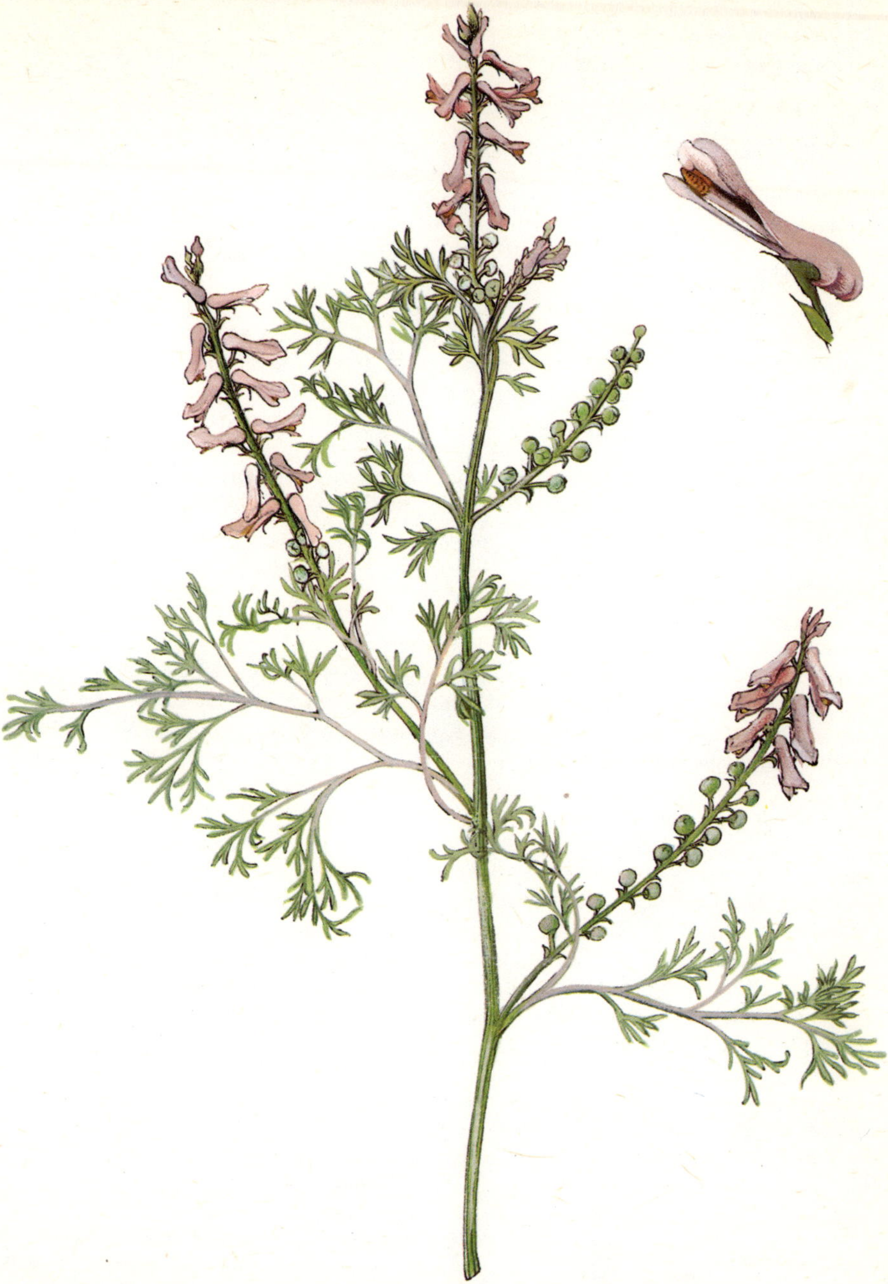

Waldmeister

Rötegewächse

Galium odoratum (L.) Scop.
syn. *Asperula odorata* L.

Rubiaceae

Beschreibung: Ein krautiges Dauergewächs mit dünnem, zylindrischem, kriechendem Wurzelstock und 10–30 cm hohem, vierkantigem kahlem Stengel. Die gestreckten, spitzen Blätter sind zu Quirlen angeordnet und haben eine leuchtend grüne Farbe. Die kleinen, angenehm duftenden weißen Blüten öffnen sich im Mai/Juni und sind zu Trugdolden geordnet. Frucht: eine runde, stachelige Doppelschließfrucht.

Verbreitung: Der Waldmeister kommt in ganz Nord- und Mitteleuropa, Sibirien und Nordafrika vor. Er wächst in schattigen Wäldern, vor allem in Buchenbeständen, doch auch in Nadelwäldern meist in großen Gesellschaften. In den Niederungen häufig, doch kommt er bis in die Gebirgszone vor.

Ernte und Drogenzubereitung: Gesammelt wird das Kraut kurz vor dem Aufblühen, es wird möglichst rasch im Schatten getrocknet. Bei unachtsamem Trocknen wird es leicht braun.

Inhaltsstoffe: Der Hauptwirkstoff der Droge ist das typisch duftende Kumarin, eine im Pflanzenreich nicht seltene Glykosidverbindung. Der Waldmeister enthält aber relativ viel davon (0,9 %). Kumarin entsteht erst beim Trocknen, in der frischen Pflanze ist es nicht anzutreffen. Seine pharmakologische Wirkkraft besteht in der Herabsetzung der Blutgerinnungsfähigkeit. Gemeinsam mit den im Waldmeister enthaltenen Gerbstoffen beeinflußt Kumarin die Hautpigmentierung. Beide Eigenschaften sind für die Kosmetik brauchbar.

Verwendung in der Kosmetik: Den Waldmeisteraufguß (10 g auf 100 ccm kochendes Wasser 10 Minuten ziehen lassen) kann man zur Durchblutungsförderung und leichten Tönung von blaßer Haut benutzen. Dabei darf das Waldmeisterbad nicht mit Sonnenbädern kombiniert werden; mindestens eine Stunde nach dem Waschen darf die Haut nicht der Sonnenbestrahlung ausgesetzt werden. Wenn sich keine Allergieanzeichen einstellen (Schwellungen, Ausschlag), kann man die Waldmeisterkur in wöchentlicher Anwendung bei ebenso langen Pausen etwa zwei Monate lang durchführen. Der Kumarinduftstoff dient als Bestandteil verschiedener Blütenparfümkompositionen, z. B. Mousse de Chêne, Lavendel, Chypré u. a.

Andere Verwendung: In manchen Gegenden, vor allem in Weinanbaugebieten, wird auch heute noch aus Waldmeister der sog. „Maitrunk“ zubereitet. In schwach gesüßtem Wein läßt man frisches, vor dem Aufblühen gepflücktes Kraut ziehen. Diesen Maitrunk erwähnte bereits der Benediktinermönch Wandalbertus im Jahre 854.

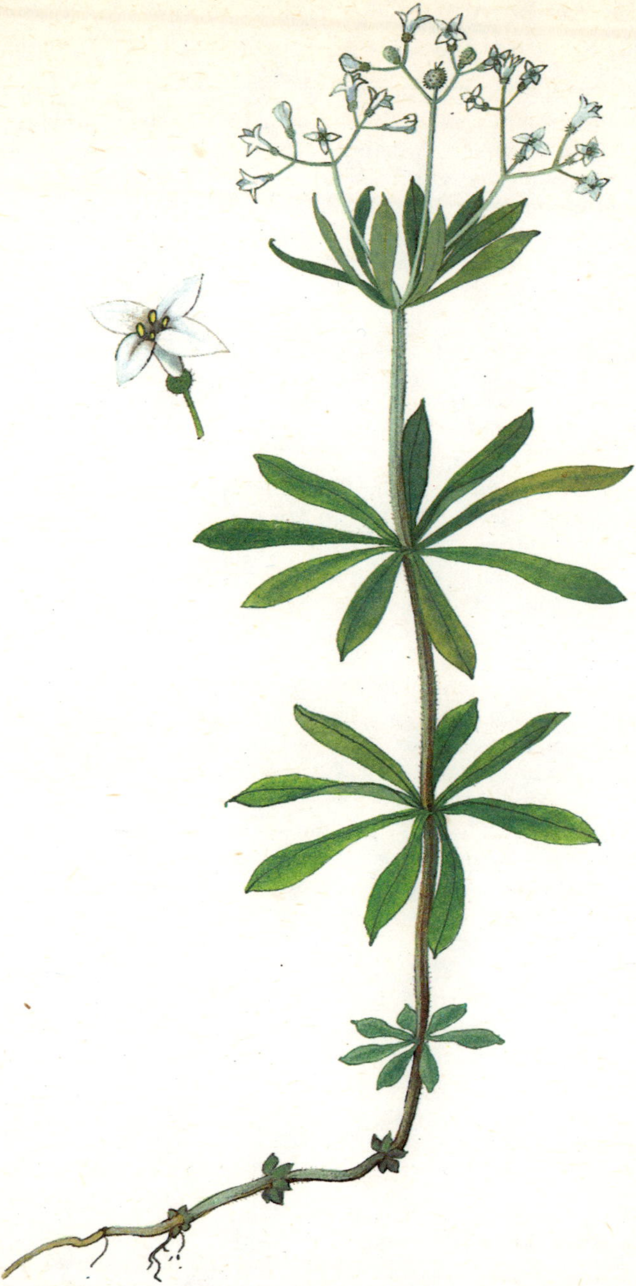

Virginische Zaubernuß

Hamamelis virginiana L. *Hamamelidaceae*

Beschreibung: Ein sommergrüner Strauch oder Bäumchen mit schuppiger Rinde, etwa 5 m hoch. Die Blätter ähneln dem Hasellaub, sie haben 5–7 Aderpaare, die an der Unterseite beflaumt sind. Die leuchtend gelben Blüten sind zu Büscheln in den Blattachseln angeordnet. Die Kronblätter sind bandartig schmal, in den Knospen sitzen sie wie Uhrfedern zusammengerollt. Der Strauch blüht im Herbst, manchmal erst im Februar bis zum Blätterfall. Die Früchte sind zweisamige, eiförmige Kapseln.

Herkunft und Verbreitung: Die Zaubernuß stammt aus dem Osten der USA, sie reicht bis Florida und Texas. Verwandte Arten mit der gleichen Verwendung werden in Asien gezüchtet: *Hamamelis mollis* Oliv. in Zentralchina und *Hamamelis japonica* S. et Z. in Japan.

Drogenzubereitung: Verwendet werden hauptsächlich die Blätter nach dem Trocknen, weniger die Rinde oder jungen Triebe.

Inhaltsstoffe: Die Blätter enthalten rund 8 % Gerbstoffe (in der Hauptsache Beta-Hamamelitannin, Flavonglykoside und Saponine. Insgesamt haben diese Stoffe hautstraffende Wirkung.

Verwendung in der Kosmetik: Da der Straffungseffekt in der Kosmetik sehr erwünscht ist, werden stabilisierte Extrakte hergestellt, die dann den entsprechenden Präparaten zugesetzt werden. Außer der Straffung erschlaffter, welker Haut wirken Zaubernußpräparate günstig auf leicht aufgesprungene, unreine Haut mit stark vergrößerten Poren und mindern auch stärkere Fettausscheidungen. Extrakte aus dieser Droge werden daher in Tages- und Nachtcremes, transpirationshemmenden Lotions, in festen Pudern, Badezusätzen und Gesichtsmasken verwertet. Für Waschungen empfiehlt sich ein Heilwasser (Aqua hamamelidis), das durch Wasserdampfdestillation aus frischen Blättern, Rinde und jungen Trieben gewonnen wird.

Andere Verwendung: Als gerbstoffreiche Droge hat *Hamamelis virginiana* auch therapeutische Bedeutung. Ihre Extrakte finden sich in Salben gegen Erfrierungen, Hämorrhoiden, Beingeschwüren u. ä. Eine Reihe von Arten der *Hamamelis*-Gattung sieht man in den Gärten als Ziersträucher.

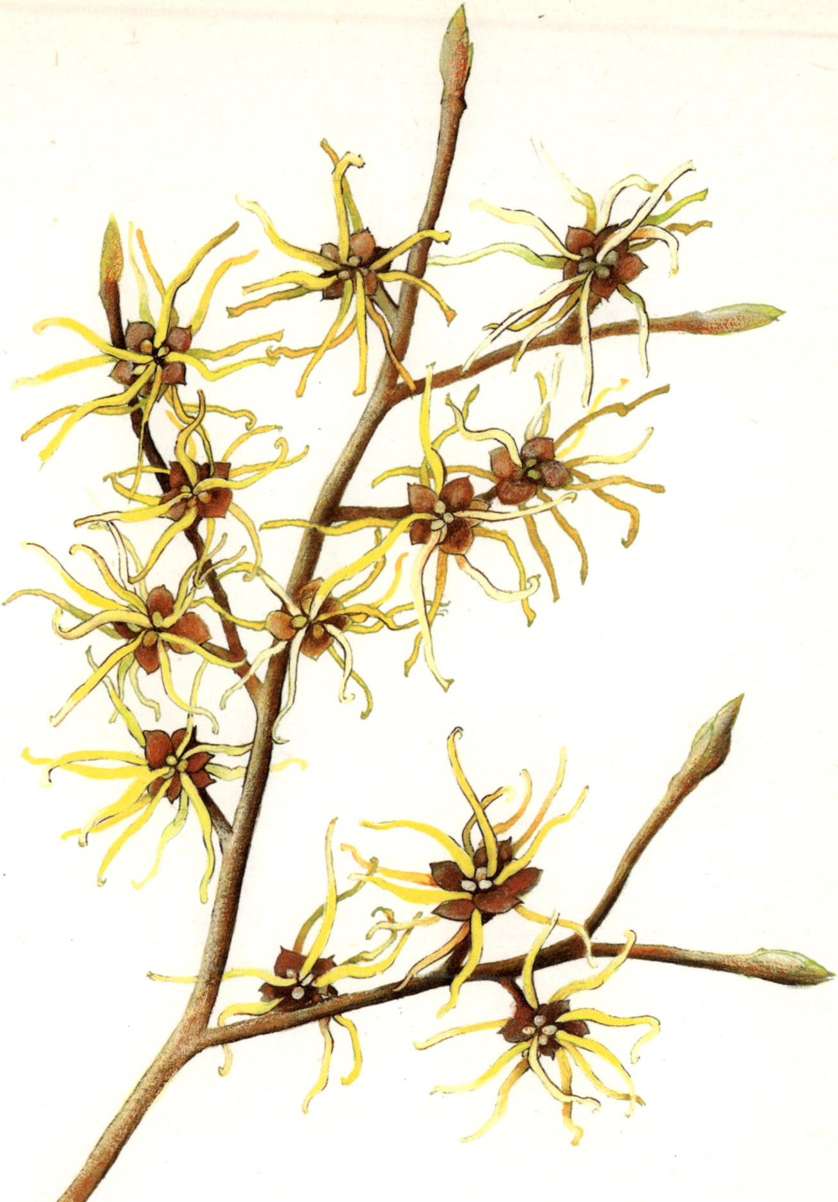

Efeu
Hedera helix L.

Efeugewächse
Araliaceae

Beschreibung: Eine immergrüne Liane, die sich an ihrer Unterlage mit Luftwurzeln festhält. Der holzige Stamm ist reich verzweigt, die Blätter weisen eine interessante Doppelform auf: Die blütenlosen Kletterranken haben wechselständige, handförmig gelappte harte Blätter mit auffälliger Nervatur. An den fruchtbaren Zweigen bilden sich keine Luftwurzeln. Blütezeit: August bis Oktober. Die Früchte sind schwarze, blau bereifte Beeren.

Herkunft und Verbreitung: Die Urheimat des Efeus ist Europa. Heute wächst er in Europa und Asien, nach Nordamerika wurde er eingeschleppt. Die Pflanze kommt häufig in schattigen Wäldern vor, wo sie sich an Baumstämmen emporrankt.

Inhaltsstoffe: Zu Kosmetik- und Heilzwecken werden ältere, handförmig gelappte Blätter benutzt. Sie enthalten 4 % Saponine, aus denen bei Fermentativspaltung Alpha- und Beta-Hederin entsteht. Die Saponine befreien bei Erkältung die Atemwege und haben auch krampflösende Wirkung. Die Dosierung muß der Arzt bestimmen, da die Droge in größeren Mengen giftig ist. Besonders giftig sind die Efeubeeren.

Verwendung in der Kosmetik: Die Kosmetik macht sich vor allem die Wirkungkraft des Alpha-Hederins zunutze, das Schwellungen beseitigt. Stabilisierter Efeublattextrakt wird in Creme- oder Lotionform angewendet. Sehr wirksam ist ein Umschlag aus zerstoßenen, vorher gebrühten Efeublättern, der auf die Schwellungen gelegt wird (nicht länger als 15 Minuten!). Nach Abnahme des Umschlags werden die behandelten Stellen nur leicht und kurz mit einem in Spiritus angefeuchteten Leinentuch frottiert.

Andere Verwendung: Durch Schnittlinge gewinnt man aus jungem Efeu Kriech- bzw. Kletterpflanzen, aus fruchtbarem Efeu aufrechte, nicht kletternde. Die verschiedenen Blattformen des Efeus, einschließlich der panaschierten, werden als Zierpflanzen gezogen. Besonders gut eignen sie sich zur Bedeckung größerer vertikaler Flächen. Das feste Efeuholz dient in der Holzschnitzerei als Ersatz für Buxbaum (Gattung *Buxus*).

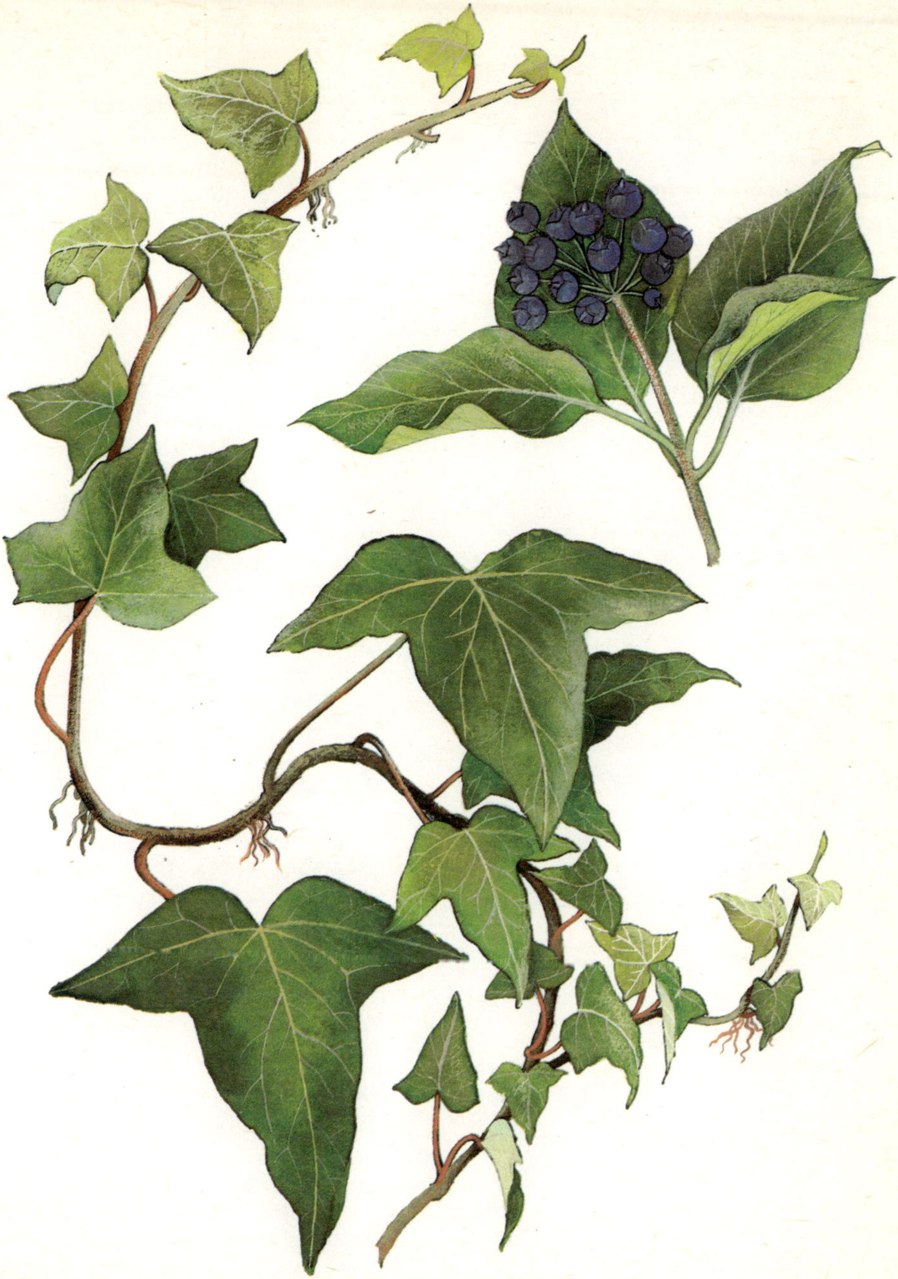

Moschus-Eibisch

Malvengewächse

Abelmoschus moschatus Medik.
syn. *Hibiscus abelmoschus* L.

Malvaceae

Beschreibung: Eine einjährige, bis 2 m hohe Pflanze mit wechselständigen, gestielten, herz-schildförmigen, gesägten Blättern. Die Blüten haben gelbe, fünfblättrige Kronen, am Kelchgrund sind sie lila-braun. Die Samenanlage reift zu einer behaarten, kegelförmigen Kapsel mit graugelben, nierenförmigen Samen von Erbsengröße heran.

Herkunft und Verbreitung: Der Eibisch stammt aus Ostindien und wird am meisten in Südasien, aber auch in Südamerika angebaut.

Ernte und Drogenzubereitung: Er wird wegen der duftenden Samen kultiviert, die Ambra- oder Moschuskörner (Grana moschata) genannt werden. Die trockenen Samen werden gesammelt und zu Pulver zerstoßen.

Inhaltsstoffe: Die zerstoßenen Samen liefern in der Wasserdampfdestillation 0,2–0,6 % ätherisches Öl. Es ist hellgelb, steif und ähnelt im Duft dem echten Moschus. Es besteht aus Farnesol, Ambrettolid und Estern von Essig-, Ambrettolid- und (soweit nicht in flüssiger Konsistenz) Palmitinsäure.

Verwendung in der Kosmetik: Das Öl wird in Duftkompositionen zur Parfümierung von Hautcremes, Gelees, Lippenstiften, Schminken, Gesichts-, Rasierwassern, Pudern usw. verwertet. Es ist ein Bestandteil effektvoller Herren- und Orientparfüms.

Andere Verwendung: Die unreifen Früchte des ostindischen Eibischs sind ein delikates Gemüse, ähnlich wie die Früchte der verwandten Art *Abelmoschus esculentus* (L.) Moench. Seine Stengelfasern lassen sich wie Hanf spinnen. Im Orient wird aus diesen Blüten ein vorzügliches Erfrischungsgetränk zubereitet (Karkade). Da es eine milde Abführwirkung hat, eignet es sich für Schlankheitskuren.

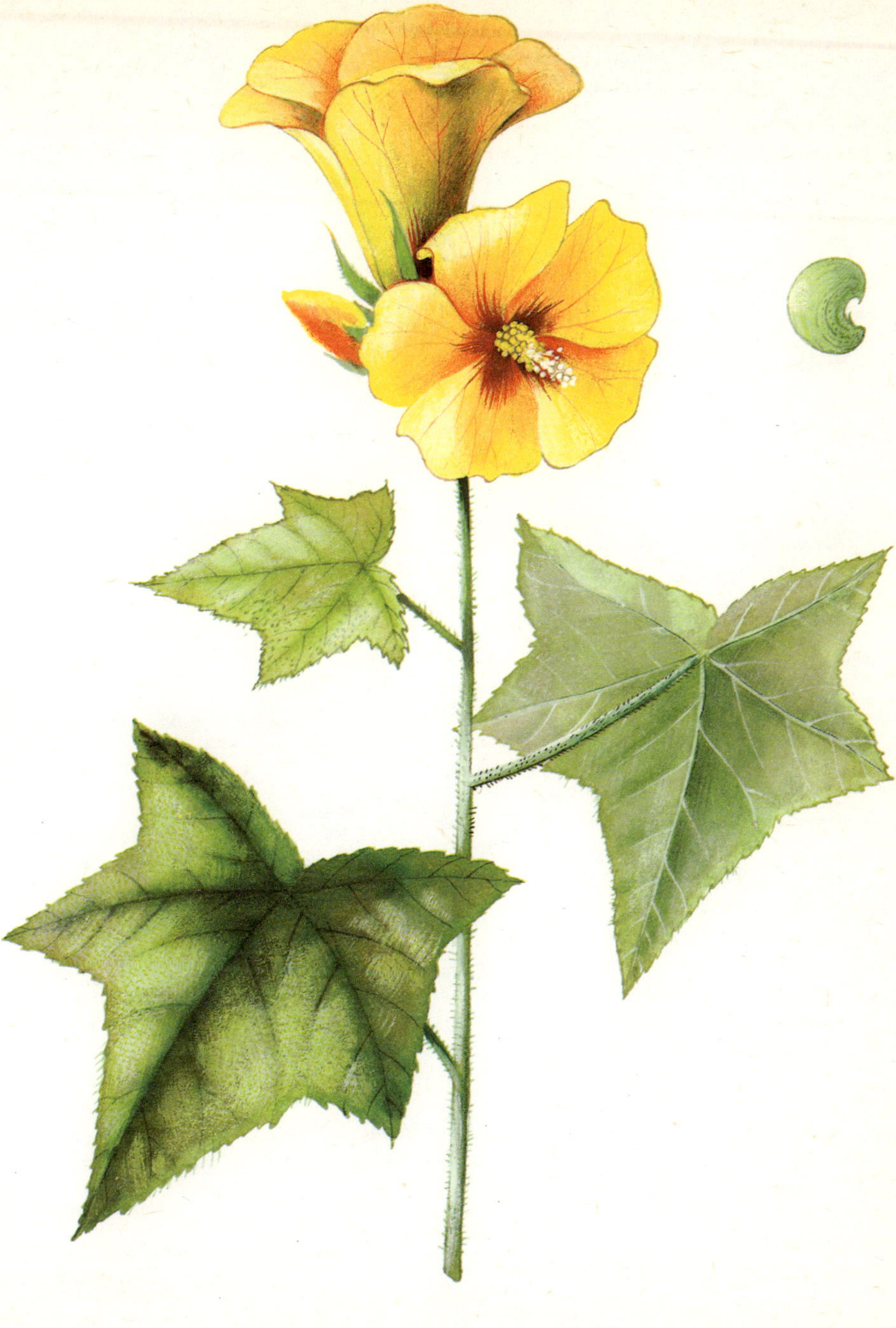

Hopfen
Humulus lupulus L.

Hanfgewächse
Moraceae

Beschreibung: Ein krautiges Dauergewächs mit kriechender, meist verästelter Grundachse und zahlreichen Wurzeln. Seine Stengel werden 6 m lang, sind windend, sechskantig, zäh und mit rauhen, hakigen Borsten überzogen. Die langstieligen Blätter haben Formen von eirund bis dreilappig, ihr Rand ist sehr grob gesägt. Auch die Blattspreite ist rauhhaarig. Der Hopfen ist eine zweihäusige Pflanze, die von Mai bis Juli blüht. Die gelben Pollenblüten sitzen in den Blattachsel- oder Endrispen. Die weiblichen Blüten bilden in der Blütezeit hellgrüne, in der Reife blaßgelbe, herabhängende Zapfen mit goldgelben, lupulingefüllten Drüsen. Beim Kulturhopfen ist eine Bestäubung unerwünscht, auf den Hopfenfeldern werden nur weibliche Pflanzen gezogen.

Verbreitung: Wilder Hopfen wächst in der ganzen gemäßigten Zone der Nordhalbkugel an feuchten Standorten, vor allem in Ufergebüschen an Bächen und Flüssen.

Ernte und Drogenzubereitung: Als Droge werden nur die weiblichen Blütenzapfen gesammelt, wertvoller sind die sterilen Zapfen des Kulturhopfens. Sie werden Ende August gepflückt und vorsichtig bei 40–50 °C getrocknet.

Inhaltsstoffe: Sie enthalten höchstens 1 % ätherisches Öl, bestehend vor allem aus Myrcen (30–50 %), Beta-Caryophyllen (20–40 %), Dipenten, Humulen, Linalool und Geraniol. Ein wichtiger Drogenbestandteil sind Harze mit den spezifischen Hopfenbitterstoffen Humulon, Cohumulon, Lupulon, Colupulon und Xantohumulon.

Verwendung in der Kosmetik: Während in der Therapie diese Stoffe in beruhigenden, leicht einschläfernden und die Verdauungsvorgänge regulierenden Medikamenten verwendet werden, nutzt die Kosmetik ihren Östrogenhormon-Bestandteil zur Verzögerung und Hinausschiebung der sog. Hautalterung. Das ist keine neue Entdeckung, bereits im Mittelalter wurden Braurückstände in verjüngenden Bädern angewendet, sog. Jungbrunnen. Hopfenextrakte kommen in Cremes, Hautwassern und Milch für empfindlichen Teint, schlaffe und unreine Haut zur Anwendung, gleichfalls als Zusätze für Beruhigungs- und Regenerationsbäder und in erster Linie in der Haarkosmetik in den sog. „Biershampoos". Auch Bier selbst läßt sich erfolgreich zur Haarwäsche benutzen.

Andere Verwendung: Seine Hauptbedeutung hat der Hopfen zweifelsohne als Rohstoff bei der Bierherstellung, dieses überall auf der Welt immer beliebteren Erfrischungsgetränks.

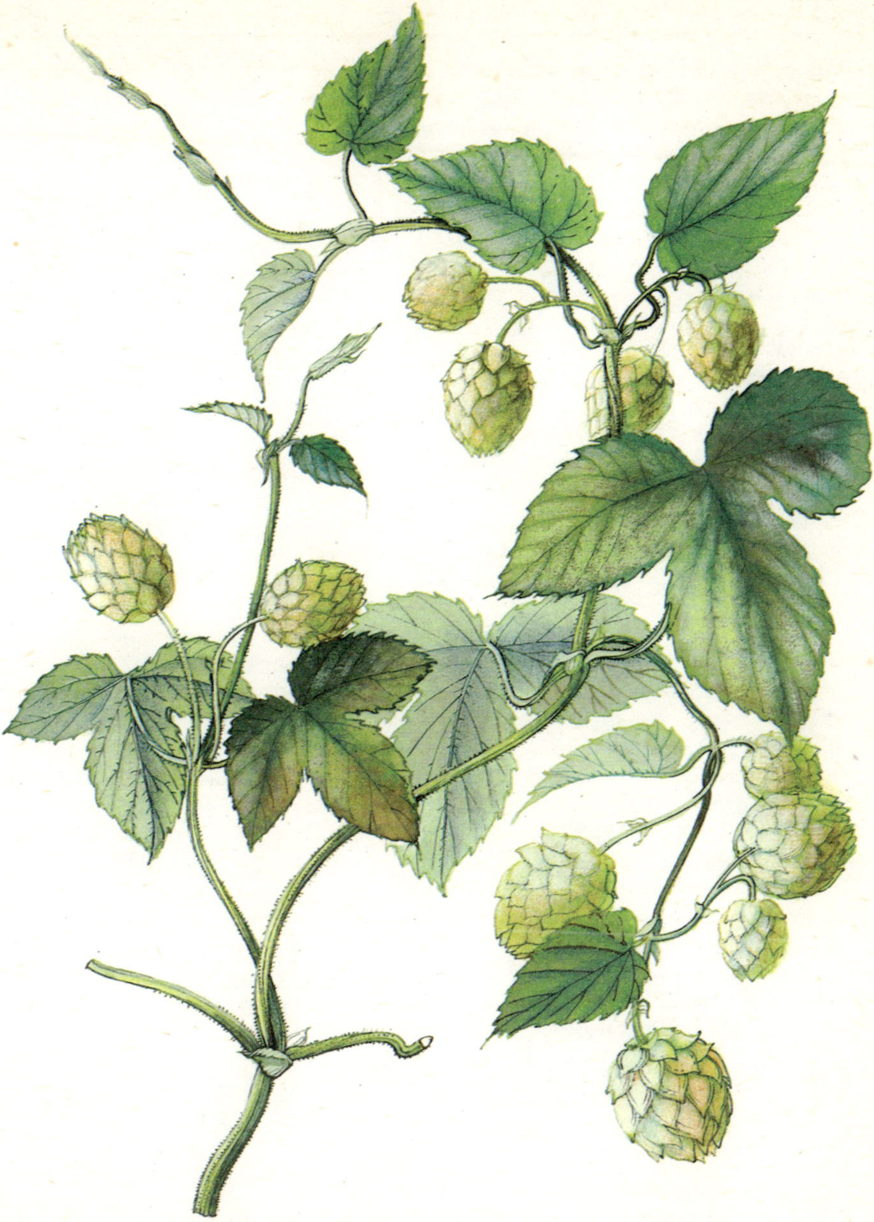

Johanniskraut Johanniskrautgewächse
Hypericum perforatum L. *Hypericaceae*

Beschreibung: Ein ausdauerndes Kraut mit reich verzweigtem Wurzelstock und aufrechtem, oben ästigem, bis zu 60 cm hohem Stengel. Seine gegenständigen Blätter sind gestreckt-eirund, im Gegenlicht gesprenkelt, mit Öldrüsen. Von Mai bis September öffnen sich die 20–35 mm großen, zu üppigen Rispen geordneten Blüten. Sie haben 5 goldgelbe Kronblätter, an deren Rand schwarze Drüsen wie Flecken sitzen, die nach Beschädigung schwarzrotes Öl ausscheiden. Die Frucht ist eine Kapsel.

Verbreitung: Das Johanniskraut wächst in Europa, Asien und Nordafrika und kommt häufig an sonnigen Hängen, Rainen, trockenen Wiesen und Weiden, im Dickicht, aber auch auf Moor- und Ödlandflächen von den Niederungen bis ins Gebirge vor.

Sammeln und Drogenzubereitung: Etwa die oberen 20–30 cm der blühenden Pflanze werden abgeschnitten. Das Kraut wird gebündelt und hängend getrocknet.

Inhaltsstoffe: Die Droge enthält Katechingerbstoffe, Flavonglykoside (Hyperoside, Rutin, Quercitrin, den roten Farbstoff Hypericin, Pseudohypericin) und 0,1 % ätherisches Öl.

Verwendung in der Kosmetik: Aus dem rötlichen Johanniskrautöl-Extrakt werden Kosmetikpräparate mit Heil- und Regenerationswirkung hergestellt. Man empfiehlt diesen Ölextrakt, ergänzt durch Avocadoöl, Weizenkeim- und Karottenölextrakt als hervorragendes Hautöl, das sich auch für Cremes und Emulsionen eignet. Daheim hergestelltes Johanniskrautöl (frische Blüten mit Pflanzenöl übergießen, etwa 10 Tage ziehen lassen, gelegentlich schütteln) empfiehlt sich zur Pflege trockener, aufgesprungener Haut, zur Verfeinerung des Teints und zur Bekämpfung kleinerer Entzündungen.

Andere Verwendung: Therapeutisch gilt das Johanniskraut als eine im ganzen beruhigende (hauptsächlich den Verdauungs- und Ausscheidungstrakt) und heilende Pflanze. In der Volksheilkunde wird ihr geradezu zauberkräftige Wirkung zugesprochen. Das rührt von der Verbindung mit dem Aberglauben vom „Blut des heiligen Johannes“ her, welches angeblich aus dieser Pflanze rinnt.

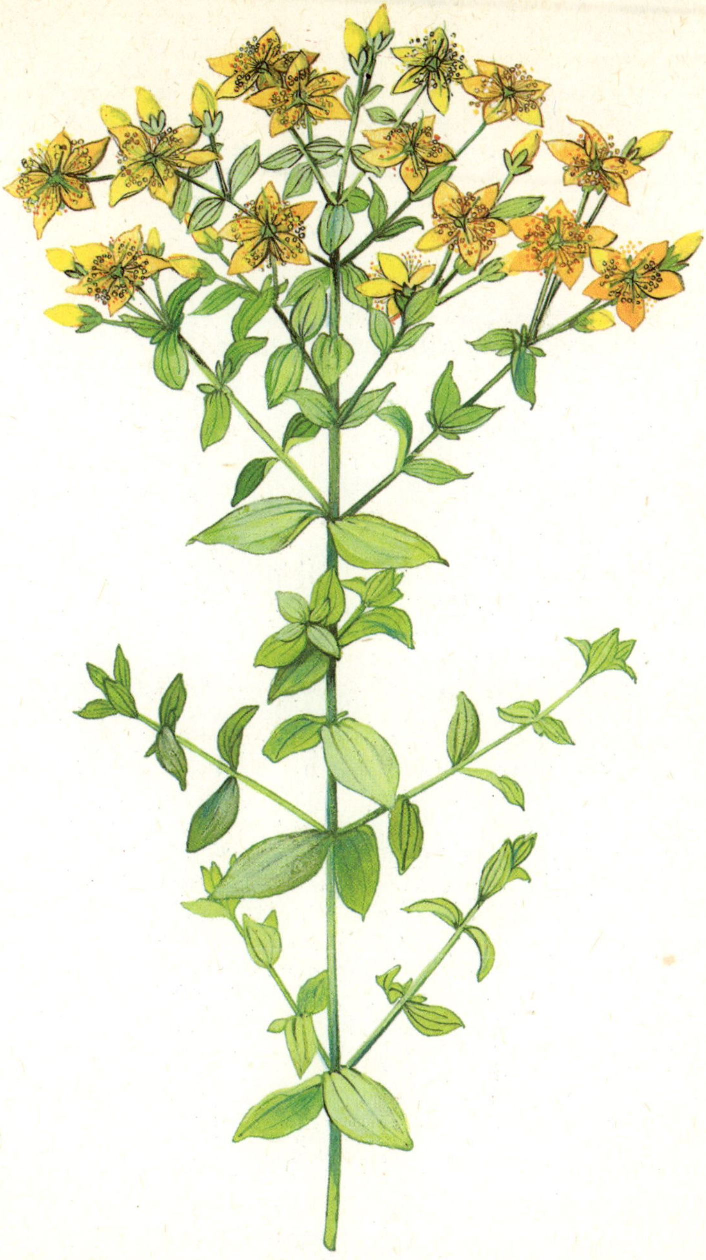

Florentinische Schwertlilie Schwertliliengewächse
Iris florentina L. *Iridaceae*

Beschreibung: Ein krautiges Dauergewächs mit verzweigtem, kriechendem Knollenwurzelstock und graugrünen, schwertförmigen Blättern. Der Stengel wird 100 cm lang, ist im Oberteil verzweigt und endet in der Blüte. Die röhrenförmigen Blütenhüllen gehen in drei zurückgestülpte Außenzipfel und drei oben einander zustrebende Innenzipfel über. Die Blüten sind weiß oder bläulich, die äußeren Hüllblätter gelblich behaart. Diese Schwertlilie blüht im Mai/Juni, ihre Früchte bestehen aus großen, vielsamigen Kapseln.

Verbreitung: Die Schwertlilie ist schon über 2000 Jahre in der Kultur bekannt. Gegenwärtig wird sie hauptsächlich in Frankreich und Italien angebaut. Aus der großen Artenzahl haben nur drei für die Parfümerie Bedeutung: *Iris florentina* L., *Iris germanica* L. und *Iris pallida* Lam., die sich in der Blütenfarbe voneinander unterscheiden. Alle drei Arten sind in Südeuropa beheimatet.

Ernte und Drogenzubereitung: Der Wurzelstock von Zuchtpflanzen wird im 3. bzw. 4. Jahr nach dem Anpflanzen gesammelt. Man gräbt ihn im August aus, wäscht und schält ihn rasch; getrocknet wird am besten bei künstlicher Temperatur von höchstens 40 °C. Beim Trocknen nimmt die Droge einen veilchenähnlichen Duft an. Daher wird sie auch „Veilchenwurz“ genannt.

Inhaltsstoffe: Die geschälten und getrockneten Wurzelstöcke enthalten vorwiegend Stärke und Schleime, daneben auch 0,1–0,2 % ätherisches Öl mit dem nach Veilchen duftenden Iron (10 %). Diese Duftstoffe entstehen erst beim Trocknen, in frischen Wurzeln sind sie nicht nachzuweisen.

Verwendung in der Kosmetik: Veilchenduft ist charakteristisch für drei Duftstofftypen: Veilchenblütenöl, Irone aus Schwertlilienwurzeln und synthetische Jonone. Veilchenparfüms sind sehr verlangt, daher ist das Irisöl in der Parfümerie und somit in der Kosmetik sehr gefragt. Es dient zur Parfümierung von Hautcremes, -wassern, -milch, Lippenstiften, Schminken, Seifen, Ölen, Brillantinen, Pudern, Pasten und Shampoos. Reines, isoliertes Iron wird genau wie die synthetischen Jonone benutzt. Die Veilchenduftnote ist ein Bestandteil des Parfüms Chanel 5, Juchten, Nelken, Maiglöckchen usw.

Andere Verwendung: Hin und wieder wird die Droge Tees gegen Entzündung der Atemwege zugesetzt.

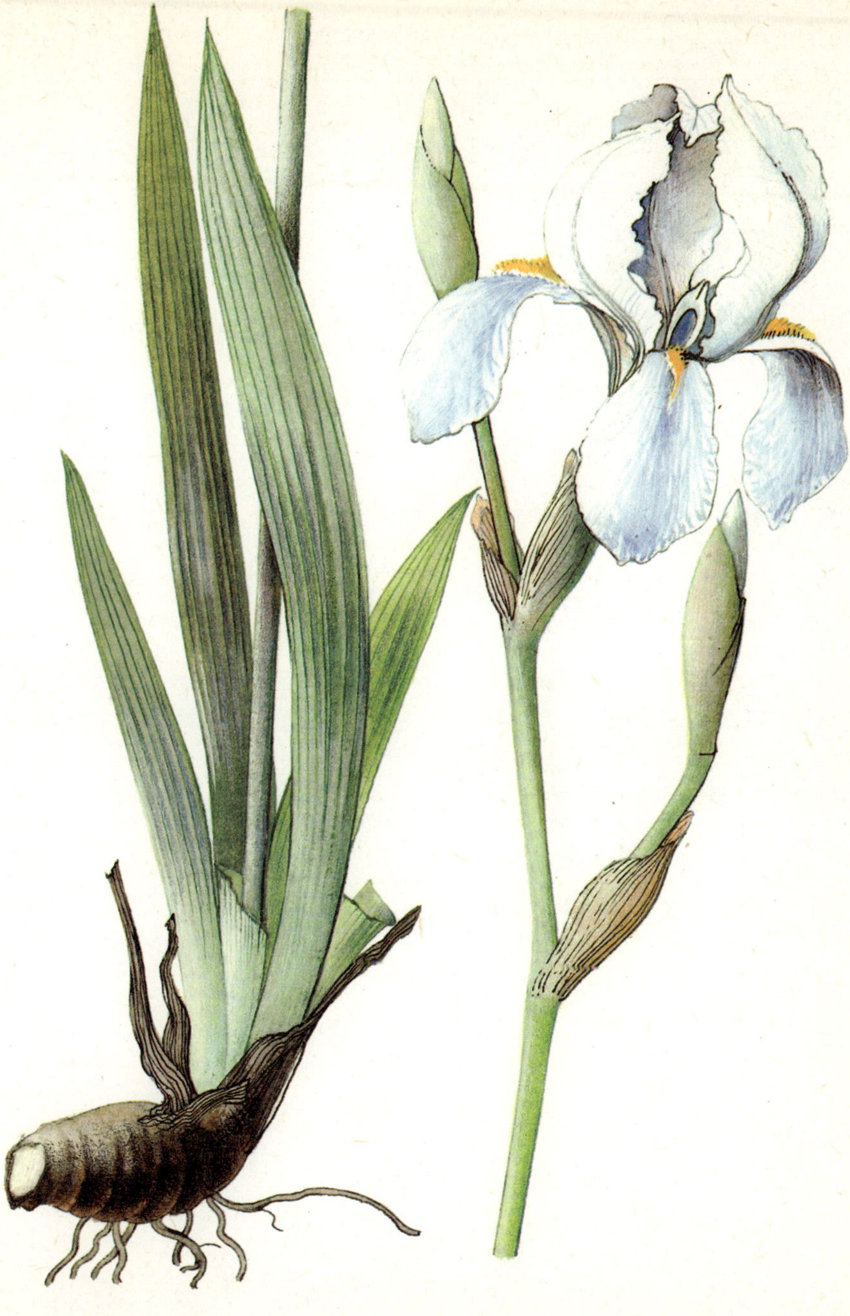

Jasmin Ölbaumgewächse

Jasminum grandiflorum L. *Oleaceae*

Beschreibung: Ein sommergrüner Strauch mit langen, dünnen Zweigen, die gestützt werden müssen und eine fast kahle Oberfläche haben. Seine gegenständigen Blätter bestehen aus 5–7 ellipsenförmigen oder oval-spitzen Teilblättern, 15–40 mm lang. Die weißen, etwa 35 mm großen Blüten wachsen an dünnen Stielen und sitzen in lockeren Trauben zusammen.

Herkunft und Verbreitung: Die Urheimat des Jasmins ist ein Gebiet vom Iran bis China. Wegen der duftenden Blüten wird er heute in wärmeren Gegenden im Garten, in der gemäßigten Zone im Gewächshaus gehalten.

Ernte: Gesammelt werden nur die Blüten; sie werden nicht getrocknet, sondern in frischem Zustand verarbeitet. Auch die Blüten weiterer Species der Jasmingattung werden genutzt: von den weißblütigen *Jasminum auriculatum* aus Sri Lanka, *Jasminum gracile* aus Australien, *Jasminum multiflorum* aus Borneo oder *Jasminum dichotomum* aus Westafrika, dessen Blüten sich nur nachts öffnen. Andere Arten haben rosa oder leuchtendgelbe Blüten.

Inhaltsstoffe: Das in den Blüten enthaltene ätherische Öl wird aus den frischen Blüten entweder durch Petroläther-Extraktion oder Enfleurage gewonnen. Seine Hauptbestandteile sind Benzylazetat, Benzylalkohol, Jasmon, Eugenol, Farnesol u. a. Der Mengenanteil der einzelnen Komponenten schwankt je nach Herkunft. Jährlich werden rund 4000 kg Jasminöl aus den verschiedenen Arten dieser Gattung produziert.

Verwendung in der Kosmetik: Jasminöl hat in der Parfümerie große Bedeutung für die Herstellung des eigentlichen Jasminparfüms, aber auch für die Parfümierung vieler Kosmetikpräparate. Jasminparfüm ist eine komplizierte Mischung, bestehend aus Grundstoffen, Wirk- und Fixierstoffen. Es ist ein Bestandteil von Chanel 5 und Chat noir und eignet sich zur Parfümierung von Hautcremes, Gelees, Lotions, Lippenstiften, Seifen, Brillantinen, Pudern usw.

Andere Verwendung: Die Art *Jasminum grandiflorum* wird auch oft als Zierstrauch gezüchtet.

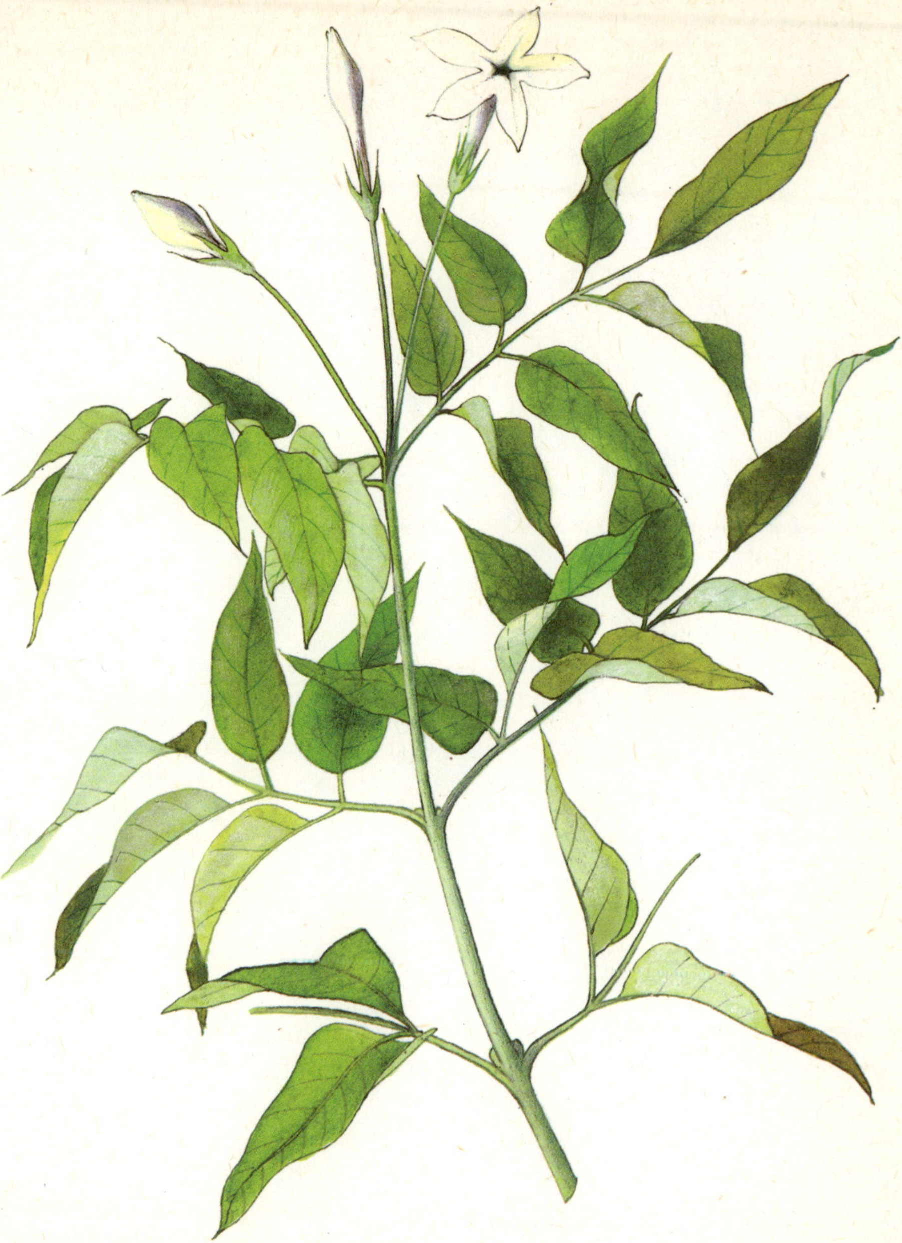

Walnußbaum
Juglans regia L.

Walnußgewächse
Juglandaceae

Beschreibung: Ein mächtiger, ausladender, bis zu 45 m hoher Baum mit bräunlicher, rissiger Borke. Er hat sommergrüne, unpaarig gefiederte Blätter. Zerreibt man sie zwischen den Fingern, geben sie einen angenehmen Duft von sich. Es gibt zwei Arten von Blüten: Die männlichen sind zu dichten, überhängenden Kätzchen an den Enden der Vorjahrstriebe geordnet, die weiblichen stehen in lockeren Ähren an den Enden der jungen Triebe. Die Früchte sind kugelige Steinfrüchte mit gelblichgrüner, beflaumter Oberfläche. In ihnen sitzt die nicht platzende „Nuß" mit dicker, gefurchter „Schale", die den Samen umschließt.

Herkunft und Verbreitung: Die Walnuß stammt aus den Bergwäldern des Balkans bis Ostasien. Ihre Zucht verbreitete sich aber praktisch über die wärmeren Teile der gemäßigten Zonen aller Kontinente.

Inhaltsstoffe: Der Walnußbaum liefert zwei Drogen: Die ledrigen, im Sommer gesammelten Blätter und die getrockneten, grünen Fruchthüllen der unreifen Nüsse. Die Blätter enthalten etwa 3 % Gerbstoffe, ein wenig ätherisches Öl und Glykoside, die nach Verletzung des Blattgewebes in einen braunen Stoff namens Juglon übergehen. In den getrockneten Fruchthüllen sitzt außerdem relativ viel Vitamin C.

Verwendung in der Kosmetik: Die Kosmetik interessiert sich für die Farbeigenschaften des Juglons. Walnußdrogen werden in Sonnenölen und -cremes verwendet wie auch als Haarfärbmittel zur Erzielung schöner Brauntöne. Auch in der Hauskosmetik kann man Haare mit frischem Saft aus den grünen Fruchthüllen färben. Etwa 20 g zerstampfte grüne Schalen werden mit 50 ccm Wasser, 25 g Alaun und 75 g Tafelöl verrührt. Diese Mischung wird leicht erwärmt, bis sie den richtigen Farbton hat, dann wird sie ins Haar eingerieben. Der Saft darf nicht alt sein, da sich seine Färbkraft rasch verliert. Man kann auch einen Spiritusextrakt benutzen (10 g Fruchthüllen auf 100 ccm 60%igen Spiritus).

Andere Verwendung: In der Medizin wird der Gerbstoffgehalt der Drogen bei chronischem Darmkatarrh und äußerlich in Bädern zur Behandlung juckender Ekzeme und Erfrierungen benutzt. In der Hauptsache ist der Nußbaum wegen seiner wohlschmeckenden, ölhaltigen Samen beliebt. Sein schweres, dauerhaftes Hartholz dient zum Bootsbau, zur Herstellung von Möbeln, Gewehrkolben usw.

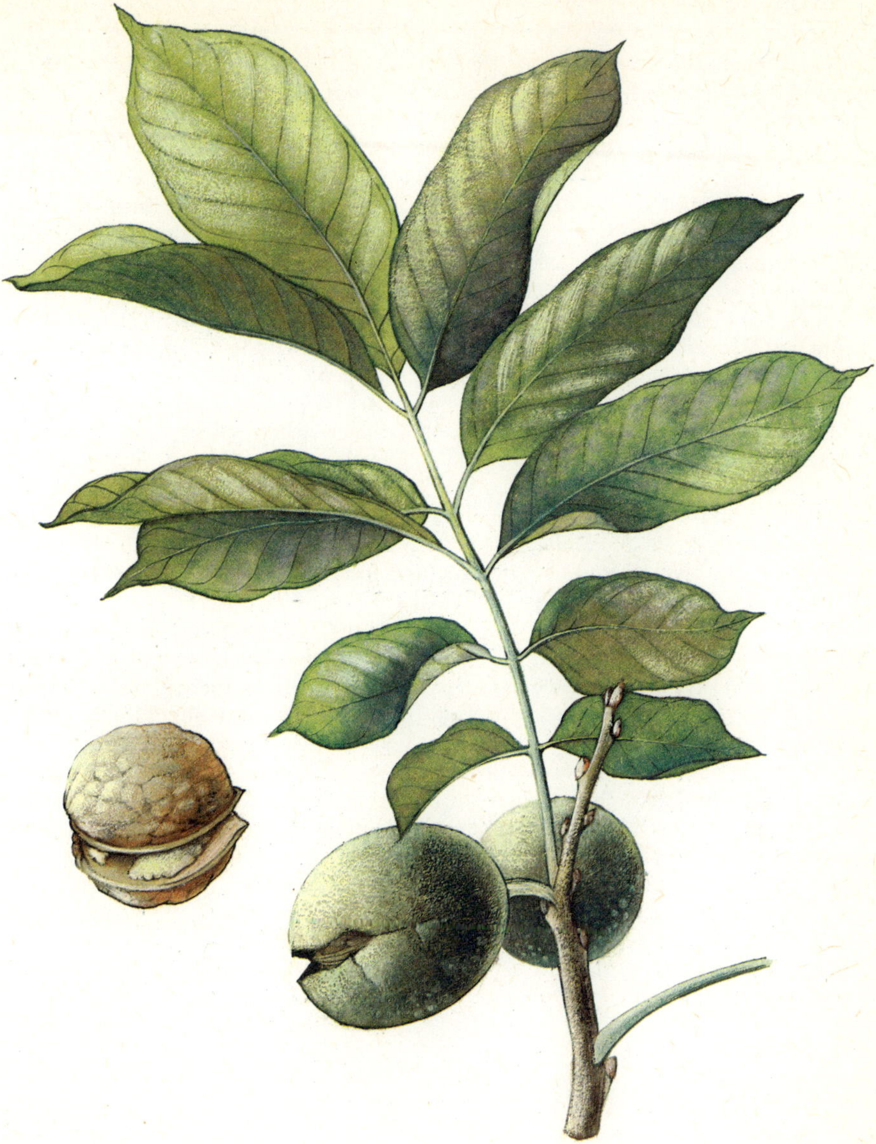

Lorbeerbaum — Lorbeergewächse

Laurus nobilis L. — *Lauraceae*

Beschreibung: Ein immergrüner Baum oder Strauch, 2–5 m hoch. Ledrige, gestreckt-lanzettliche Blätter mit gewellten Rändern. Auf der Oberseite glänzen sie dunkelgrün, die Unterseite mit der hervortretenden Nervatur ist heller. Durchschnittlich sind sie 6–10 cm lang, 2–3 cm breit, duften angenehm-würzig und schmecken bitter. Der Lorbeer hat kleine, weißliche oder gelbliche Blüten; seine Frucht ist eine rotblaue Beere, die einen einzigen ölhaltigen Samen enthält.

Verbreitung: Der Lorbeer wächst vor allem in Kleinasien und im Mittelmeerraum. Als Symbol von Ruhm und Macht genoß er in der Antike große Ehren.

Ernte und Drogenzubereitung: Als aromatische Drogen finden Lorbeerblätter und -früchte Verwendung. Die reifen Beeren werden gepflückt, aus ihnen wird ein von Chlorophyll grün gefärbtes Öl gepreßt. Die Blätter, vor allem zweijährige, werden im Herbst von Hand geerntet und langsam im Schatten getrocknet, ausgebreitet in dünnen Schichten.

Inhaltsstoffe: Die Blätter enthalten bis zu 3 % ätherisches Öl, bestehend aus Cineol, Eugenol, Pinen, Linalool und Geraniol. Ferner finden sich in ihnen Gerbstoffe, Bitterstoffe und Öl. Die Früchte haben bis zu 10 % ätherisches Öl mit Cineol, doch weisen sie kein Eugenol auf.

Verwendung in der Kosmetik: Bei äußerlicher Anwendung desinfizieren und durchbluten Lorbeerdrogen die Haut. Aus diesem Grund dienen sie als feine, aromatische Badezusätze. Etwa eine Handvoll Blätter wird in einem Leinensäckchen ins kochend heiße Wasser getaucht und dort gelassen, bis das Bad hinreichend abgekühlt ist. Nach dem Bad wird die Haut rosig, sie spannt sich, die Poren ziehen sich schnell zusammen. Zur Behandlung juckender Ausschläge oder Fußpilzerkrankungen wird dem Bad ein Absud aus Lorbeerblättern und -früchten (50 g in 1 l Wasser etwa 10 Minuten auskochen) zugesetzt. Diese Bäder sollten täglich genommen werden und etwa eine Viertelstunde dauern; nach dem Abheilen noch über einen Zeitraum von zwei Wochen alle drei Tage.

Andere Verwendung: Lorbeerblätter sind in erster Linie eins der ältesten und meistbenutzten Gewürze. Oft wird der Lorbeer auch als Zierpflanze gezogen.

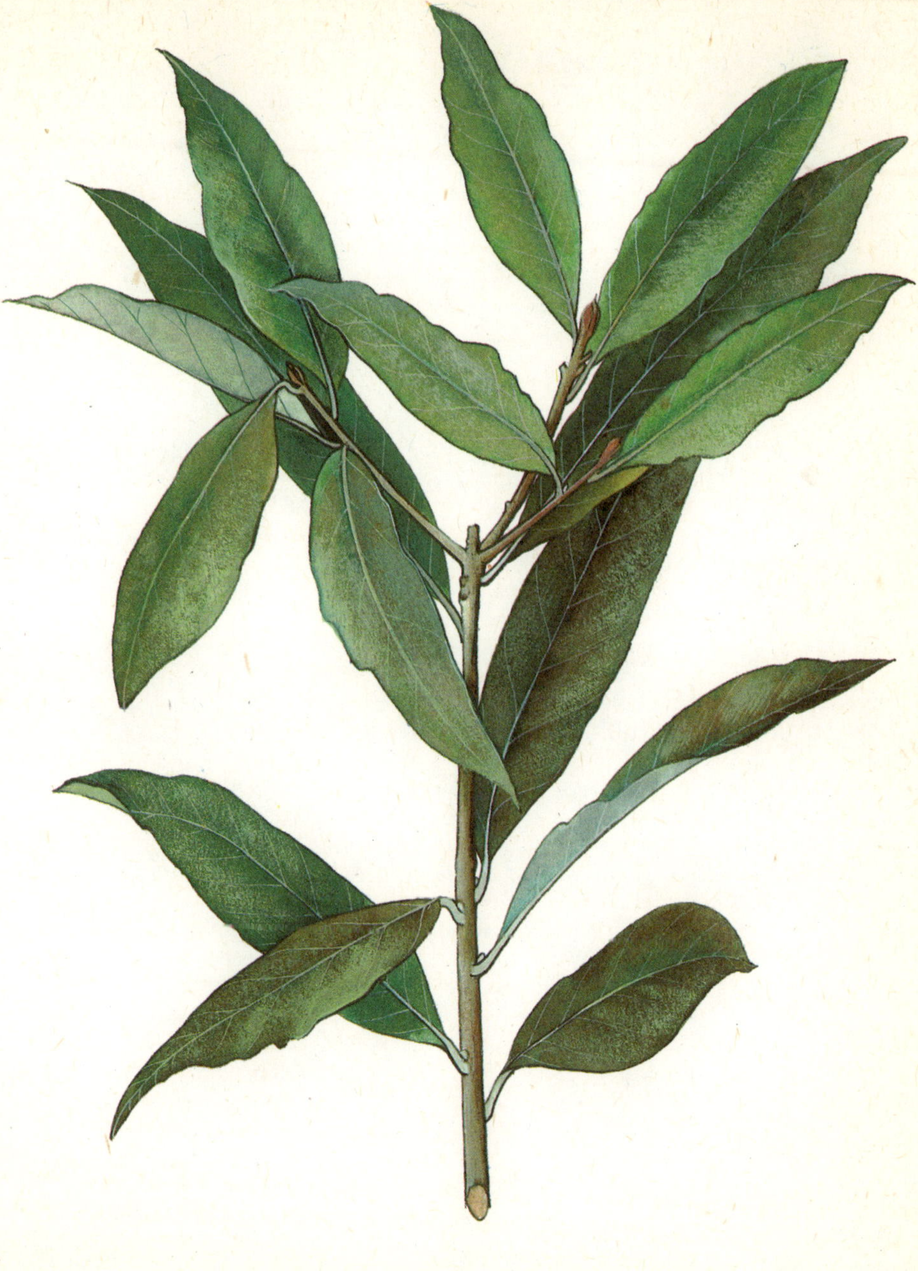

Lavendel

Lavandula angustifolia
ssp. *angustifolia* Mill.
syn. *Lavandula officinalis* Chaix

Lippenblütengewächse
Lamiaceae

Beschreibung: Ein angenehm aromatischer, stark verästelter Halbstrauch, etwa 60 cm hoch, mit holzigem Unterteil. Seine ansitzenden linealen Blätter sind in jungem Zustand grau befilzt, später grünlich. Die blauvioletten Blüten sitzen an den Triebspitzen ährenartig beieinander, die Pflanze blüht von Juni bis August.

Herkunft und Verbreitung: Die Urheimat des Lavendels ist Südeuropa, dort kommt er bis heute wild vor. Als Kulturpflanze wird er überall am Mittelmeer gezogen, aber auch in der Sowjetunion und im Iran. Lavendel erfordert leichte Böden mit genügend Kalk. Er wird aus Samen gezogen oder durch Teilung vegetativ vermehrt. An einem Standort hält er 6–10 Jahre aus.

Ernte und Drogenzubereitung: Geerntet werden entweder nur die Blüten oder der ganze Krautstengel mit den Blüten, stets bei trockenem Wetter Anfang Mai, wenn die Pflanze am meisten Aromastoffe enthält. Das Lavendelkraut wird vielfach noch von Hand geschnitten, doch wird die Ernte in verschiedenen Ländern bereits maschinell durchgeführt. In Frankreich wird das frische Kraut sogar direkt auf dem Feld in fahrbaren Destillationskolonnen verarbeitet, um jeden Verlust des duftenden Öls durch Austrocknen zu vermeiden. Werden Blüten oder Kraut getrocknet, so darf das nur im Schatten geschehen.

Inhaltsstoffe: Lavendelöl besteht zu 50 % aus Linaloolestern, hauptsächlich aus Linalylazetat. Daneben enthält es vor allem Cineol, auch Geraniol.

Verwendung in der Kosmetik: Lavendel ist eine klassische, sehr beliebte Duftpflanze. Ihr lateinischer Name stammt vom Wort „lavare“ – sich waschen. Schon im alten Rom diente sie als duftender, erfrischender Badezusatz, bis auf den heutigen Tag hat sie diese Funktion behalten. Ihr Öl dient vorwiegend in Seifen, Hautwassern und Cremes, Badezusätzen und Desodorant-Sprays als Parfümkomposition. In der Parfümerie dient Lavendelöl als Grundstoff für Kompositionen vom Typ Fougère und als Zusatzstoff für Cologne, Chypré und Juchten. Für die Lavendelparfümherstellung ist hauptsächlich Frankreich berühmt.

Als Kräuter-Gesichtsmaske kann man Lavendel nur ab und zu benutzen, da es die Haut reizt. Die Art *Lavandula latifolia* Medik. liefert das sog. Spiköl, das im Duft dem Lavendelöl der Art *L. angustifolia* ssp. *angustifolia* ähnelt, dabei aber ausgesprochenen Kräutercharakter hat. Ein weiterer Verwandter, das Lavandinöl, wird aus Hybriden gewonnen, die Lavandin heißen und viel in Spanien und Frankreich angebaut werden.

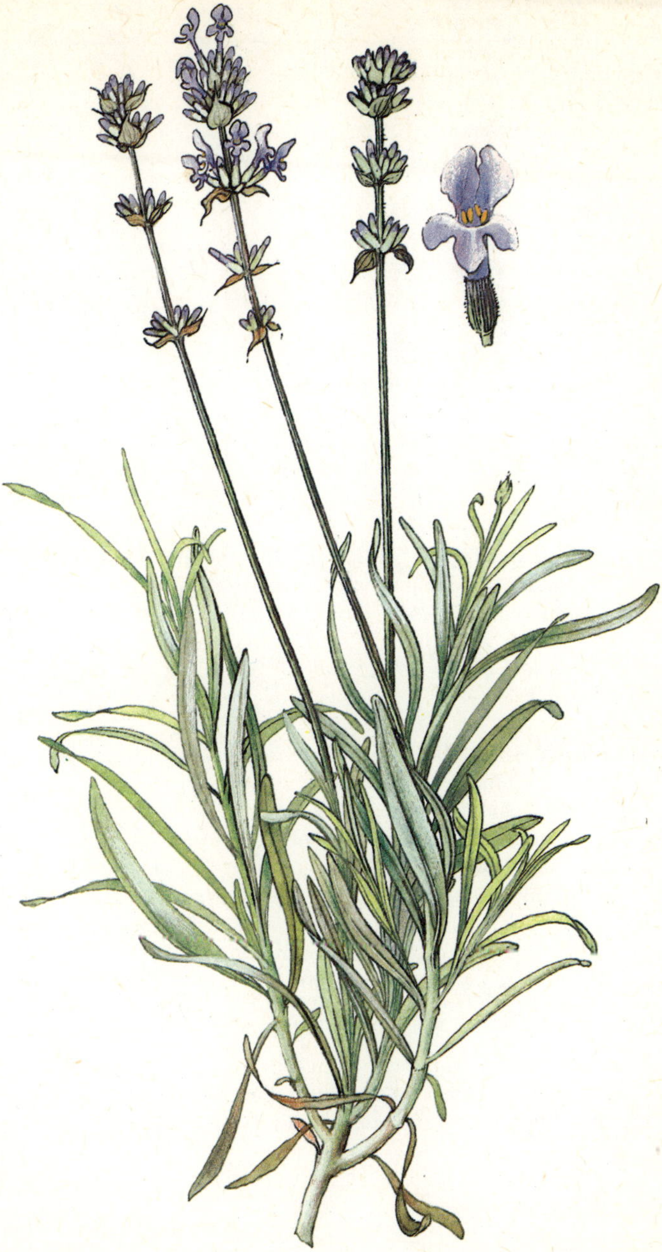

Hennastrauch
Lawsonia inermis L.

Blutweiderichgewächse
Lythraceae

Beschreibung: Ein immergrüner mittelhoher Strauch (3–6 m), mit kleinen, schmal elliptischen Blättern. Die weißlichen bzw. rosa bis ziegelroten Blüten sind in üppigen Endrispen zusammengedrängt und verströmen einen intensiven, angenehmen Duft. Die Früchte sind kleine Kapseln.

Verbreitung: Eine häufig kultivierte, gängige Art in den trockeneren Tropengebieten Nord- und Ostafrikas, Madagaskars, Asiens, Sri Lankas, Australiens und Amerikas. Vor allem für die Mohammedaner ist der Hennastrauch eine wichtige Pflanze. Wegen seines schönen Habitus und der duftenden Blüten wird er oft in Hecken gepflanzt.

Ernte und Drogenzubereitung: Die Setzlinge werden aus Samen gezogen. Vom dritten Jahr an werden von den jungen Pflanzen zweimal jährlich die jüngsten, 20–25 cm langen Triebe geerntet, getrocknet und in getrocknetem Zustand zerstoßen. Auf 1 ha können jährlich bis zu 1,5–2 t getrockneter Droge produziert werden.

Inhaltsstoffe: In den Blättern findet sich neben einer verhältnismäßig großen Gerbstoffmenge auch ein als Lawson bezeichneter Stoff, der chemisch 2-Hydroxy-1-4-Naphtochinon darstellt. Auf ihm beruht das Färbeprinzip von Henna, im Orient auch „Hennah", „Henne" oder „Hinna" genannt. Es ist ein rotgelber bis gelbbrauner Farbstoff und wird aus der Droge durch die Zugabe von basischer Kalkmilch gewonnen.

Verwendung in der Kosmetik: Henna ist ein sehr alter orientalischer Farbstoff und dient seit jeher zum Färben von Haaren, Bärten, Brauen und Nägeln. Es ist das älteste dekorative Kosmetikum der alten Welt überhaupt. Als Natur-Haarfärbemittel wird es bis heute in der Kosmetik genutzt. Hennapulver wird mit Wasser zu einem Brei angerührt, der auf das Haar gebracht wird. Reines Henna färbt rot bis rostrot. Gemischt mit Indigo, einem tiefblauen Farbstoff aus der Pflanze *Indigofera tinctoria* L. (Indigostrauch) ergibt es verschiedene Braun- und Schwarztöne. Um Haare schwarz zu färben, mischt man Henna und Indigo im Verhältnis 1 : 3. Aus den Hennastrauchblüten wird auch duftendes Hennaöl destilliert, das in Orientparfüms Verwendung findet.

Andere Verwendung: Wegen des hohen Gerbstoffgehalts wurden auch Felle und Gewebe mit Henna gefärbt. Die altägyptischen Mumien waren in hennagefärbte Tücher gehüllt. Die Araber färbten damit Hufe, Schweife und Mähnen ihrer Pferde.

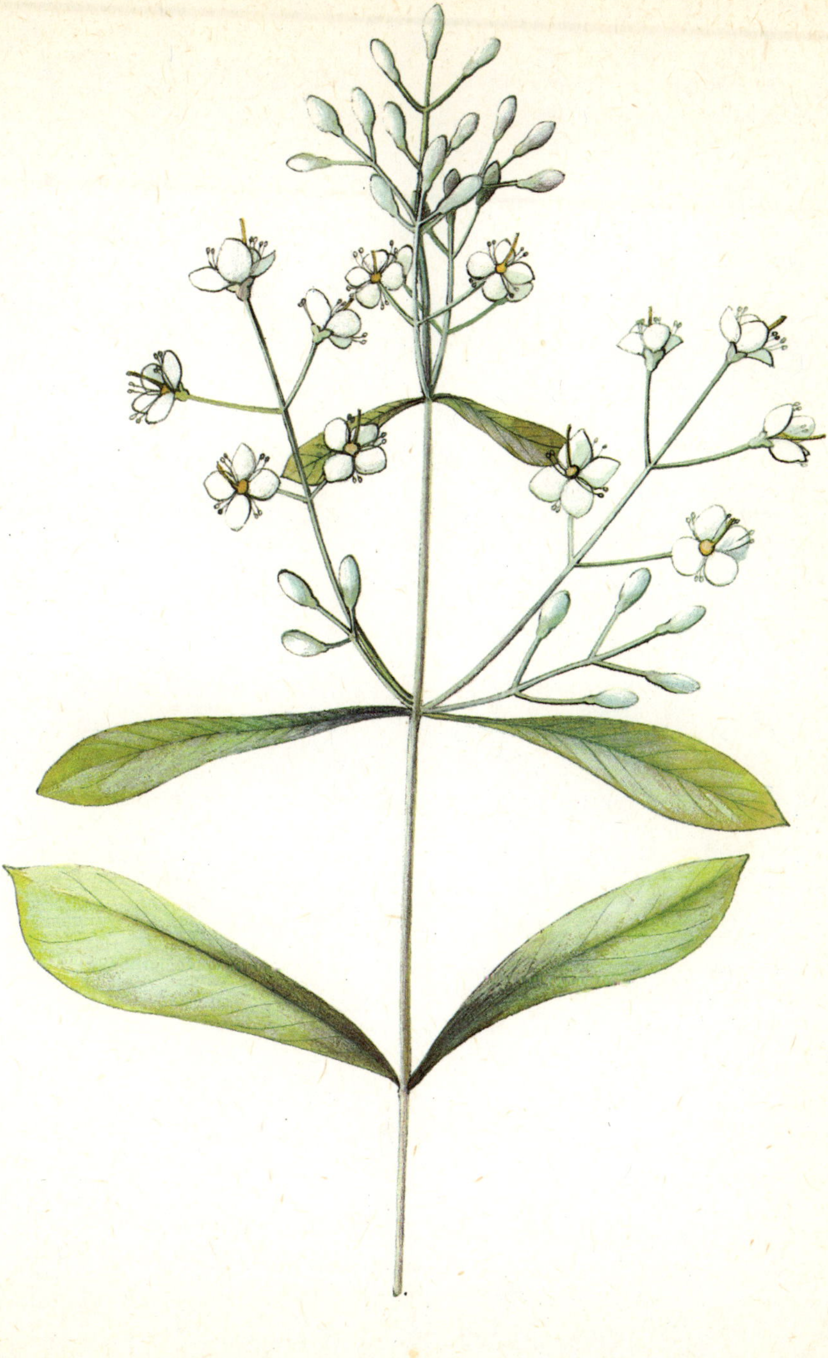

Liebstöckel, Maggikraut

Doldengewächse

Levisticum officinale W. D. J. Koch

Apiaceae

Beschreibung: Dieses mehrjährige Kraut hat eine dicke, kurze, fleischige Grundachse mit langen, verzweigten, gelbbraunen Wurzeln, innen weiß und sehr aromatisch. Aus der Grundachse sprießen sattgrüne, glänzende Grundblätter, langgestielt und zwei- bis dreifach gefiedert. Der Stengel wird 1–2 m hoch, er ist mit kurzstieligen Blättern besetzt. In den Blattachseln trägt er Zweige mit großen, dichten Dolden gelber Blüten. Blütezeit: Juli/August.

Herkunft und Verbreitung: Die Urheimat des Liebstöckels ist Vorderasien und Südeuropa. In vielen europäischen Ländern wird er in der Vorgebirgs- und Gebirgsstufe, entweder in Gärten oder nur einfach um die Anwesen herum gehalten, so daß er auch hier stellenweise verwildert ist.

Sammeln und Drogenzubereitung: Die wichtigsten Drogen sind Grundachse und Wurzeln; sie werden im September/Oktober von zwei- bis dreijährigen Pflanzen gesammelt. Nach Entfernung der oberirdischen Teile werden sie gereinigt und bei einer Temperatur nicht über 40 °C getrocknet. Für den Hausgebrauch werden auch Blätter in der Blütezeit gesammelt und im Schatten getrocknet.

Inhaltsstoffe: Die Liebstöckelwurzeln enthalten ätherisches Öl (0,5–1 %), das sich zu 70 % aus Butylphthaliden und ihren Derivaten, Alpha-Terpineol, Karvakrol, Kumarin, Buttersäurespuren u. a. zusammensetzt. Außer dem Öl ist ihr Gehalt an Bitterstoffen, organischen Säuren und Zuckern bedeutsam.

Verwendung in der Kosmetik: Den Geruch des Liebstöckelöls kann man zwar nicht als angenehm bezeichnen, doch gewinnt er in letzter Zeit immer mehr an Bedeutung in modernen Parfümkompositionen. Die volkstümliche Kosmetik empfiehlt Liebstöckelwurzel als Zusatz in durchblutungsfördernden, leicht hautreizenden Bädern, auch in Fußbädern zur Bekämpfung von Fußpilzen.

Andere Verwendung: In der Medizin wird der unterirdische Pflanzenteil als ausgezeichnetes Harntreibmittel geschätzt. Der Drogenaufguß wird getrunken. Liebstöckelkraut, frisch oder getrocknet, dient als aromatisches Gewürz, daher auch sein Name Maggikraut, es enthält Vitamin C.

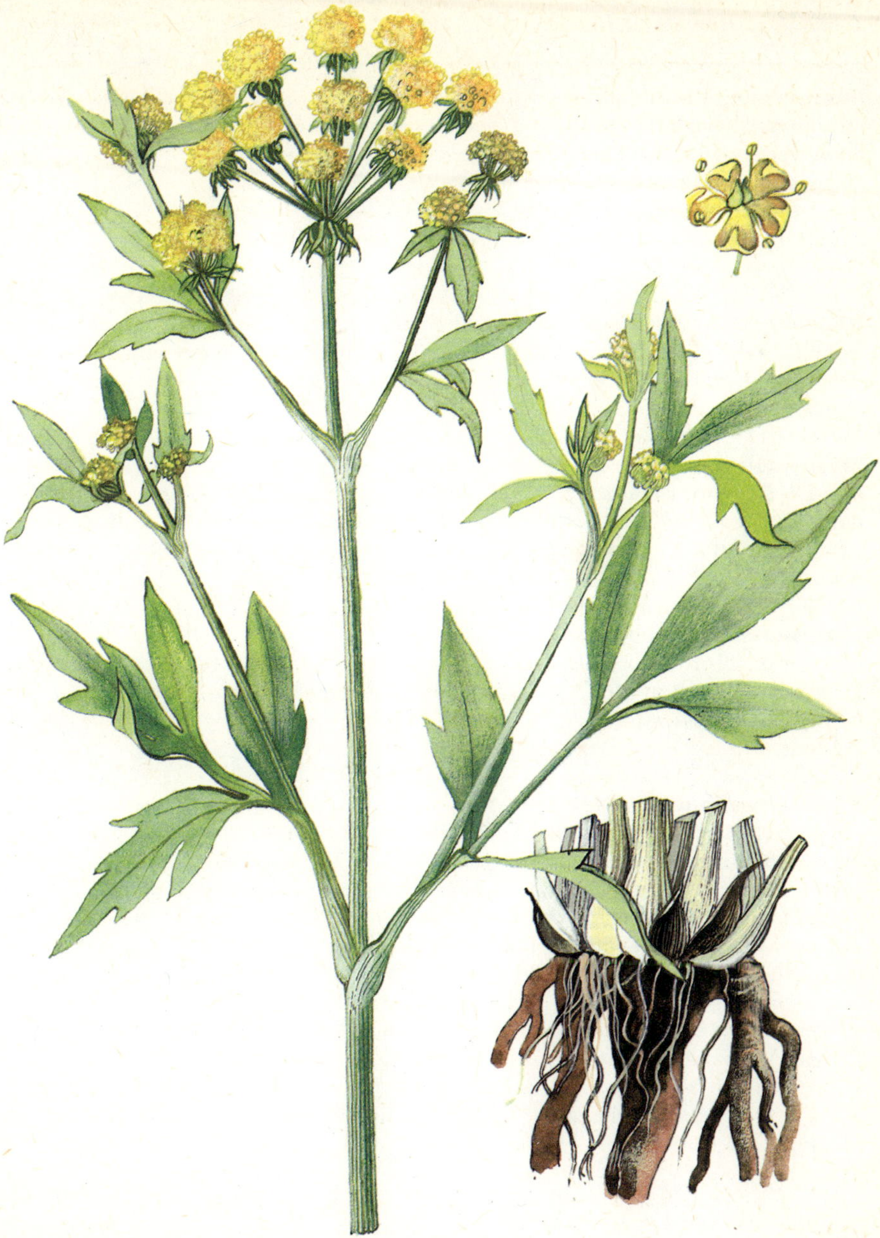

Flachs
Linum usitatissimum L.

Leingewächse
Linaceae

Beschreibung: Ein einjähriges, selten auch zweijähriges, 20 bis 150 cm hohes Kraut mit dünner, langer Wurzel und aufrechtem, rundlichem, dicht beblättertem und oben verzweigtem Stengel. Die spitzen Blätter werden bis zu 30 cm lang, die langgestielten Blüten erscheinen im Juni/Juli und haben eine blaßblaue oder leicht violette Krone. In seltenen Fällen blüht Flachs auch rosa oder weiß. Die Frucht ist eine kugelige Kapsel mit normalerweise zehn glänzenden, gelbbraunen bis rotbraunen Samen.

Herkunft und Verbreitung: Flachs ist eine uralte Kulturpflanze aus der gemäßigten Zone Europas. Er gedeiht in warmen und kalten Regionen, in der Ebene oder auf den Bergen. Heute wird er in ganz Europa und in Asien angebaut, wo er bis in die Subtropen reicht.

Zucht und Drogenzubereitung: Kultiviert werden in erster Linie zwei Hauptgruppen. Die Varietät *vulgare,* die wegen der Faser als Textilpflanze angebaut wird und die Varietät *humile,* aus der ölhaltiger Leinsamen gewonnen wird. Seit neuerem wird auch Öl-Faser-Flachs gezüchtet, der sowohl Fasern als auch ölhaltige Samen liefert.

Inhaltsstoffe: Leinsamen enthält bis zu 40 % Öl, das reich an Glyzeriden, Linolensäure (65 %), Linolsäure (25 %) und weiteren ungesättigten Fettsäuren ist. Ferner finden sich in ihm 3–6 % Schleime und verschiedene andere Stoffe, z. B. giftiger Zyanwasserstoff, der aber nur bei zerquetschten Samen zur Wirkung gelangt.

Verwendung in der Kosmetik: Das auf kaltem Wege geschlagene Leinöl hat die Fähigkeit, auf der Haut einen gleichmäßigen, dünnen Schutzfilm zu bilden. Der darin enthaltene Wirkstoffkomplex, als „Vitamin F" bezeichnet, heilt Ausschläge, Verbrennungen, Schuppen und zahlreiche andere Hautkrankheiten. Aus diesem Grund ist Leinöl ein häufiger Bestandteil heilkosmetischer Präparate für entzündete oder ausschlagbefallene Haut. Das trocknende Leinöl kann jedoch bei empfindlicher Haut zu Reizungen führen.

Andere Verwendung: Unzerquetschter Leinsamen scheidet bei Auslaugen in kaltem Wasser Schleime ab, die als mildes Abführmittel angewendet werden können. Seine Hauptbedeutung hat der Flachs aber als Textilrohstoff, aus dem gutes, festes Leinen hergestellt wird, das erfolgreich mit allen Ersatzmaterialien konkurrieren kann.

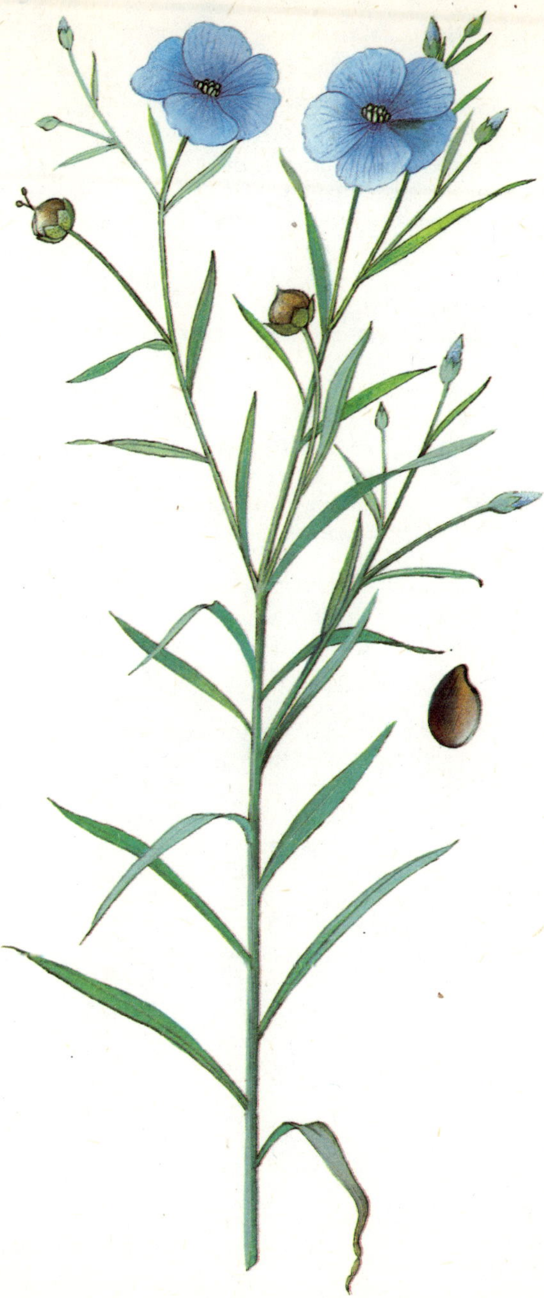

Amberbaum

Hamamelisgewächse

Liquidambar orientalis Mill.

Hamamelidaceae

Beschreibung: Ein sommergrüner, stattlicher, über 30 m hoher Baum mit ahorn- oder platanenähnlichen Blättern. Er hat zweierlei Blüten: männliche in aufrechten, dichten, zylindrischen Ähren und weibliche, zu kugeligen Blütenständen (Knäuel) zusammengedrängt, die an den Enden langer, blattloser Stiele sitzen. Die Früchte bilden sich gleichzeitig mit den Blüten. Jede Kapsel enthält 1–2 geflügelte Samen.

Herkunft und Verbreitung: Die Art stammt aus der Türkei, Syrien und dem Iran, von dort hat sich ihre Zucht in weitere Länder ausgebreitet.

Sammeln und Drogenzubereitung: Aus verletzten Bäumen rinnt ein Balsam, genannt Balsamum styrax oder nur Styrax. Gesunde Bäume bilden keinen Styrax. Durch Verletzung des jungen Holzes entstehen im Stamm Sekretionsbehälter, die sich bei systematisch durchgeführter Verletzung des Stammes (Anschlagen, Einkerben der Rinde usw.) noch erweitern und zu einem Kanalsystem verbinden, in dem sich der sekundär gebildete Styraxbalsam sammelt. Er wird durch Auskochen abgeschälter Rinde gewonnen.

Inhaltsstoffe: Durch Reinigung entsteht aus dem Rohstyrax eine sirupartige, aromatisch duftende Masse, die Styracin, Cinnamate, Vanillin und weitere Komponenten enthält.

Verwendung in der Kosmetik: Das isolierte Duftstoffkonzentrat, das sog. Rezinoid, wird in Parfümkompositionen für Seifen, Puder, Hautcremes, Gelees, Lippenstifte, Haarwasser und Shampoos verwertet. Es ist ein ausgezeichneter Fixator für Parfümnoten wie Flieder, Rose, Lavendel, Nelken, Jasmin, Chypré, Gardenie u. ä. Je nach Herkunft unterscheidet man verschiedene Styraxarten. Früher wurde auch aus dem Balsambaum (*Styrax officinalis* L.) Styrax gewonnen.

Andere Verwendung: Wertvoll ist auch das duftende Holz dieses Baumes. Die verwandte Art *Liquidambar styraciflua* aus Nordamerika liefert Sweet-Gum zur Kaugummiherstellung.

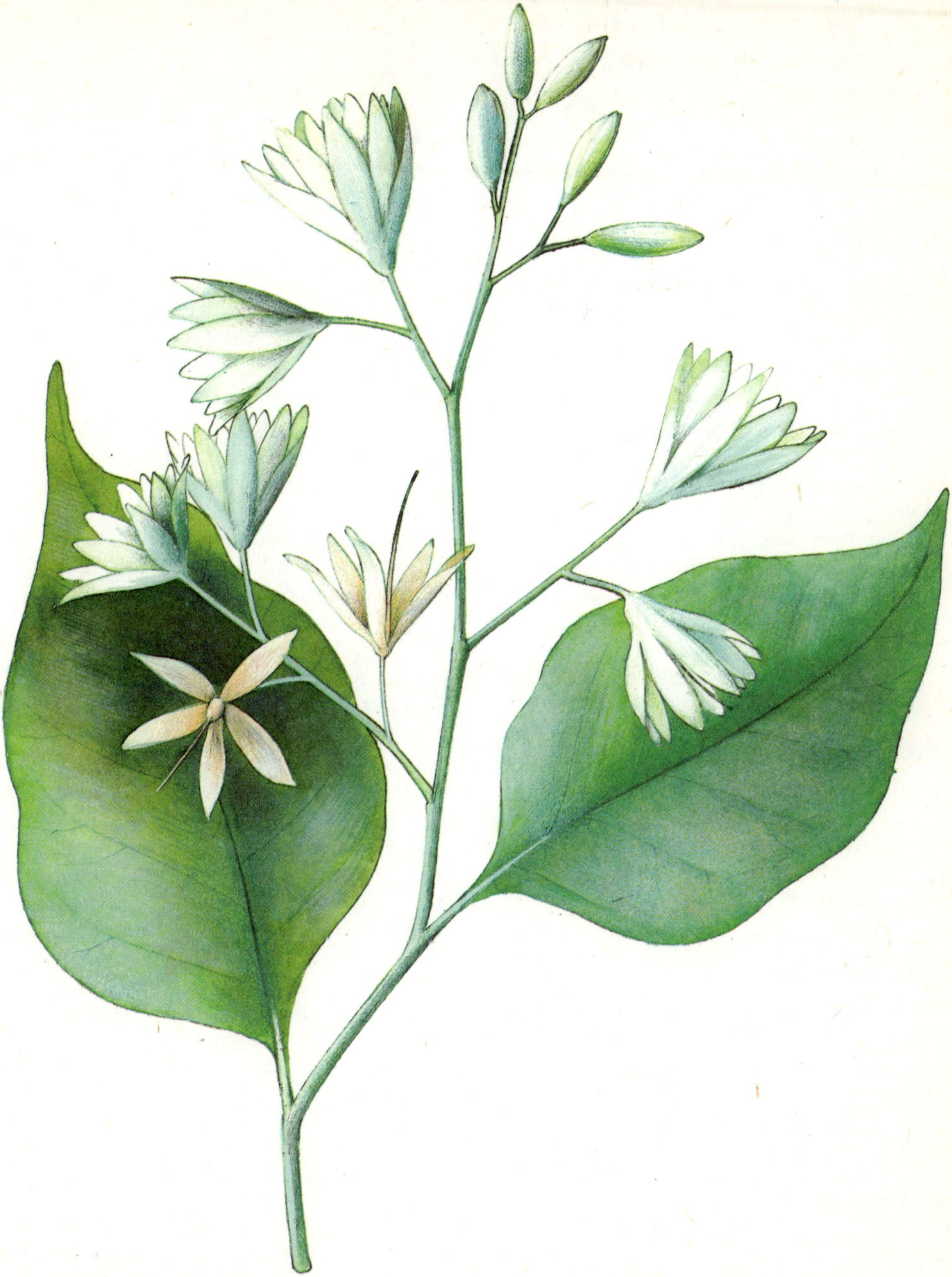

Tomate Nachtschattengewächse
Lycopersicon lycopersicum
(L.) Karst. ex Farw.
syn. *Solanum lycopersicum* L. *Solanaceae*

Beschreibung: Ein einjähriges, schnellwüchsiges, ästiges Krautgewächs, über und über drüsenhaarig und mit eigenartigem Geruch. Die Blätter sind durchbrochen-unpaarfiedrig, in ihren Achseln sitzen Büschel sternförmiger, gelber Blüten. Die Frucht ist in der Regel eine gekammerte, safthaltige Beere. Die Früchte der Kultursorten unterscheiden sich in Form, Größe und Farbe. Sie können kugelig, unregelmäßig gewulstet, glatt oder tief gerillt, gelb, orange oder rot sein.

Herkunft und Verbreitung: Als Urheimat der Tomate gelten die peruanischen Andentäler, von wo sie im 16. Jahrhundert nach Europa gebracht wurde. Im 18. und 19. Jahrhundert verbreitete sie sich als wärmeliebende Nutzpflanze über die ganze Welt. Die verwandten Arten wie z. B. *Lycopersicon pimpinellifolium* (L.) Mill. dienen zu Kreuzungen bei der Veredelung neuer Sorten.

Inhaltsstoffe: Die eßbaren Tomatenfrüchte enthalten organische Säuren, Zucker, Karotinoidfarbstoffe, den Vitaminkomplex C, A und B, anorganische Stoffe u. a. Das Kraut ist jedoch giftig, das bewirken die glykosidisch gebundenen Steroidsaponine vom Tomatintyp.

Verwendung in der Kosmetik: Die Kosmetik geht von der althergebrachten Erfahrung aus, daß frischer Tomatensaft die Haut reinigt, verfeinert und schöner macht. Daher werden Tomaten gern als Fruchtfleischgesichtsmasken genommen. Eine Tomatenmaske stellt man her, indem man Früchte in dünne Scheiben schneidet, diese zerquetscht und mit ein paar Tropfen Zitronensaft beträufelt. Auf das gründlich gewaschene Gesicht bringt man erst eine Fettcreme, bedeckt es mit einer dünnen, trockenen Watteschicht und legt darüber dann mit dem Fruchtgemisch vollgesogene Watte. Nach einer Viertelstunde nimmt man die Maske ab, cremt das Gesicht erneut ein und reinigt es mit einem tomatensaftgetränkten Wattebausch. Diese Maske eignet sich hervorragend für welken, schlaffen und ermüdeten Teint. Tomatensaft wird auch in Hautcremes verarbeitet.

Andere Verwendung: Tomaten sind ein beliebtes Gemüse, das auf alle möglichen Weisen verzehrt wird: Der Saft dient als Getränk, die Früchte werden frisch oder gekocht gegessen bzw. zu Tomatenmark, -ketchup u. a. verarbeitet.

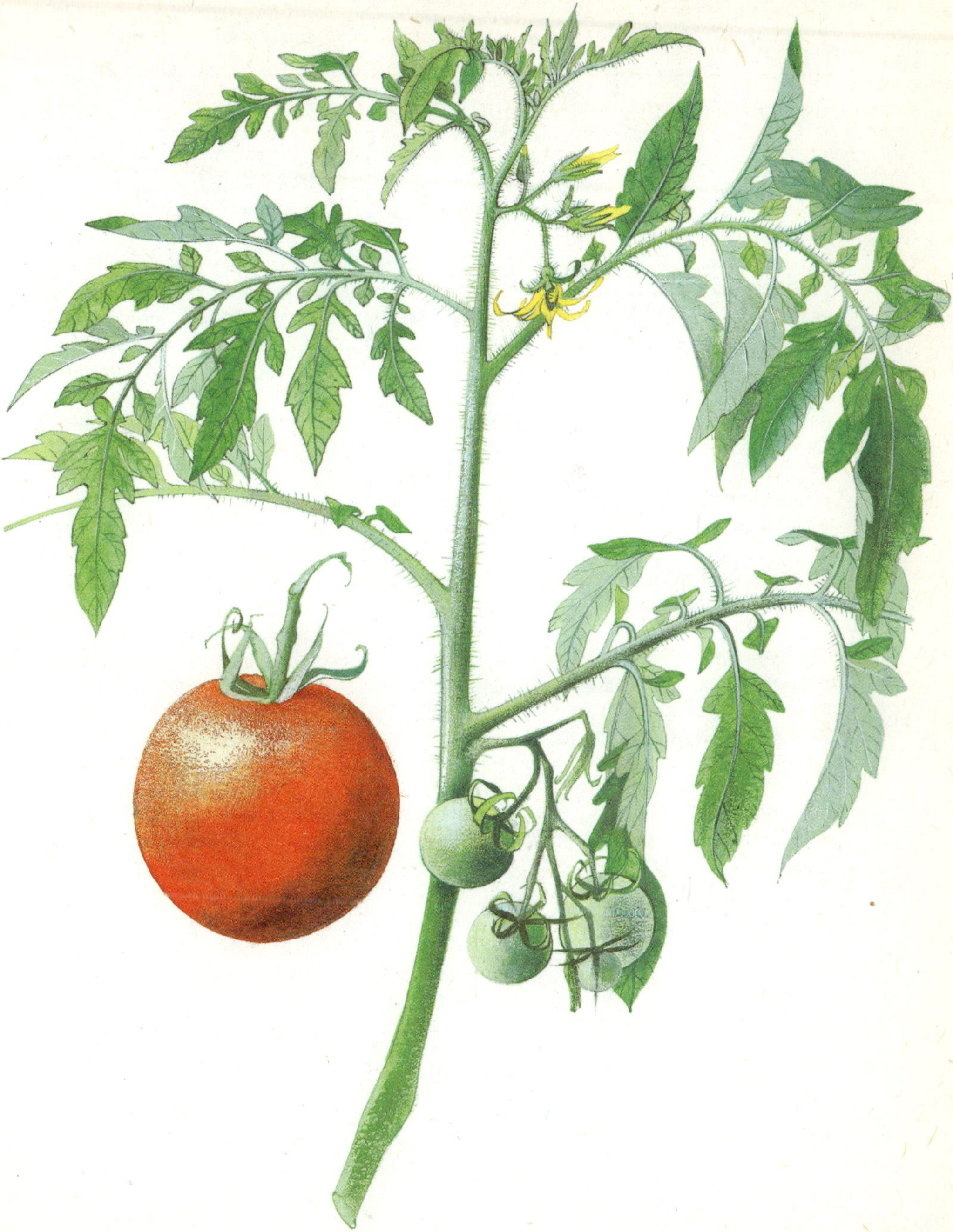

Pfennigkraut
Lysimachia nummularia L.

Primelgewächse
Primulaceae

Beschreibung: Ein niedriges, kriechendes Dauergewächs, das nur selten in Beständen eine Höhe von 60 cm erreicht. Die gegenständigen Blätter wachsen an kurzen Stielen und haben eine rundliche Spreite von ca. 25 mm Durchmesser. Die Blüten stehen solitär (einzeln), sie wachsen aus den Blattachseln und sind gelb mit dunklen Punkten. Die Pflanze blüht von Juni bis August, aus den Blüten reift eine Kapsel mit kleinen Samen heran.

Herkunft und Verbreitung: Die Art stammt wahrscheinlich aus Europa, von wo sie sich auch über die Neue Welt verbreitet hat. Die Pflanzen bilden dichte Bestände, so daß man mit ihnen große Flächen gut bedecken kann. Auch in hängenden Gefäßen wachsen sie gut.

Sammeln und Drogenzubereitung: In der Blüte wird das ganze Kraut gesammelt und im Schatten getrocknet.

Inhaltsstoffe: Das blühende Kraut enthält Saponine, Gerbstoffe und das Ferment Primaverase, das Glykosidverbindungen spaltet.

Verwendung in der Kosmetik: Bei Ekzemen werden Bäder in Aufgußform empfohlen (100 g auf 1 l kochendes Wasser, ca. eine halbe Stunde ziehen lassen). Dieser Aufguß ist auch gut für Gesichtswaschungen und Akne. Die in den Aufguß übergehenden Gerbstoffe ziehen vergröberte Poren zusammen. Man kann bei fettigem Haar und Schuppenbildung mit diesem Aufguß die Haare waschen.

Andere Verwendung: In der europäischen Therapie ist diese Art heute gänzlich überholt, auch die Volksheilkunde widmet ihr keine besondere Aufmerksamkeit mehr. Früher wurde das Pfennigkraut gegen Durchfall, Krampfadern und äußerlich zum Baden von Verletzungen angewendet. Gelegentlich wird aus Blättern und Blüten Tee zubereitet. Einige verwandte Arten dienen als Gewürz *(Lysimachia clethroides, L. fortunei, L. obovata),* andere werden zur Atemerfrischung gekaut (z. B. *Lysimachia foenum-graecum.*)

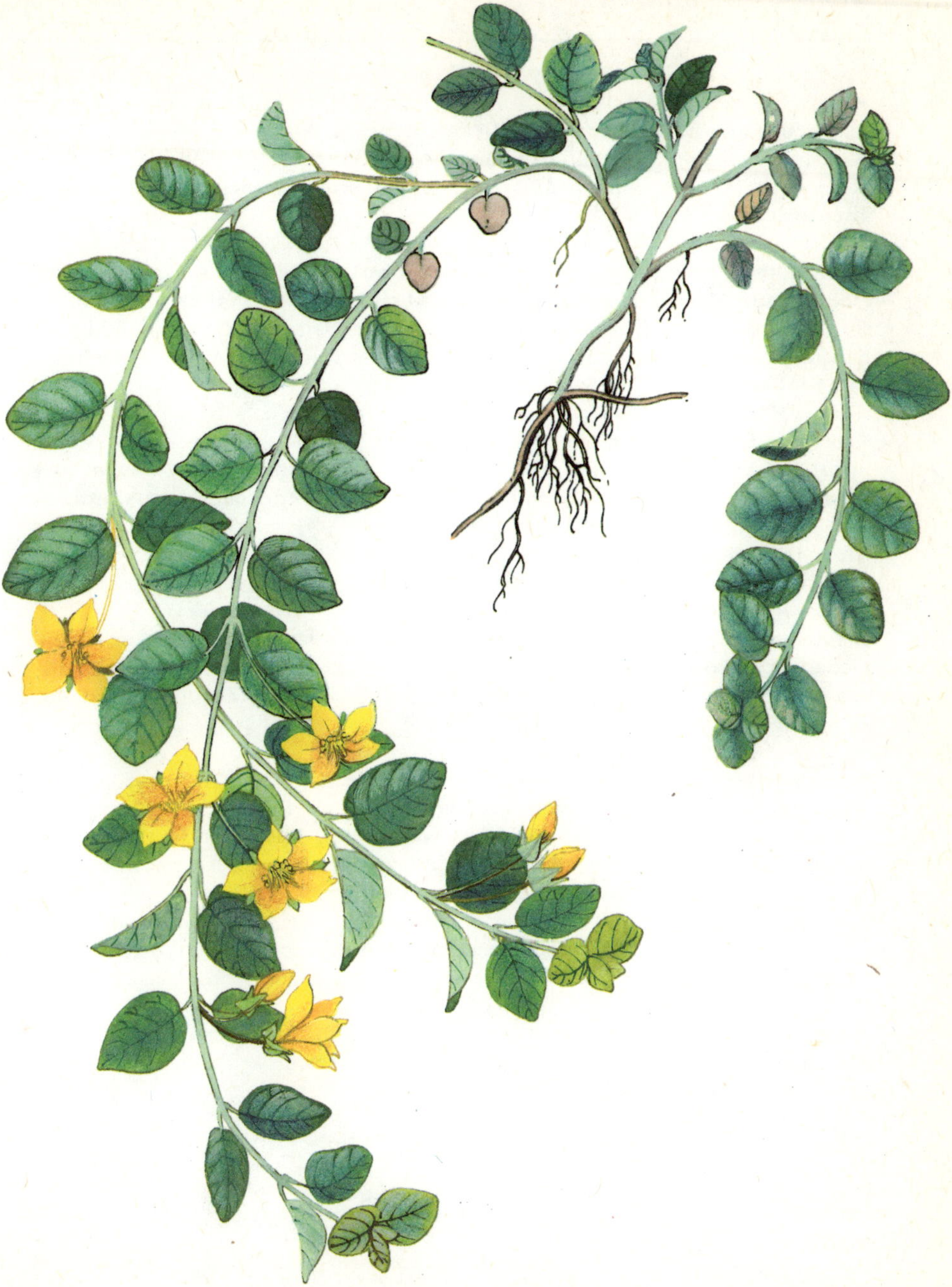

Zitronenmelisse
Melissa officinalis L.

Lippenblütengewächse
Lamiaceae

Beschreibung: Die Zitronenmelisse ist ein ausdauerndes Kraut von strauchartigem Wuchs. Sie wird etwa 50 cm hoch und ist reich mit herzförmigen bzw. eirunden, gesägten und schütter behaarten Blättern belaubt. Ihre kleinen weißen Blüten zeigen sich von Juni bis Juli. Die Pflanze braucht geschützte Lagen, sie gedeiht gut an sonnigen Plätzen. Meist wird sie durch Samen vermehrt, aber auch durch Teilung alter Büsche.

Verbreitung: Schon die alten Griechen und Römer kannten die außergewöhnliche Heilkraft der Melisse, die wild in Südeuropa und Mittelasien vorkam und benutzten sie als Gewürz, Medizin und Bienenweide. Ihr Name rührt daher: „Melissa" bedeutet „die Honigtragende". Die Pflanze ist wegen ihres Zitronendufts beliebt und wird häufig in Gärten gehalten.

Ernte und Drogenzubereitung: Hat die Pflanze 25–30 cm Höhe erreicht, werden noch vor dem Aufblühen Kraut oder Blätter geerntet. Die Ernte kann bis zu dreimal im Jahr erfolgen, stets muß sie bei trockenem Wetter nach dem Abtrocknen des Taus stattfinden. Getrocknet wird schnell im Schatten, bei langsamem Trocknen werden die Blätter braun. Die Droge mit ihrem Zitronenaroma verträgt keine mehrjährige Lagerung, weil ihr Duft schnell verloren geht.

Inhaltsstoffe: Die Melisse wird oft als aromatische Pflanze bezeichnet, doch ist ihr Gehalt an ätherischem Öl gering (0,01 %). Es wird durch Wasserdampfdestillation aus den frischen Pflanzen gewonnen. Das Öl enthält Zitral, Zitronellal, Geraniol, Linalool.

Verwendung in der Kosmetik: Kosmetisch wird die Zitronenmelisse in Kräutermischung bei der Herstellung von Spezialextrakten für kräftigende Bäder und in Präparaten gegen fette Haut und Haare verwendet. Auch wird sie mit Erfolg in jeder beliebigen Menge verschiedenen Kräutermasken zugesetzt. Sie verleiht der Haut nicht nur einen angenehm frischen Duft, sondern lindert auch etwaige Kopfschmerzen, die sich bei manchen Leuten nach der Verwendung von Kräutermasken einstellen können. Der Duft des Melissenöls ist hervorragend, doch wird es in der Parfümerie oft durch weniger kostbare Öle ersetzt.

Andere Verwendung: In der Pharmazie werden aus Melissen-Spiritusextrakten sehr gefragte Medikamente gegen Kopfschmerzen, Neurosen, Hypochondrie und Hysterie (Klosterfrau Melissengeist) hergestellt.

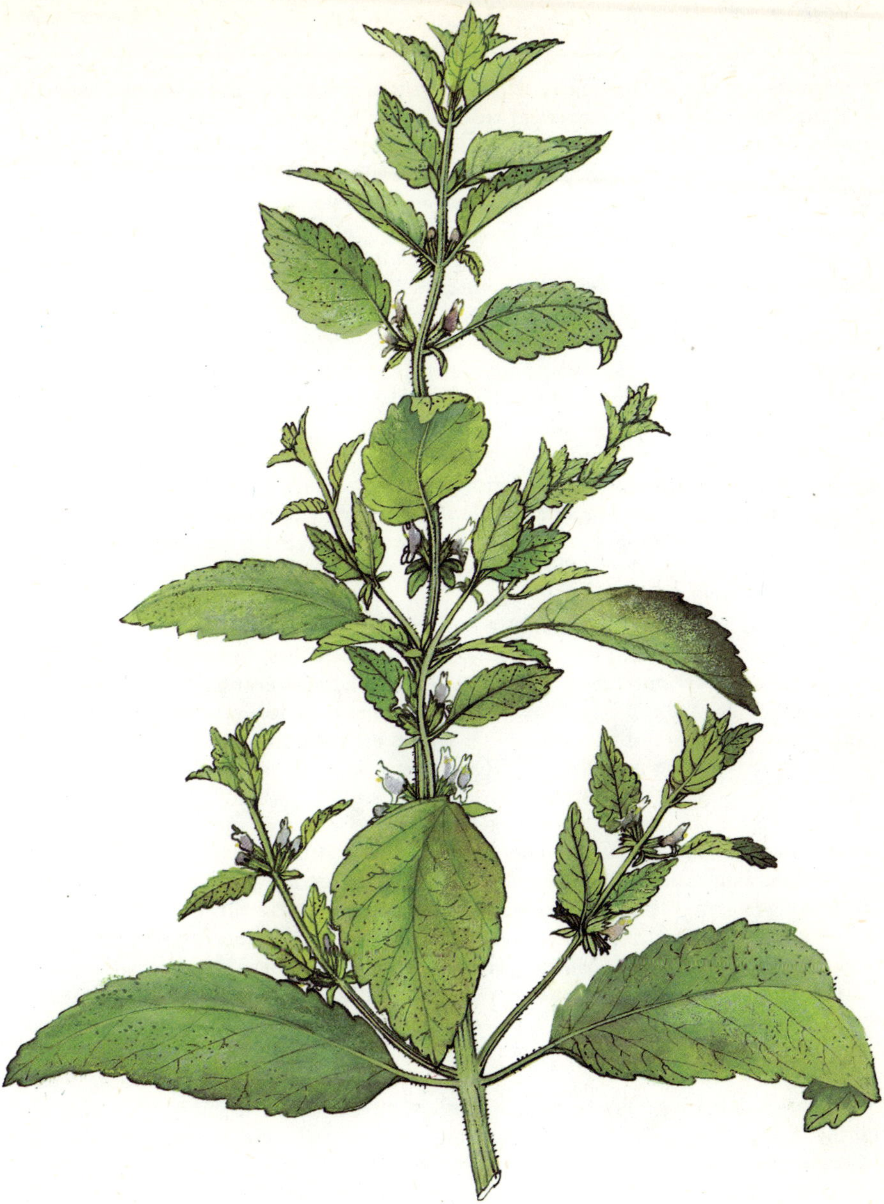

Pfefferminze
Mentha × piperita L.

Lippenblütengewächse
Lamiaceae

Beschreibung: Die Pfefferminze ist ein mehrjähriges Kraut, das etwa 60 cm hoch wird und hohe, vierkantige Stengel ausbildet. Ihre Blätter duften ganz charakteristisch, sie sind gestielt, eiförmig-lanzettlich mit stark hervortretender Nervatur. Die Pfefferminze blüht von Juli bis September, die kleinen Blüten sind blaßviolett. Im Erdreich bilden die Pflanzen ein üppiges Netzwerk von verholzten Wurzelstöcken aus, durch die sie sich vermehren. Die verschiedenen Minzenarten kreuzen sich in der Natur miteinander und man nimmt an, daß die Pfefferminze eine Kreuzung aus Wasserminze *(Mentha aquatica)* und Grüner Minze *(Mentha spicata)* ist.

Verbreitung: Pfefferminze wird viel im Mittelmeerraum, besonders in Frankreich und Bulgarien, doch auch in England, den USA und der Sowjetunion angebaut. Sie weist eine ganze Reihe von Unterarten auf, bevorzugt warme, feuchte und sonnige Lagen sowie humusreiche Böden.

Ernte und Drogenzubereitung: Geerntet wird meist das ganze Kraut kurz vor der Blüte, mancherorts dreimal jährlich. Getrocknet wird es im Schatten oder in gut belüfteten Trockenanlagen. Zur Destillation wird leicht gewelktes Kraut verwendet.

Inhaltsstoffe: Wirkstoff in allen Minzenarten und -unterarten ist das ätherische Pfefferminzöl. Zu seiner Gewinnung wird vorwiegend eine in England unter dem Namen „Mitcham“ entstandene Hybride benutzt. Diese enthält etwa 1 % Öl, in dem rund 50 % Menthol sind, ferner Menthon, Phellandren, Pinen und Cineol. Einen sehr viel höheren Mentholgehalt haben die ostasiatischen und japanischen Minzensorten, die eine wichtige Rohstoffquelle für die Industrieproduktion darstellen.

Verwendung in der Kosmetik: Menthol ist ein unentbehrlicher Rohstoff für die Herstellung von Zahnpasten, Mundwassern, erfrischenden Massagecremes, Badezusätzen, Masken, Gelees usw. Es verleiht ihnen einen frischen Duft und ruft auf der Haut ein kühlendes, beruhigendes Gefühl hervor. Der Mentholbedarf ist so groß, daß ihn die Naturrohstoffe gar nicht decken können. Daher wird er auch synthetisch hergestellt. Ein weiterer Bestandteil des Pfefferminzöls, das Menthon, wird zur Erzielung einer erfrischenden Duftnote in Rosen-, Geranien- und Orientparfümkompositionen verwendet.

Andere Verwendung: Pfefferminzöl und Menthol haben im Hinblick auf ihre Desifenktions- und Beruhigungswirkung eine beträchtliche Bedeutung in der Medizin bei der Behandlung von Verdauungsbeschwerden und bei der Herstellung von antirheumatischen Einreibemitteln.

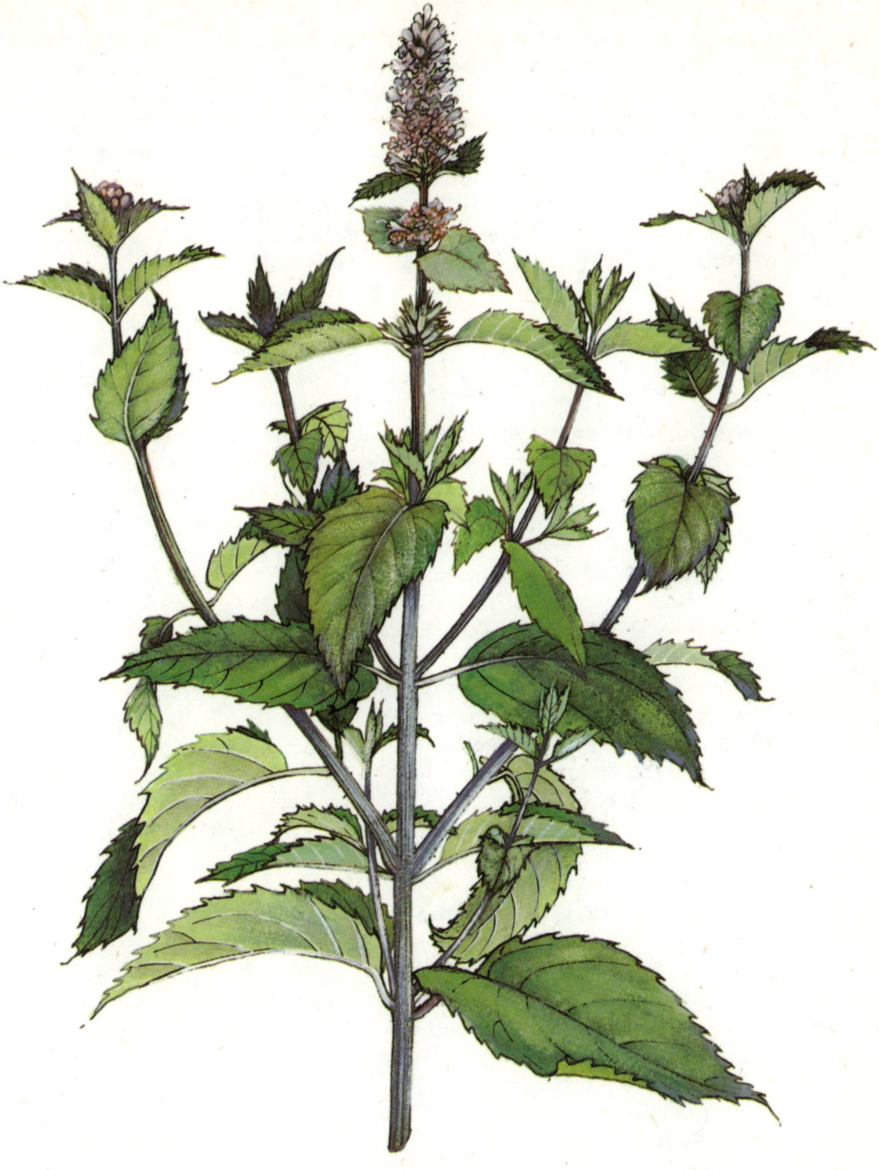

Muskatnußbaum
Myristica fragrans Houtt.

Muskatgewächse
Myristicaceae

Beschreibung: Der Muskatnußbaum ist ein schöner, tropischer Zierbaum mit kegelförmiger, dunkelgrüner Krone. Er wird 8–16 m hoch und blüht das ganze Jahr über. Die männlichen Blüten sind klein, weißlich und in Blattachseltrauben angeordnet, die gelben weiblichen wachsen in der Regel einzeln in Blattachseln. Die einsamigen Früchte ähneln in der Form einem Pfirsich mit leicht zugespitztem Ende. Die reife Frucht ist grüngelb mit einem Hauch von Rot und platzt entlang einer Rille von der Spitze bis zum Stiel auf. Das Fruchtfleisch ist ziemlich dick, schmeckt säuerlich und hat den typischen Muskatgeruch. Darunter sitzt ein Beutelchen, „Muskatblüte" genannt und in ihm in einer festen Schale der Kern, die „Muskatnuß".

Herkunft und Verbreitung: Heimat und Ursprungsland des Muskatnußbaums sind die Molukken und alle umliegenden, heute zu Indonesien gehörenden Inseln.

Ernte und Drogenzubereitung: Die Muskatfrüchte werden von Hand gepflückt oder mit Bambusstöcken heruntergeschlagen. Geerntet werden nur reife, bereits aufgeplatzte Früchte. Sofort wird die fruchtige Außenschicht entfernt und der fleischige Beutel mit den Fingern oder einem Messer so herausgenommen, daß er unverletzt bleibt; anschließend wird er einige Tage in der Sonne getrocknet. Die aus der Hülle befreite, von einer schwachen Schale umgebene Muskatnuß wird gleichfalls in der Sonne oder in Trockenanlagen getrocknet. Dann werden die Kerne von Hand oder maschinell herausgeschält.

Inhaltsstoffe: Muskatnuß, gegf. auch Muskatblüte (Macis) enthalten ein ätherisches Öl von praktisch gleicher Zusammensetzung. Die beste Ware, die Banda-Muskatnuß, enthält bis zu 16 % Öl, bestehend aus Terpenen (Alpha-Pinen, Camphen, Limonen, P-Cymen) und Alkoholen (Linalool, Borneol, Terpineol, Geraniol). Das Öl enthält auch das giftige, halluzinogene Myristizin. Bereits 5 g Muskatnuß sind für den Menschen eine fast tödliche Dosis. Außer dem Öl enthalten die Nüsse 30–40 % Fett (Muskatbutter) und 30 % Stärke.

Verwendung in der Kosmetik: Mit Muskatöl werden vor allem Seifen parfümiert, auch ist es ein Bestandteil verschiedener Chypré-Parfümtypen. Die Muskatbutter ist ein geeigneter Rohstoff zur Herstellung von Haarpomaden, -brillantinen und Seifen. Für die Parfümkompositionen verschiedener Kosmetikpräparate wird aber häufiger Muskatsalbeiöl aus dem Kraut des Muskatellersalbeis (*Salvia sclarea* L.) herangezogen, das mit dem echten Muskatöl nur den Duftcharakter gemeinsam hat.

Andere Verwendung: Muskatnuß und -blüte werden von jeher in erster Linie als Gewürz verwendet.

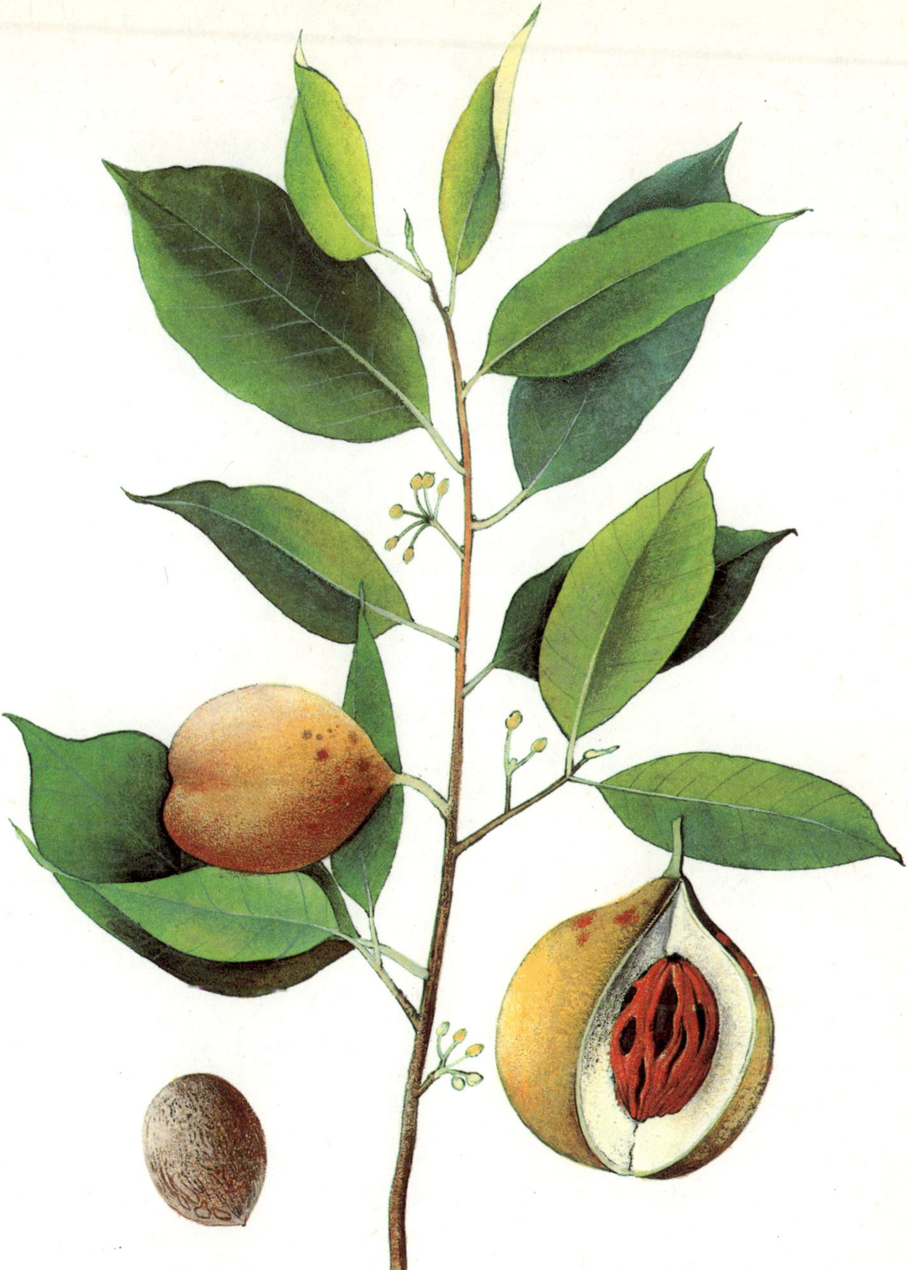

Myrte
Myrtus communis L.

Myrtengewächse
Myrtaceae

Beschreibung: Ein dichter, etwa 3 m hoher Strauch mit kleinen, beim Zerreiben angenehm duftenden, schmalen und glänzenden Blättchen. Die Blüten sind klein, weiß oder blaßrosa und zeigen sich von Juni bis August. Die Frucht ist eine kleine, zunächst grüne, später schwarze Beere mit blauer Bereifung.

Herkunft und Verbreitung: Die Myrte stammt aus dem Mittelmeerraum. Seit jeher wurde sie in den Gärten des alten Griechenlands und Roms gehalten, denn sie war der Göttin Aphrodite bzw. Venus geweiht. Ihre Zweige waren ein Symbol der Jugend und Schönheit. Im alten Ägypten flochten sich die Frauen bei Festlichkeiten und Tänzen Lotos-, Granatapfelblüten und Myrtenzweige ins Haar. Gegenwärtig werden einige Dutzend unterschiedlicher Formen kultiviert, deren Habitus und Blattgrößen differieren.

Drogenzubereitung: Die Myrte ist die einzige europäische Art der an ätherischen Ölen reichen Familie der Myrtengewächse. Das Öl wird aus dem Kraut bzw. aus den Blättern destilliert. In den Handel kommt es aus Spanien, Frankreich, Korsika, Sizilien, Jugoslawien und von der Nordwestküste Afrikas.

Inhaltsstoffe: Das Myrtenöl hat durchdringenden Kampfergeruch und enthält Alpha-Pinen, Cineol, Camphen, Dipenten, Geraniol, Nerol, Eugenol, Limonen und Gerbstoffe. Es hat Desinfektionswirkung.

Verwendung in der Kosmetik: Myrtenöl läßt sich als Aromazusatz in der Mundkosmetik, also in Zahnpasta und Mundwasser, in Rasierwasser und Herrenkosmetik allgemein, in Massagecremes und Badezusätzen verwenden. Da die Myrte auch genügend Gerbstoffe enthält, sind Bäder unter Zugabe von Myrtenaufguß erfrischend, hautdurchblutend und haben Desinfektions- und Desodoranzwirkung.

Andere Verwendung: Getrocknete grüne Myrtenbeeren werden mancherorts als Gewürz benutzt oder auch zur Erfrischung des Atems gekaut. Das elastische, dichte, harte Holz dient zur Herstellung von kleinen Holzgegenständen und Spazierstöcken. Ansonsten wird die Myrte als Zierstrauch gepflanzt, mit den jungen, grünen Trieben schmücken sich in manchen Gegenden die Hochzeitspaare und ihre Gäste.

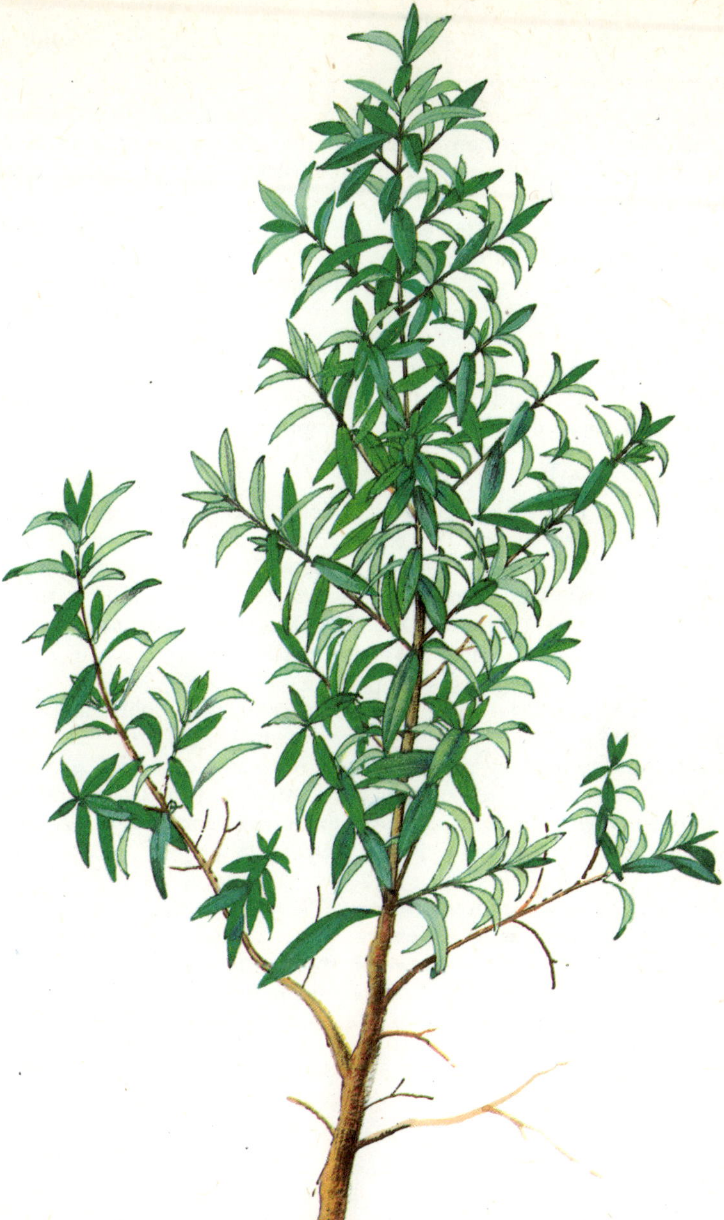

Ölbaum — Ölbaumgewächse

Olea europaea L. — *Oleaceae*

Beschreibung: Ein immergrüner Subtropenbaum, 7–12 m hoch. Er hat schmale, graugrüne steife Blätter und kleine weißliche, in Blattachselrispen sitzende Blüten. Seine länglichen, gelbgrünen bis schwarzen Steinfrüchte enthalten einen spindelförmigen, harten Stein.

Herkunft und Verbreitung: Der Ölbaum ist typisch für den gesamten Mittelmeerraum, seine ursprüngliche Heimat. Seit jeher wird er in den trockeneren Subtropen der Alten und Neuen Welt angepflanzt.

Zucht und Ernte: Der Baum wird plantagenmäßig angebaut. Die reifen Oliven werden heruntergeschüttelt, die abgefallenen gesammelt. Das Öl wird aus ihnen bei unterschiedlichem Druck und verschiedenen Temperaturen gepreßt. Am besten ist kalt gepreßtes.

Inhaltsstoffe: Olivenöl ist nicht nur das beste Tafelöl, leicht verdaulich und somit in der Lebensmittelindustrie bevorzugt, sondern auch einer der grundlegenden kosmetischen Fettrohstoffe für Qualitätserzeugnisse. Kalt gepreßte Oliven geben 40–60 % Öl. Es enthält vorwiegend Ölsäureglyzeride (75 %), ferner Palmitin- und Linolsäureglyzeride. Bei höherem Druck und Temperatur gewinnt man ein Öl geringerer Qualität mit einem höheren Anteil freier Fettsäuren.

Verwendung in der Kosmetik: Ähnlich wie Mandel- und Avocadoöl dient Olivenöl zur Reinigung empfindlicher Haut und zur Fettung eines trockenen Teints entweder unparfümiert im Naturzustand oder als Masken, Fettcremes, Shampoos, Badeschaumgelees und Badeöle. In einer guten Naturöl-Lotion für trockene Haut sind hauptsächlich Oliven- und Sesamöl enthalten, in geringem Ausmaß Avocado- und Pfirsichkernöl, ferner Vitamin E und Parfüm.

Andere Verwendung: In Rezepturen erscheint Olivenöl als gängiges Medium für in Öl lösliche Heilmittel. Innerlich angewendet dient es bei Koliken zur Austreibung kleinerer Gallensteine. Die Oliven sind eine beliebte und wertvolle Speisebeilage. Gegessen werden unreife grüne in verschiedener Zubereitung (in Salz, Essig usw.) oder reife schwarze Oliven. Das Ölbaumholz ist sehr hart, schwer und wird zu Schnitzereien benutzt.

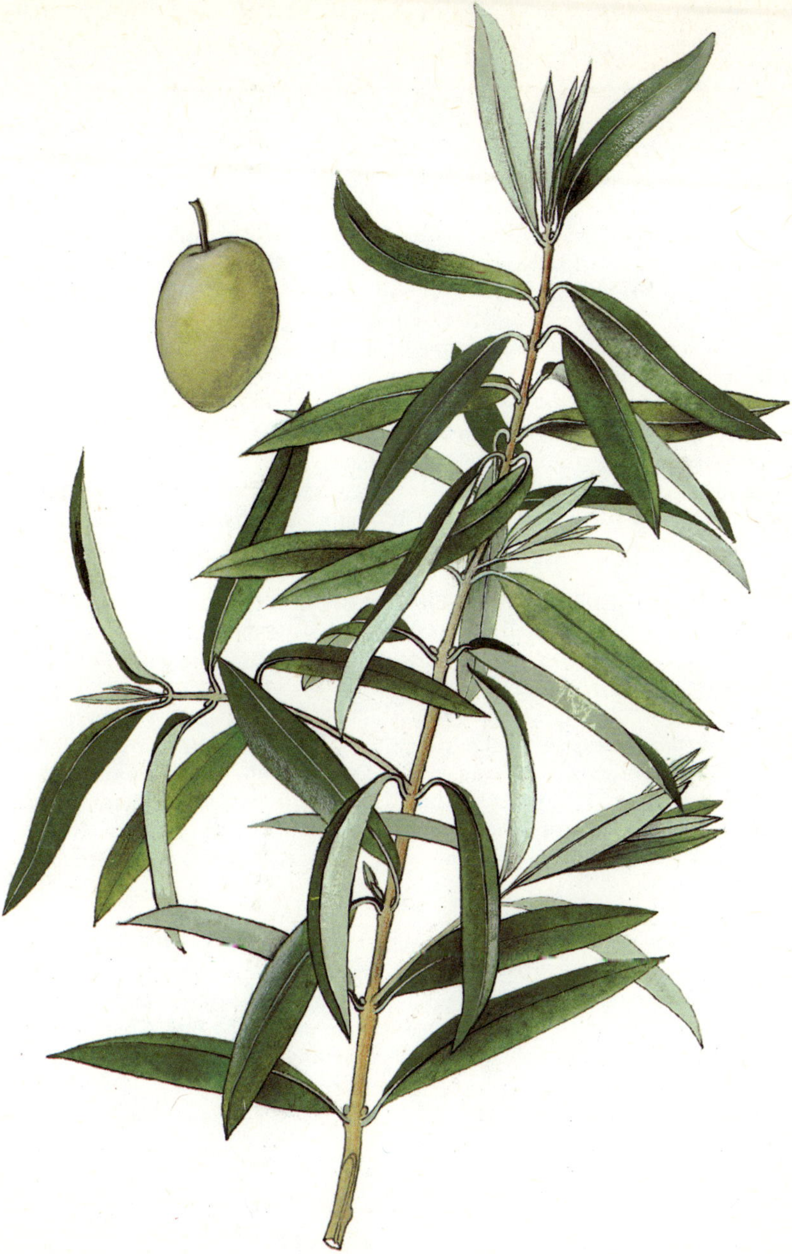

Ginseng

Araliengewächse

Panax pseudoginseng Wall.
syn. *Panax ginseng* C. A. Mey.

Araliaceae

Beschreibung: Ginseng ist ein rund 30–70 cm hohes Kraut mit ausdauernder Wurzel, die ein sehr hohes Alter erreichen kann – bis zu 100 Jahren. Die fleischige, gelbgraue Wurzel ist meist 20–25 cm lang, im Querschnitt etwa 2–2,5 cm und hat 3–6 stärkere Abzweigungen. Aus der Wurzel sprießt ein einfacher Stengel mit einer hoch sitzenden Rosette aus zwei bis fünf handförmig gelappten, gestielten Blättern. Stengel und Blattstiele sind violett-rötlich. Mitten durch die Blattrosette setzt sich der Stengel als Blütenachse fort und endet in einer Dolde weißgrünlicher, unauffälliger Blättchen, die im Juli zur Blüte kommen. Die Früchte sind leuchtend rote Beeren und reifen im August/September; dann ist auch die geeignete Zeit zum Sammeln der Wurzeln.

Verbreitung: Ginseng kommt wild im östlichen Teil der Sowjetunion, in China und Korea vor. Angebaut wird er hauptsächlich in China, Korea, Japan und der UdSSR. Er wächst in tiefen Bergwäldern. Der Ginsengwurzel wird legendäre bis zauberkräftige Heilwirkung zugeschrieben, sie wird hauptsächlich in Ostasien verwendet. Die Pflanze ist sehr selten und ihre Zucht äußerst schwierig.

Inhaltsstoffe: Die Wurzeln stellen eine Droge dar (Radix Ginseng), deren wirksame Bestandteile wahrscheinlich die bidesmosidischen Saponine der Panaxoside A–F sind. Bisher ist die chemische und pharmakologische Erforschung der Droge noch nicht zum Abschluß gekommen.

Verwendung in der Kosmetik: Wurzelextrakte werden verschiedenen Nährcremes, Hautwassern und Gesichtsmasken zugesetzt. Die Werbung hat zu außergewöhnlicher Berühmtheit dieser Droge geführt und hebt vor allem die verjüngende, frisches Aussehen verleihende Wirkung hervor. Wissenschaftlich nachgewiesen sind diese Wirkungen bei äußerlicher Anwendung nicht, doch steht fest, daß die Droge nicht schädlich ist.

Andere Verwendung: Innerlich angewendete Ginsengdroge hat nachweisbar belebende Wirkung, sie wird daher zahlreichen Medikamenten zur Bekämpfung von Alterssymptomen (Geriatrika) zugesetzt. In der ostasiatischen Medizin wird ihr große Bedeutung beigemessen. Ihre Verwendung in Europa und Amerika wurde eher zur modischen Angelegenheit als zur Notwendigkeit.

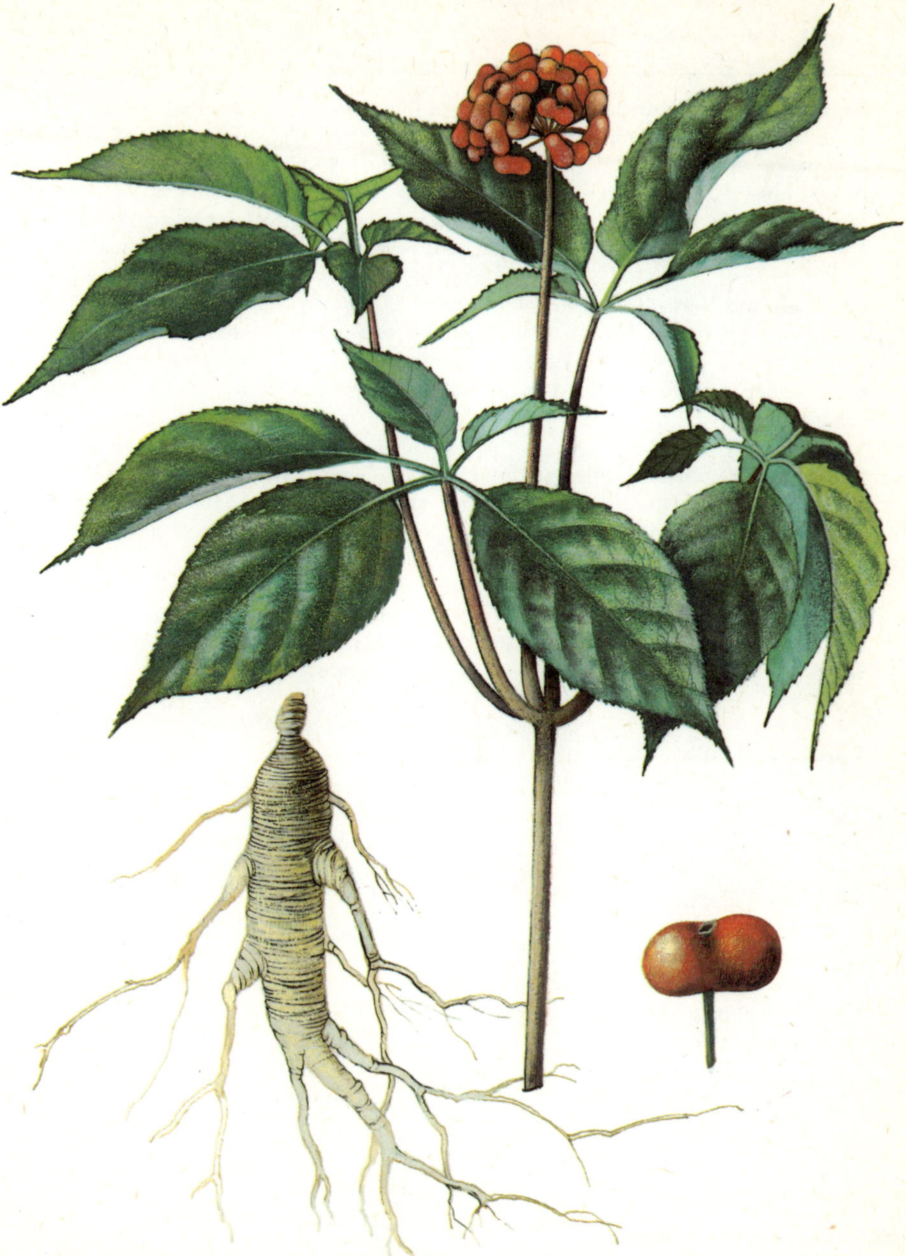

Zitronenpelargonie

Pelargonium odoratissimum
(L.) L'Hérit. ex Ait.

Storchschnabelgewächse

Geraniaceae

Beschreibung: Ein ausdauerndes, bis 1 m hohes Kraut mit großen, langstieligen, fiederteiligen, schmallappigen und drüsenhaarigen Blättern. Der Duft ist stark und angenehm, die Blüten stehen in dichten Dolden. Sie haben einen fünfteiligen Kelch, dessen hinterstes Blättchen wie ein schmaler Sporn mit dem Stiel verwachsen ist. Die regelmäßigen, fünfteiligen Kronenblätter sind rosa. Aus der Samenanlage reift eine Frucht heran, die einem Storchschnabel ähnelt.

Herkunft und Verbreitung: Ihr Heimatland ist Südafrika (Kapland), doch wird sie in ganz Nordafrika, vor allem in Algerien wie auch in Südeuropa – Spanien, Südfrankreich, Korsika, Türkei – angebaut. Die Zitronenpelargonie liebt sonnenbeschienene, trockene Standorte. Sie läßt sich sehr leicht durch Krautschnittlinge vermehren.

Ernte und Drogenzubereitung: Für technische Zwecke werden die ganzen Pflanzen noch vor dem Blütenansatz geerntet, unverzüglich wird das ätherische Öl herausdestilliert. Von gleicher technischer Bedeutung ist die Rosenpelargonie *Pelargonium graveolens* L'Hérit. ex Ait.

Inhaltsstoffe: Das duftende Geranienöl ist hauptsächlich in den Drüsenhaaren der Blattspreiten enthalten. Es wird durch Wasserdampfdestillation bei einer Ausbeute von 0,1–0,2 % gewonnen. Seine Hauptbestandteile sind Geraniol und Zitronellal.

Verwendung in der Kosmetik: Geraniolöl ist für die Kosmetik sehr wichtig, sein Weltjahresverbrauch liegt bei 130 000 kg. Es ist ein Kompositionsbestandteil der Parfüms vom Typ „Rose", mit dem viele Kosmetikpräparate parfümiert werden, von Mundraumkosmetik über Cremes, Hautmilch und -wasser, Lotions, Lippenstifte, Puder, Öle, Brillantinen, Sprays bis zu Badezusätzen. Genau wie das Öl wird auch reines Geraniol verwendet.

Andere Verwendung: Eine ganze Reihe von Pelargonienarten, -hybriden und -unterarten werden als Garten- und Balkonpflanzen gehalten, da sie ununterbrochen üppig und schön blühen, leicht zu vermehren sind und relativ geringe Ansprüche stellen.

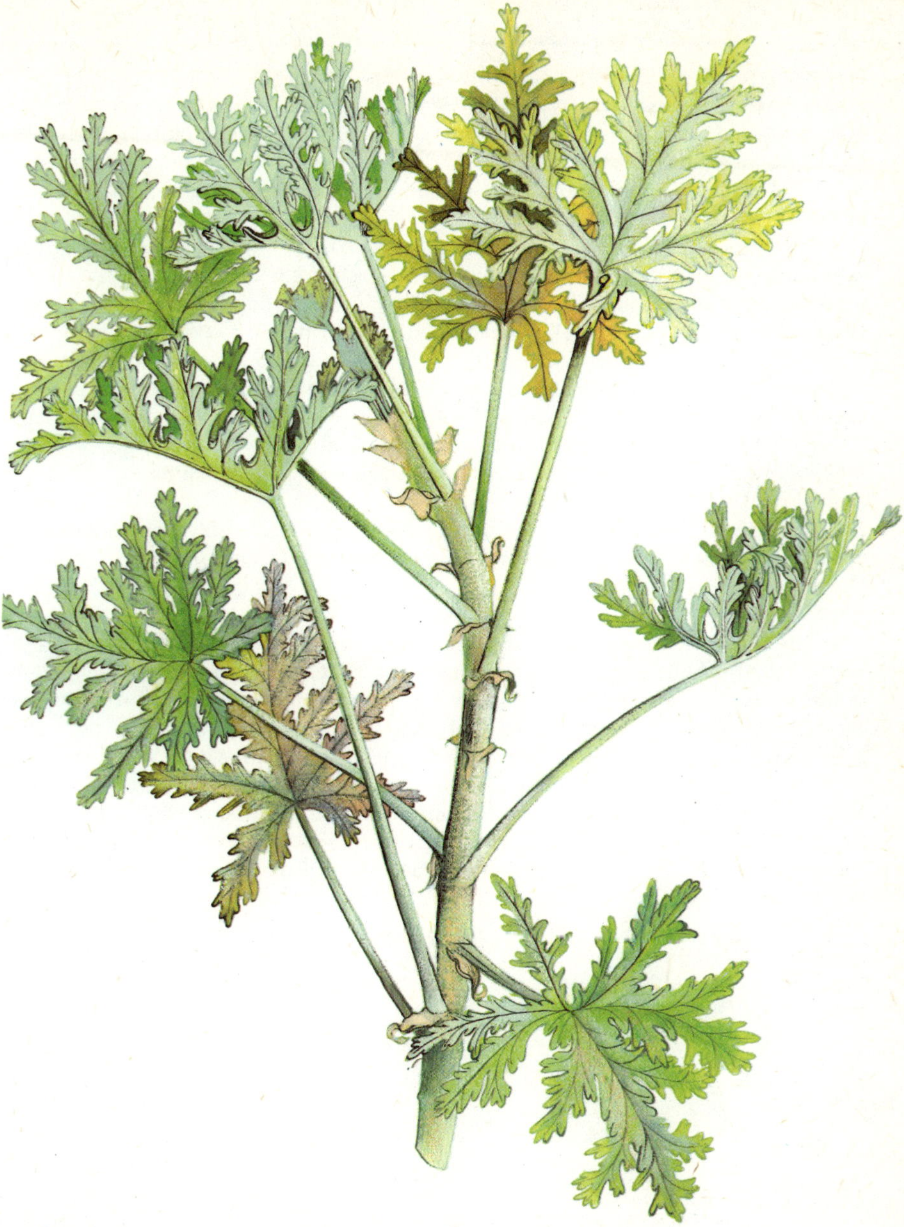

Avocado | Lorbeergewächse

Persea americana Mill. | *Lauraceae*

Beschreibung: Ein immergrüner Subtropen- bzw. Tropenbaum, 6–20 m hoch, mit einer variablen Krone von schmaler Pyramidenform bis zu breit ausladender Gestalt. Die starken Äste sind in der Jugend olivgrün und spröde, später graubraun. Die mattglänzenden Blätter sind eirund, haben eine deutliche Spitze und messen 5–30 cm. Die kleinen, gelbgrünen Blüten wachsen in kompakten Rispen von 200–300 Stück aus den Blattachseln hervor. Die Früchte, die Avocadobirnen, sind fleischige Beeren von unterschiedlicher Form, 70–200 mm lang, gelblich-grün, bräunlich bis schwarz mit Purpurglanz. Innen sitzt ein einziger großer Samen, umschlossen von gelbem, leicht süßlichem Fruchtfleisch, das die Konsistenz harter Butter, Nußgeschmack und einen angenehmen Duft hat.

Herkunft und Verbreitung: Der Avocadobaum stammt aus Mittelamerika. Lange vor der Entdeckung der Neuen Welt diente er den Indianerstämmen als Kalorienquelle, ausgezeichnetes Fett und Heilmittel. Heute wird er in großer Zahl auf dem ganzen amerikanischen Kontinent angebaut.

Inhaltsstoffe: In den Avocadobirnen, vor allem im Fleischteil, sind bis zu 30 % wertvolles, nicht trocknendes Öl enthalten, bestehend aus Glyzeriden der Ölsäure, Palmitin- und Linolsäure.

Verwendung in der Kosmetik: Die ausgedehnte Avocadozucht auf dem amerikanischen Territorium hat die Verwendung dieses Öls in Kosmetikerzeugnissen amerikanischer Herstellung mit sich gebracht. Es wird als Bestandteil von Lotions und Badeölen für trockene Haut, Fettcremes u. ä. verarbeitet. Es eignet sich besonders zur Herstellung heißer Ölmasken für großporige kranke Haut: Das Gesicht wird mit einer sehr dünnen Watteschicht bedeckt, die man dann mit einem Wattebausch oder Tampon gründlich mit erwärmten Öl durchtränkt. Dann das Gesicht so abdecken, daß der Umschlag nicht so schnell erkaltet; 20 Minuten einwirken lassen. Nach Abnehmen der Maske wird das Gesicht mit einem trockenen, weichen Handtuch abfrottiert. Für die heiße Ölmaske eignet sich genau so gut Oliven- oder Mandelöl.

Andere Verwendung: Die Avocadobirnen, deren Kalorienwert doppelt so hoch ist wie der von Bananen, finden vielseitige Verwendung: Sie werden frisch als Salate, mit Gemüse, Salz, Pfeffer und Zwiebel gegessen, eignen sich zur Majonaisenzubereitung, werden getrocknet und zu Mehl gemahlen.

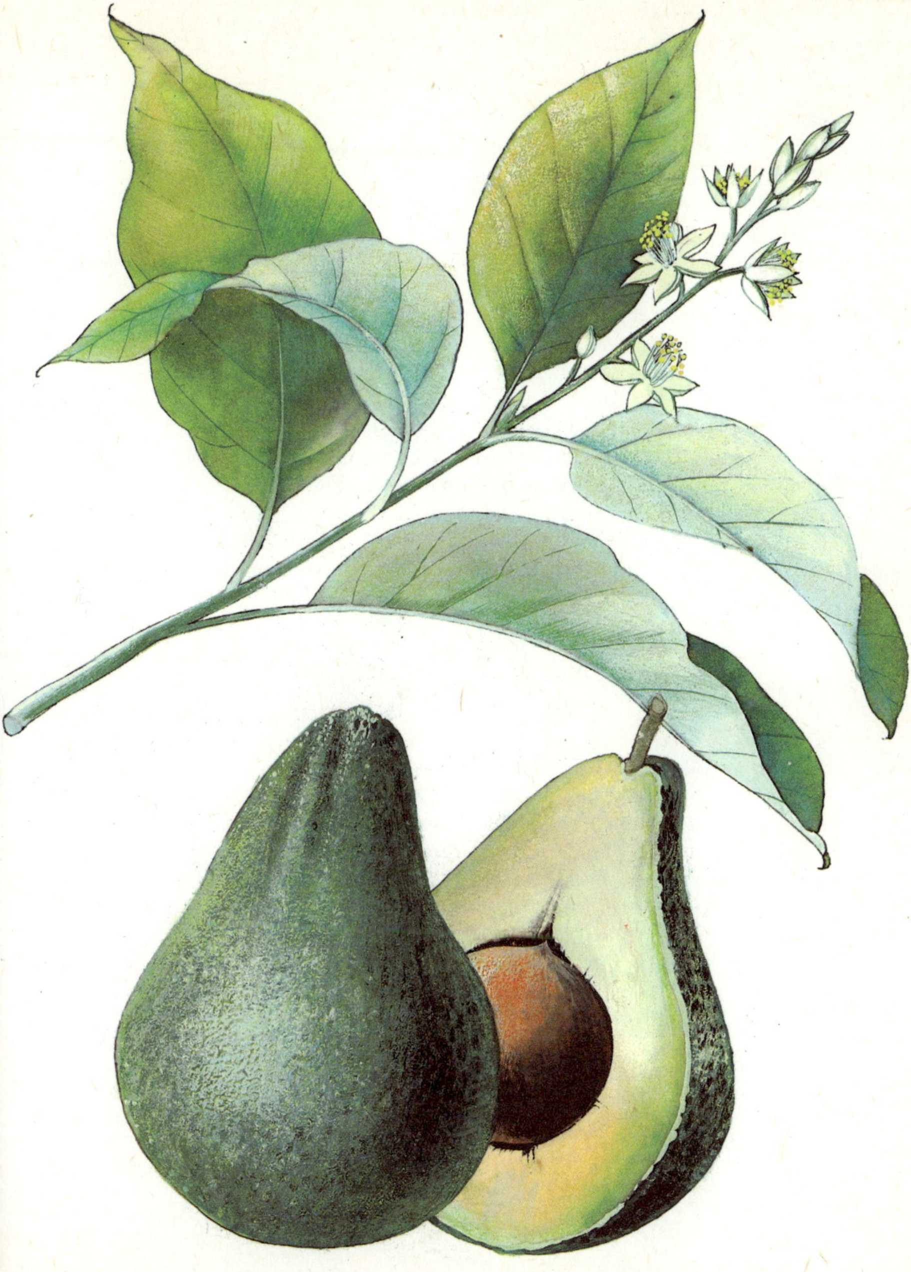

Petersilie

Doldengewächse

Petroselinum crispum ssp. *tuberosum* (Bernh. ex Rchb.) Soó

Daucaceae

Beschreibung: Die Petersilie ist ein zweijähriges Kraut. Im ersten Jahr bringt sie nur eine Grundblattrosette hervor, im zweiten Jahr wächst dann der hohle, bis zu 1 m hohe, in seinem Oberteil verästelte Blütenstiel heran. Die Hauptpfahlwurzel ist einsträngig-spindelförmig oder nur wenig verzweigt. Die Blätter der natürlichen Formen sind fiederteilig, im Umriß dreieckig; durch Veredelung entstand eine Reihe von Formen mit vielfach geteilten und verschieden gekrausten Blättern.

Herkunft und Verbreitung: Die Petersilie wächst wild in Südeuropa in den Bergen Mazedoniens und des Libanons, meist an felsigen Standorten in Quellnähe. Die Römer verbreiteten sie in ganz Europa, wo sie schnell heimisch wurde.

Ernte und Drogenzubereitung: Die Wurzel wird im Herbst oder Frühling des zweiten Jahres geerntet. Nach gründlichem Waschen wird sie getrocknet oder kühl gelagert, am besten in Sand. Die Frucht (Schalenfrucht) wird im August des zweiten Jahres geerntet, das Kraut im Juli/August.

Inhaltsstoffe: Wurzel, Kraut und Früchte der Petersilie enthalten ein ätherisches Öl, das je nach Herkunft unterschiedliche Zusammensetzung aufweist. Es kann Myristizin, Apiol oder Allyltetramethoxybenzol enthalten. Der Ölgehalt der Wurzeln beträgt 0,1–0,3 %, der Früchte 2–6 %. Das Petersilienkraut ist Vitamin-C-haltig.

Verwendung in der Kosmetik: Bei erhöhter Schweißabsonderung und akneverunreinigter Haut empfiehlt es sich, Petersilienaufguß zu trinken, und zwar an zwei Tagen in der Woche je drei Tassen (10 g Wurzeln auf 100 g Wasser). Gemüsemasken sollen weder geriebene Wurzeln noch Kraut enthalten, da das Petersilienöl bei direkter Berührung der Haut Entzündungen, Schwellungen und Ausschlag hervorrufen kann. In kleinen Mengen kann Petersilienöl oder -droge in Kräuterbademischungen angewendet werden.

Andere Verwendung: In der Heilkunde dient die Petersilie als eine unersetzliche harntreibende Droge mit antirheumatischem Effekt. Am bekanntesten ist sie als unersetzliches Küchenkraut.

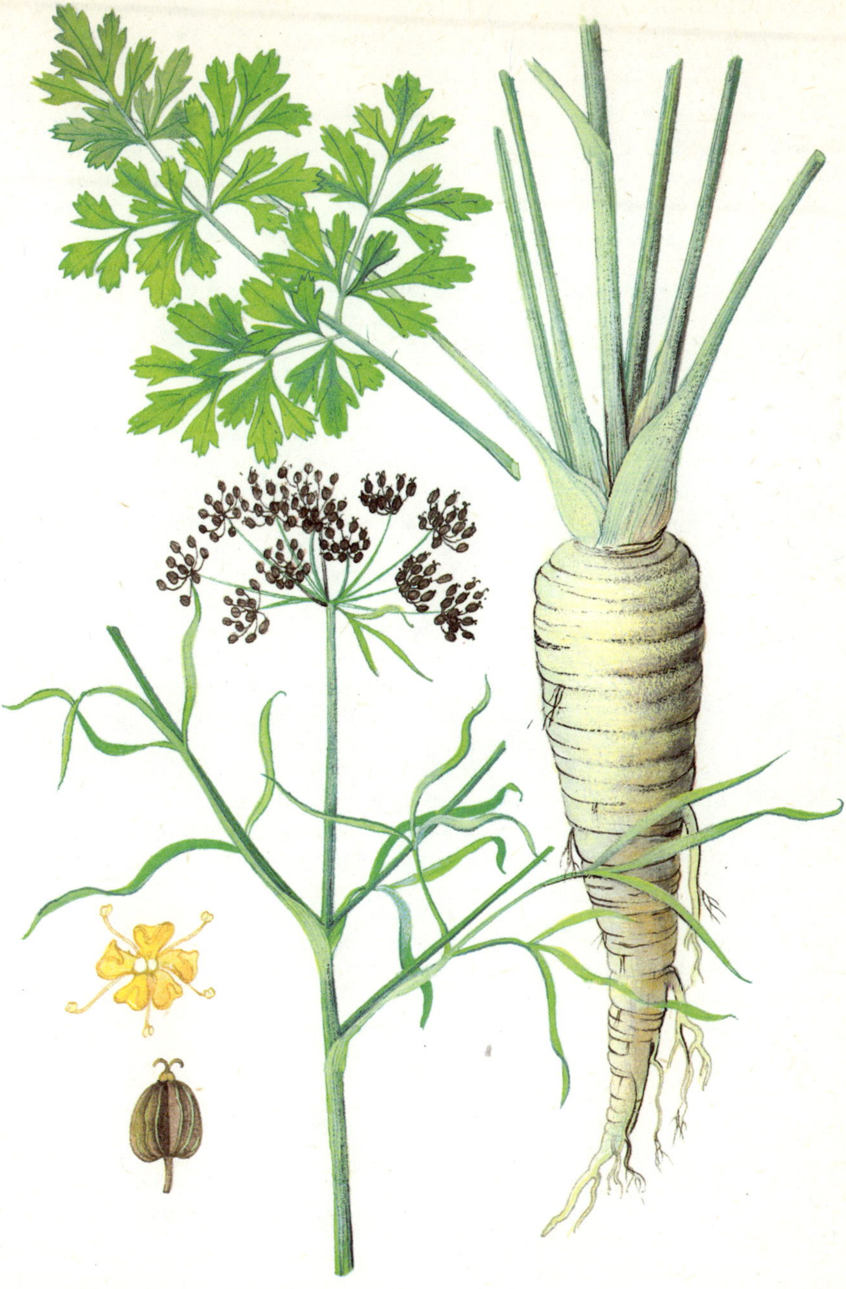

Bayrumbaum

Pimenta racemosa (Mill.) J. W. Moore
syn. *Pimenta acris* (Sw.) Lindl.

Myrtengewächse
Myrtaceae

Beschreibung: Ein kleiner, immergrüner Tropenbaum, der 7 m hoch wird und ledrige, kurzgestielte Blätter besitzt, welche beim Zerreiben angenehm duften. Seine unauffällig weißen Blüten stehen in lockeren Blütenständen beieinander. Nach der Blüte entwickeln sich kleine, erst grüne, später schwarze Beeren.

Herkunft und Verbreitung: Er stammt aus den Ländern der karibischen Region, Venezuela und Guyana. Vereinzelt wird er auch auf den Inseln in der Gruppe der Kleinen Antillen angebaut, in größerem Maß werden jedoch wild wachsende Bäume genutzt.

Ernte und Drogenzubereitung: Wertvoll sind in erster Linie die Blätter, mit der Ernte kann im dritten Jahr nach der Pflanzung begonnen werden. Sie werden im Schatten getrocknet und anschließend zur industriellen Weiterverarbeitung verschickt. Aus 100 kg trockenen Blättern gewinnt man durchschnittlich 1100 g Öl. Geerntet werden auch unreife Früchte, die zum Verfälschen der Früchte des Echten Pimentbaums – *Pimenta dioica* (L.) Merr., Piment, Nelkenpfeffer benutzt werden.

Inhaltsstoffe: Die Früchte und Blätter beider Arten enthalten ein ätherisches Öl (3–5 %) mit 80 % Eugenol, Cineol, Phellandren und Caryophyllen. Das Öl wird aus den unreifen Früchten (in den reifen findet sich nur wenig) und Blättern durch Wasserdampfdestillation gewonnen. Das Blattöl wurde früher in einer Mischung aus Rum und Wasser destilliert, daher rührt der Name bay-rum = Rum-Lorbeer.

Verwendung in der Kosmetik: Kosmetisch wird die Desinfektions- und Desodoranzwirkung des Eugenols für Zahnpasten, Mundwasser und Seifen ausgewertet. Seine Bedeutung ist jedoch nicht groß und die Verwendung nur beschränkt.

Andere Verwendung: Die Hauptbedeutung haben die Früchte beider Pimentbaumarten als Gewürz.

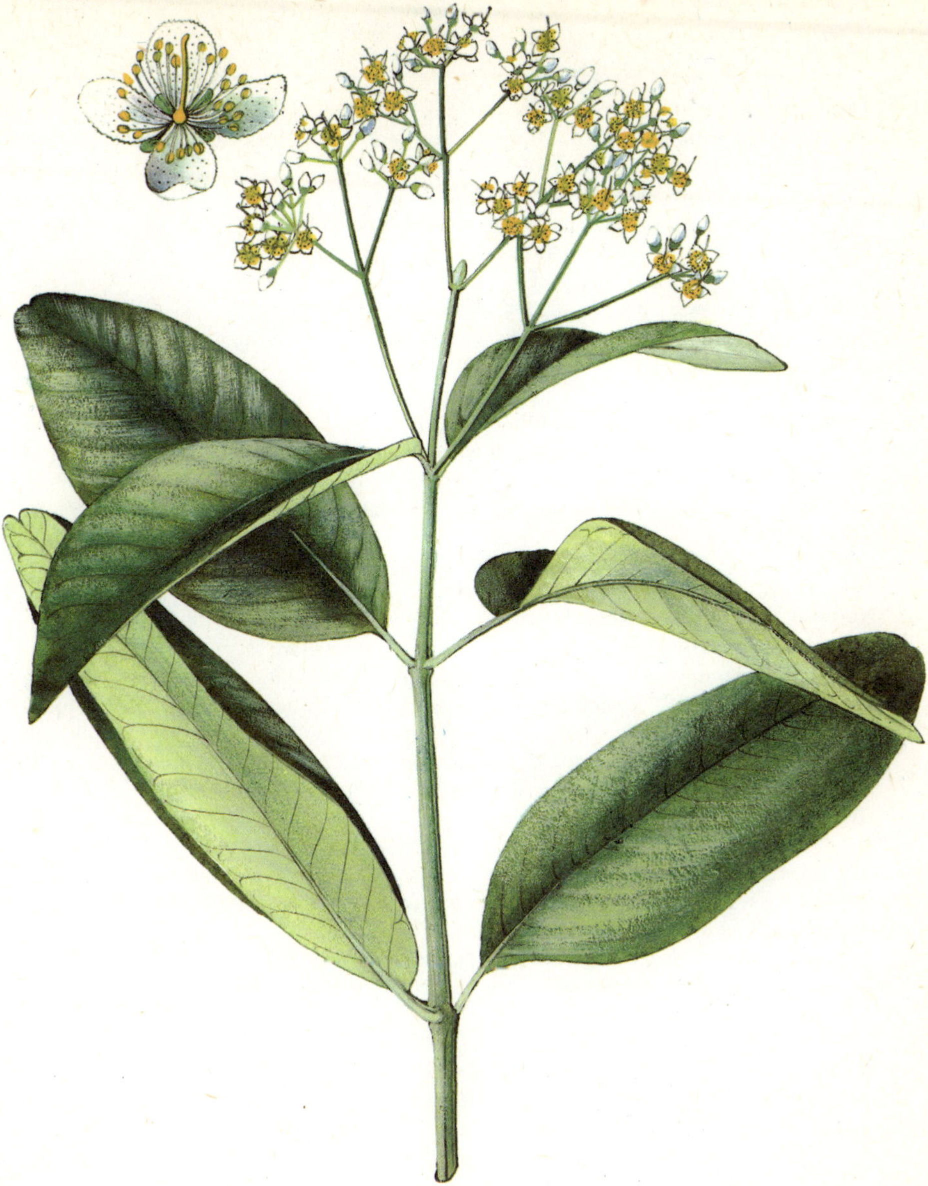

Gemeine Kiefer
Pinus sylvestris L.

Kieferngewächse
Pinaceae

Beschreibung: Ein bis 30 m hoher Nadelbaum mit glatter, roter Rinde. Die Borke am Fuß des Stammes ist rissig. Jüngere Äste sind graugelb. Daran sitzen an kurzen Zweigen (Brachyblaste) paarweise steife, verdrehte, bläuliche oder graugrüne Nadeln. Die männlichen Blüten wachsen ährenartig an den Basen der jungen Triebe, die weiblichen einzeln unter den Endknospen der Schößlinge. Aus ihnen entwickeln sich nach der Bestäubung konische Zapfen mit geflügelten Samen.

Verbreitung: Diese Kiefer wächst in Europa und Asien. Sie verträgt trockene Sandböden, deswegen wird sie häufig dort gepflanzt, wo andere Nadelhölzer nur schwer gedeihen.

Drogenzubereitung: Schon durch ihren Duft verrät die Kiefer, daß sie von der Kosmetik nicht außer acht gelassen werden kann. Aus ihren Nadeln (manchmal auch aus dem Holz) wird durch Wasserdampfdestillation Terpentinöl gewonnen; aus dem Stamm ein klebriges, an der Luft verhärtendes Harz oder Terpentinbalsam.

Inhaltsstoffe: Das Terpentinöl unterscheidet sich je nach Kiefernart, den Baumteilen, aus denen es gewonnen wurde und nach geographischer Herkunft. Hier sollen wenigstens die drei wichtigsten Typen genannt werden: 1.) Öl aus Nadeln und unreifen Zapfen von *P. sylvestris* L. enthält Alpha-Pinen, Limonen, Dipenten, Camphen usw. 2.) Öl aus dem Holz von *P. palustris* Mill. und *P. ponderosa* Dougl. (sog. Pine-oil) mit einem Gehalt an Alpha- und Beta-Pinen, Camphen, Limonen, Dipenten, Pineol u. a. 3.) Öl aus jungen Trieben und frischen Nadeln der Latschenkiefer *P. mugo* Turra, in dem außer den Pinenen noch Alpha-Phellandren, Sylvestren usw. vorkommen.

Verwendung in der Kosmetik: Pinene sind Grundrohstoffe für die Herstellung vieler Duftstoffe; darin beruht ihre Bedeutung für die Kosmetik. Daneben ist das Terpentinöl, gegf. der Kiefernnadel-Absud ein Bestandteil der meisten Badezusätze mit desinfizierender, durchblutungsfördernder, erfrischender und desodorierender Wirkung. Auf einer sehr empfindlichen Haut kann es aber Allergien hervorrufen.

Andere Verwendung: Das dauerhafte, nicht besonders elastische Kiefernholz dient zur Möbelfabrikation, Zellulose- und Teergewinnung.

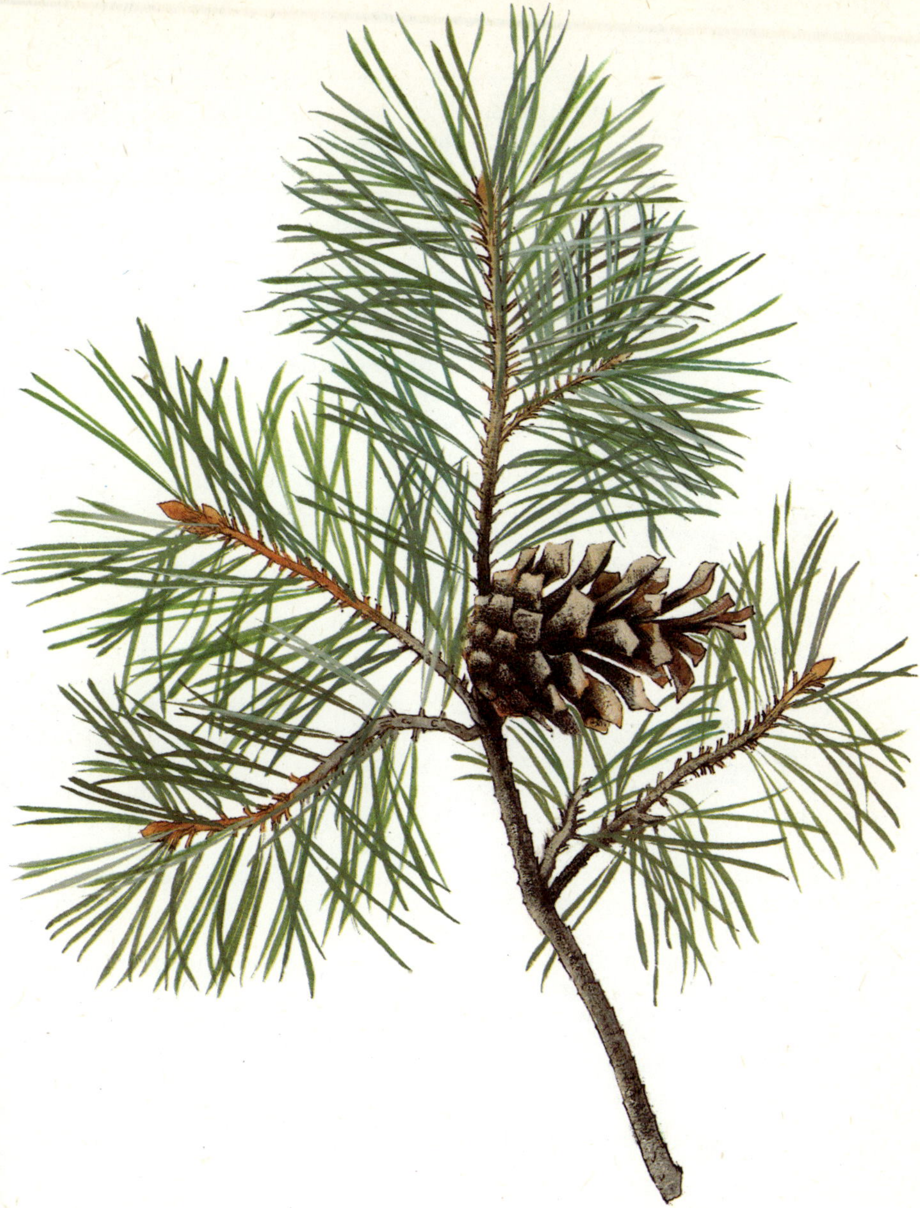

Spitzwegerich
Plantago lanceolata L.

Wegerichgewächse
Plantaginaceae

Beschreibung: Bei diesem mehrjährigen Kraut wächst aus einem kurzen, senkrechten Wurzelstock eine Grundrosette aus lanzettlichen langen Blättern mit parallel verlaufenden Adern. Am unteren Ende verjüngen sie sich allmählich zu einem langen, häufig behaarten Stiel. Aus der Rosette wachsen mehrere blattlose, 10–15 cm hohe Stengel hervor. Sie sind länger als die Blätter und enden in einer kurzen, zylindrischen Ähre, die aus kleinen, gelbweißen Blüten und braunen Hüllblättchen besteht. Der Spitzwegerich blüht von Mai bis September. Seine Frucht ist eine eiförmige Kapsel mit nur zwei relativ großen Samen.

Verbreitung: Die Art wächst zahlreich in Europa und Asien, sie kommt auf Wiesen, an Rainen, Feldwegen, Bahndämmen, Gräben und in lichten Wäldern vor, aber auch als Garten- und Feldunkraut, vor allem in Kleekulturen.

Sammeln und Drogenzubereitung: Die Blätter werden von Mai bis August als Droge gesammelt, jedoch nur von nicht blühenden Pflanzen. Zu dünnen Schichten ausgebreitet, werden sie im Schatten getrocknet, damit ihre grüne Farbe nicht verloren geht.

Inhaltsstoffe: Die Droge enthält Schleime, Gerbstoffe und das Glykosid Aucubin. Auf den menschlichen Organismus wirkt offensichtlich der ganze Stoffkomplex.

Verwendung in der Kosmetik: Spitzwegerichaufguß (50 g Droge mit 0,5 l warmem Wasser übergießen und 30 Minuten ziehen lassen) gemischt mit der gleichen Menge verdünnten Spiritus dient als ausgezeichnetes Hautwasser für unreine, finnige Haut oder bei Akne. Zerstoßene frische Blätter lassen sich in Kräuter-Gesichtsmasken verwenden. Frisch gepreßter Saft kann Hautcremes für unreine und entzündete Haut beigemengt werden. Die Samen der mediterranen Art *Plantago afra* L. enthalten bis zu 10 % Schleime; ihre Kaltwasseraufgüsse lassen sich zu Hautregenerationsemulsionen und -lösungen verwenden.

Andere Verwendung: Die Volksheilkunde und teilweise auch die Schulmedizin halten bis in die Gegenwart Spitzwegerichblätter für ein sowohl innerlich als auch äußerlich sehr wirksames Mittel. Innerlich wird es in Form von Sirup, Tropfen und Tees bei Entzündungen der oberen Atemwege, Husten und zur Darmregulierung angewendet. Bei äußerer Anwendung empfiehlt sich ihr Auszug oder gut gewaschene Blätter direkt als Wundauflage; das beschleunigt die Heilung. Auch lassen sich so Schwellungen nach Insektenstichen behandeln, da der Wegerich abschwellend und juckreizmildernd wirkt.

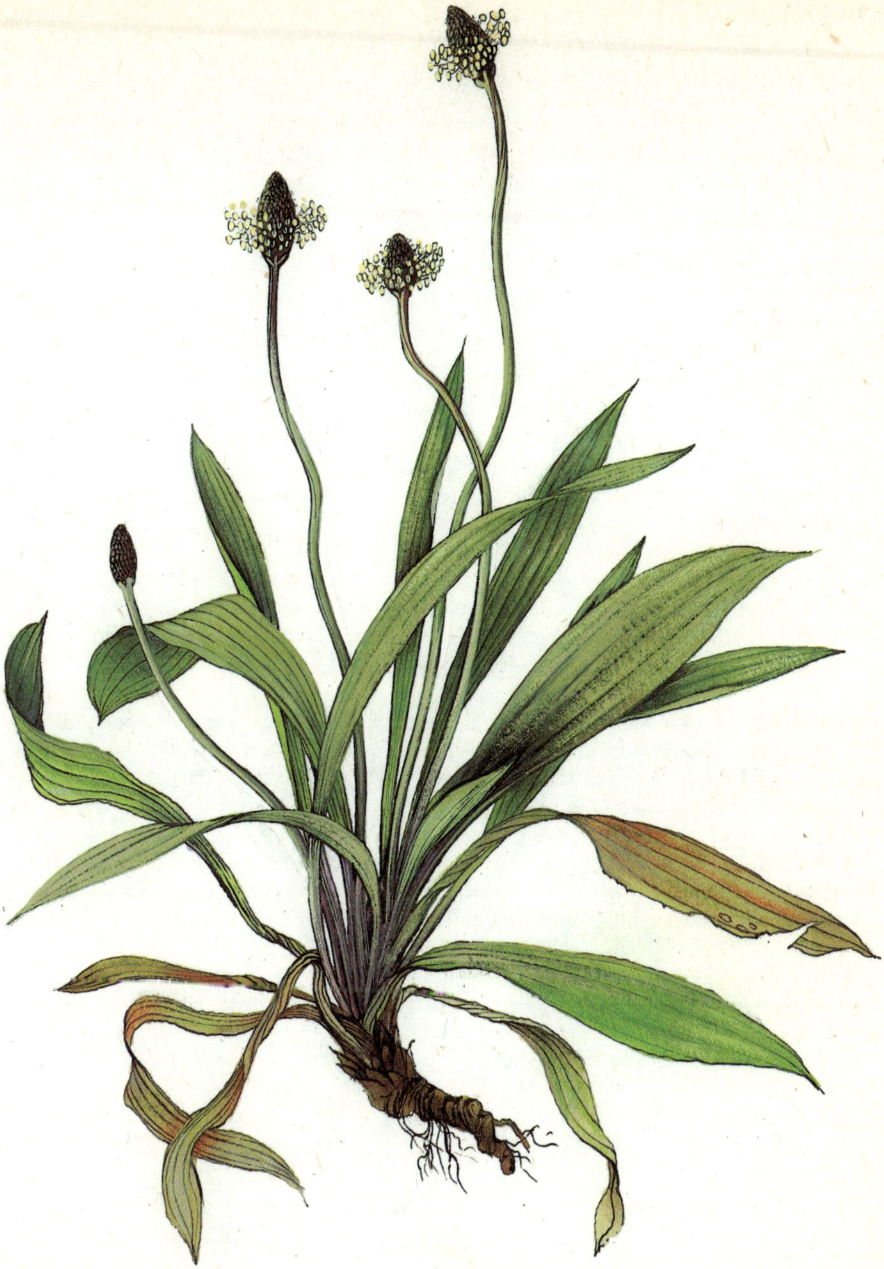

Patschuli

Lippenblütengewächse

Pogostemon cablin (Blanco) Benth.
syn. *Pogostemon patchouli* Pellet.

Lamiaceae

Beschreibung: Ein immergrüner tropischer Halbstrauch, etwa 120 cm hoch. Er hat langstielige breite Blätter und weiße Blüten. Nur selten bildet er Samen aus, daher wird er vegetativ durch Schnittlinge vermehrt.

Herkunft und Verbreitung: Seine Heimat sind Indien, Burma, Malaisia und die Philippinen. Heute wird er auf Sumatra, den Seychellen, Madagaskar und in Brasilien angebaut.

Ernte und Drogenzubereitung: Die Plantagen bestehen aus Pflanzenreihen mit 90 cm Abstand. Etwa 6 Monate nach der Anpflanzung wird mit der Ernte begonnen und in 4–6 monatigen Abständen fortgefahren. Die jungen Pflanzenteile werden abgeschnitten, an der Sonne getrocknet und zur industriellen Verarbeitung verschickt. In China läßt man die Blätter erst in Haufen fermentieren. Von 1 ha gewinnt man etwa 1,5 t trockene Blätter.

Inhaltsstoffe: Die Blätter erinnern im Duft etwas an Sandelholz oder Moschus. Das ätherische Öl riecht holzig-kampferartig und hat je nach Herkunft ein anderes Mischungsverhältnis seiner Bestandteile. Erwähnenswert sind Benzaldehyd, Eugenol, Zimtaldehyd, Azulen, Quajan und Patschulen.

Verwendung in der Kosmetik: Für die Parfümerie ist das Rezinoid Patschuli von Bedeutung, es wird durch Extraktion aus getrockneten, fermentierten Blättern gewonnen. Patschuli ist ein ausgezeichneter Duftfixator, der in Parfümkompositionen frisch wirkt und die Duftwahrnehmung verstärkt. Öl oder Rezinoid werden in Kompositionen zur Parfümierung verschiedener Kosmetika, z. B. Seifen, benutzt. Auch sind sie Bestandteile der Parfümtypen Ambra, Crêpe de Chine, Fougère, Gardenie, Chat noir, Juchten u. a. Heute wird aber eine ganze Reihe synthetischer Moschusstoffe hergestellt, die wirtschaftlich günstiger sind.

Andere Verwendung: Patschuliblätter haben eine ausgezeichnete insektizide Wirkung, sie werden daher als Mottenmittel in Kleiderschränke gelegt. Auch das Verpackungsmaterial, in dem Kaschmirtücher nach Europa exportiert werden, ist mit Patschuligeruch durchtränkt.

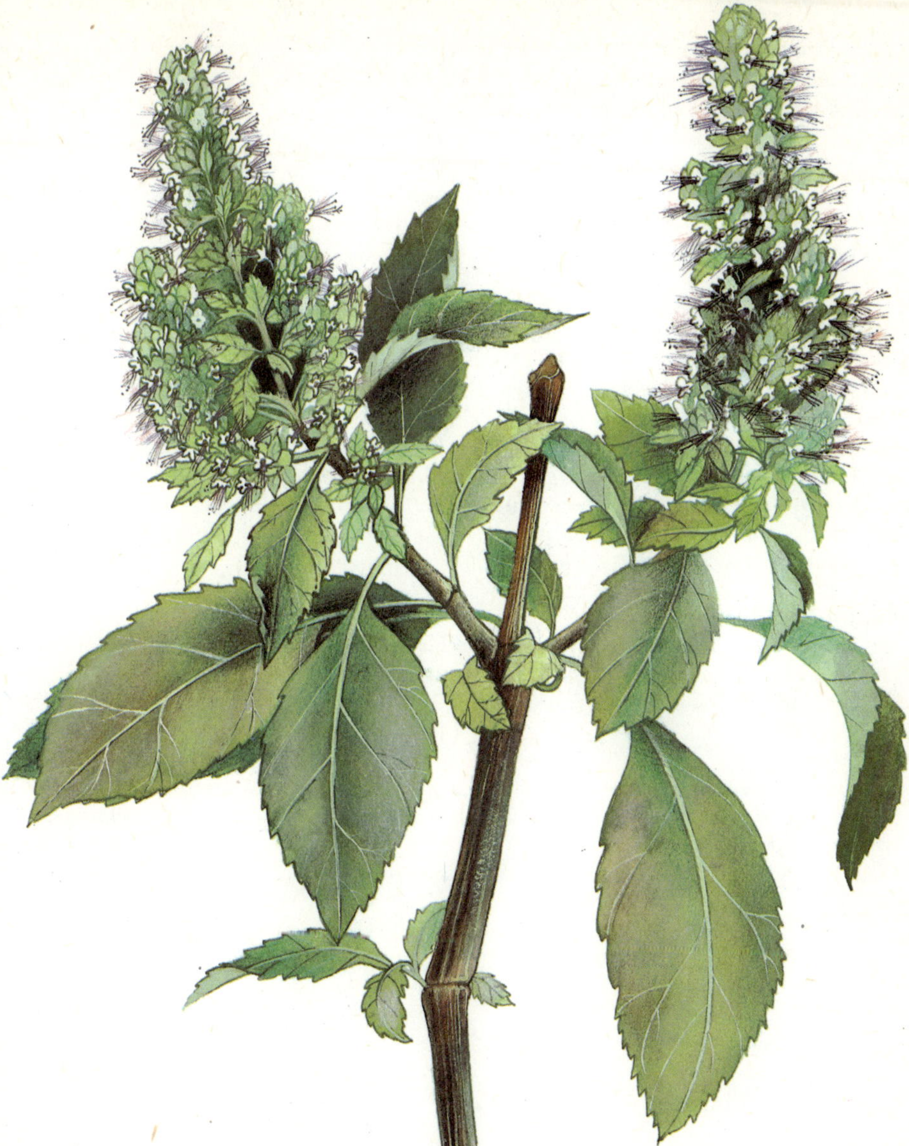

Tuberose
Polianthes tuberosa L.

Agavengewächse
Agavaceae

Beschreibung: Aus einer festen, fleischigen Zwiebelknolle wächst ein Büschel grasartiger Blätter, aus dessen Mitte dann ein stattlicher, etwa 50 cm hoher Stengel sprießt (manchmal auch 2–3 Stengel). Er trägt wechselständige lineale Blätter und endet in einer Ährentraube von Blüten, die wie aus Wachs modelliert scheinen. Sie sind weiß oder cremefarben bis blaßrosa mit einer becherförmigen sechsteiligen Blütenhülle. Sie stechen durch ihren für die Tuberose so bezeichnenden Duft hervor.

Herkunft und Verbreitung: Die Tuberose ist in Mexiko beheimatet, wo sie auf trockenen Hängen mit nur spärlichem Grasbewuchs vorkommt. Sie kommt bis in Höhen um 2500 m NN vor, es handelt sich also um eine sehr widerstandsfähige Pflanze. In Südeuropa und Nordafrika wird sie unter freiem Himmel kultiviert.

Inhaltsstoffe: Nutzteil der Tuberose sind die duftenden Blüten, aus denen ätherisches Öl in geringer Menge gewonnen wird. Meist wird das Enfleurageverfahren bevorzugt, das 0,08 % Ölausbeute ergibt, während die Extraktion vermittels verflüchtigender Lösungsmittel nur 0,007 % liefert. Das Öl enthält Benzoesäuremethylester, ferner Benzylalkohol, Benzylbenzoat u. a.

Verwendung in der Kosmetik: Aus dem Öl wird Tuberoseparfüm hergestellt; früher sehr geschätzt, nimmt seine Beliebtheit ständig ab. Es wird hauptsächlich in Südfrankreich, Spanien und Ägypten produziert und dient zur Parfümierung verschiedener Kosmetikerzeugnisse wie z. B. Cremes, Hautwasser, Lippenstifte und Puder.

Andere Verwendung: Tuberosen waren einst auch als Schnittblumen beliebt. Leider unterliegen auch Blumen der Mode und so versinkt diese herrliche Art langsam in der Vergessenheit.

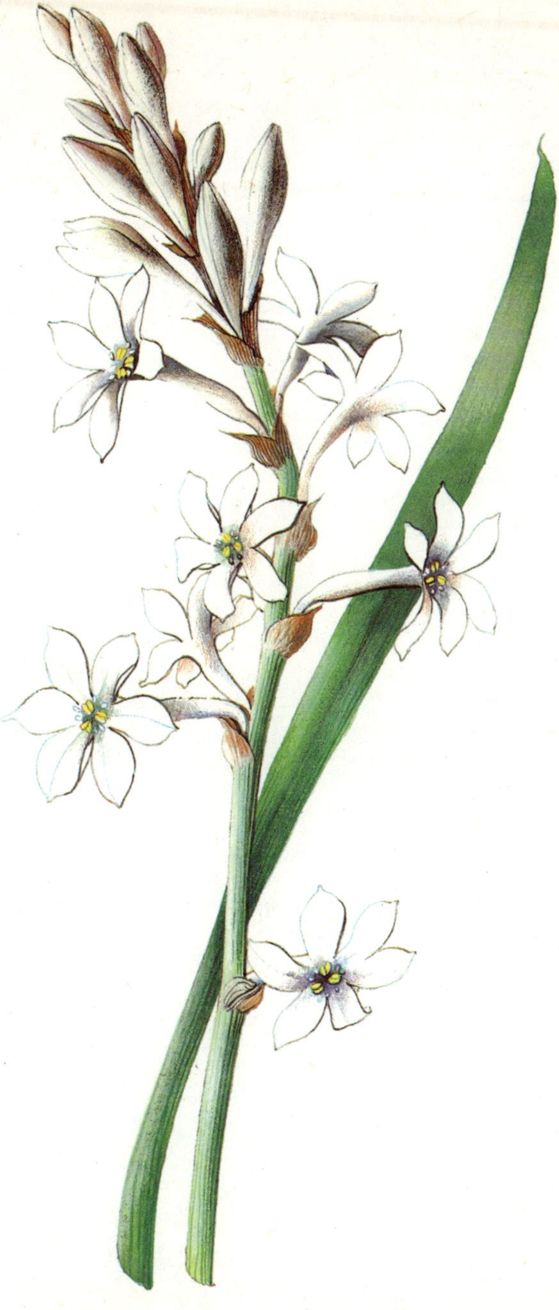

Wasserpfeffer
Polygonum hydropiper L.

Knöterichgewächse
Polygonaceae

Beschreibung: Ein einjähriges Kraut mit leicht verzweigtem, bis 1 m hohem Stengel. In den Gabelungen ist der Stengel oft rötlich angeschwollen (Knoten). Seine Blätter sind gestreckt-lanzettlich, dunkelgrün und transparent gepunktet. Die kleinen grünlichen oder blaßrosa Blüten bilden ährenartige Blütenstände, die von Juni bis September blühen. Die Schließfrüchte sind winzig klein.

Verbreitung: Diese Art wächst in Europa, Asien und Nordamerika. Sie kommt häufig im Schatten auf feuchten, kahlen Böden vor, hauptsächlich in der Hochwasserzone von Flüssen, in feuchten Wäldern, an Teichen oder schattigen Deichen.

Sammeln und Drogenzubereitung: Das Kraut wird in der Blüte geschnitten und im Schatten getrocknet. Wird es künstlich getrocknet, darf die Temperatur 40 °C nicht überschreiten. Die Droge ist geruchlos und schmeckt brennend-scharf. Durch das Trocknen sinkt ihr Wirkstoffgehalt stark ab. Das heißt, daß die Pflanze frisch wesentlich wirksamer ist als getrocknet.

Inhaltsstoffe: Der Wasserpfeffer ist nicht die einzige Art, die sowohl in der Kosmetik als auch in der Medizin zur Anwendung kommt, doch ist er von der etwa 150 Arten großen Gattung *Polygonum* am besten erforscht. Der brennend-scharfe, pfefferähnliche Geschmack (daher der Name!) kommt vom Ketonaldehyd Tadeonal. Ferner enthält die Pflanze Flavonoide und Gerbstoffe mit straffender Wirkung, die Vitamine A, C und das blutstillende Vitamin K. Ähnlich wirkt auch *Polygonum aviculare* L. (Vogelknöterich), der Gerbstoffe, Kieselsäure und Schleime aufweist, ebenfalls *Polygonum bistorta* L. (Wiesenknöterich) mit besonders großem Gerbstoffgehalt im Wurzelstock (20 %).

Verwendung in der Kosmetik: Der Aufguß, gegf. Absud der Droge (20–30 g Droge ausgelaugt bzw. aufgekocht in 100 g Wasser) dient zur Hautwaschung; er zieht die Poren zusammen und festigt ihre oberen und auch tieferen Schichten. In Wannenbädern hat er kräftigende und beruhigende Wirkung.

Andere Verwendung: Alle erwähnten und noch einige weitere Arten werden in Aufgußform gegen Darmschleimhautentzündung und blutigen Durchfall verwendet.

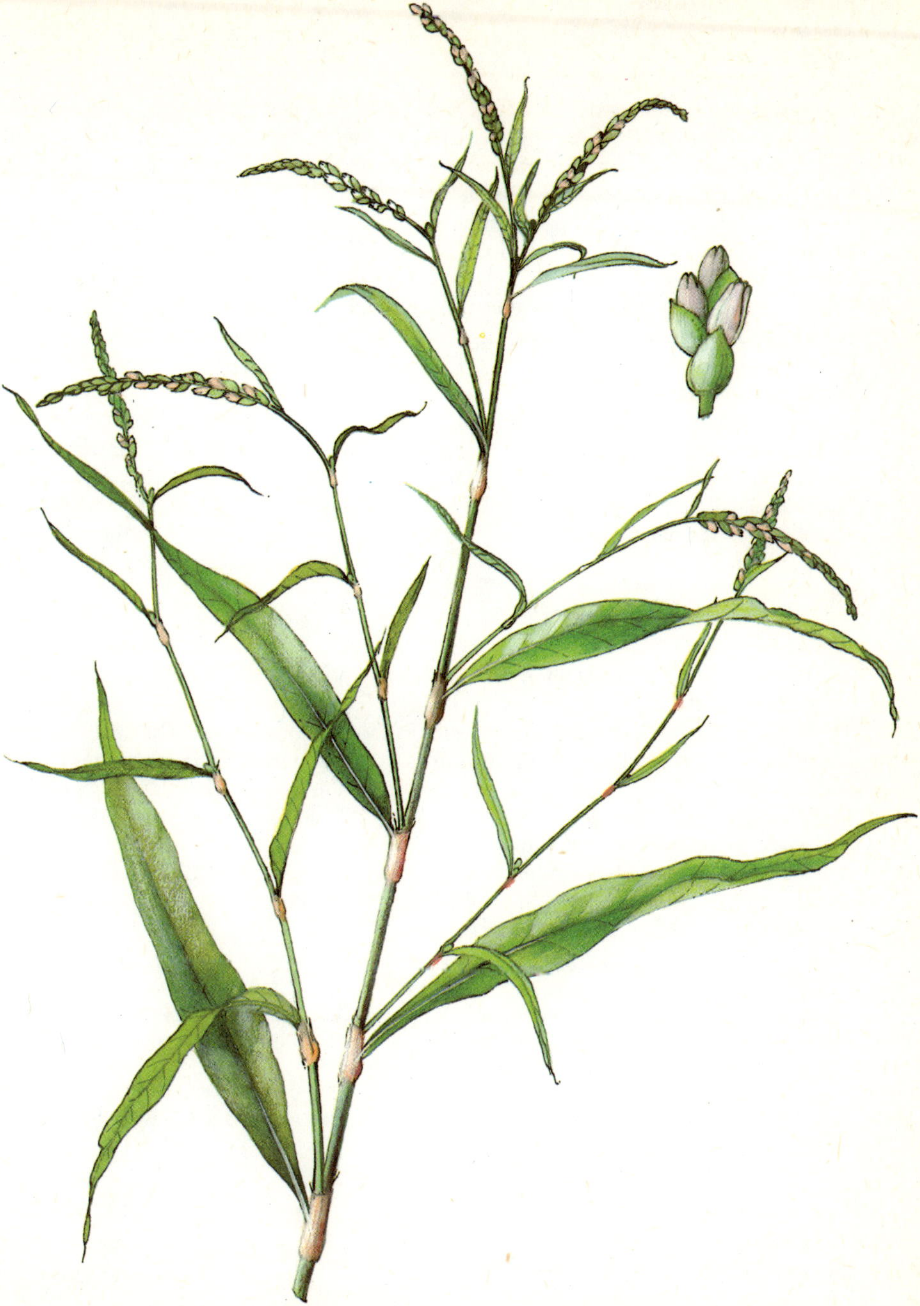

Schlüsselblume — Primelgewächse

Primula veris L. — *Primulaceae*

Beschreibung: Ein etwa 30 cm hohes mehrjähriges Kraut mit kurzer, zylindrischer Grundachse und zahlreichen Fadenwurzeln. Die Blätter sind eirund, gezähnt, auf der Unterseite beflaumt mit erhobenen Nerven. Der fein behaarte Stengel trägt eine einfache Blütendolde. Die Blüten haben einen langen Stiel, einen gelblich-grünen Röhrenkelch und gelbe, gestreckt röhrenförmige, oben erweiterte Kronen. Blütezeit: April/Mai. Die Frucht ist eine Kapsel.

Verbreitung: Die Schlüsselblume ist über Europa und Asien verbreitet. Sie wächst an sonnigen, feuchten Wiesen, in Laubwäldern, auf Waldlichtungen usw.

Sammeln und Drogenzubereitung: Die Droge besteht aus Blüte oder aus Grundachsen mit Wurzeln. Die Blüten werden im April/Mai gesammelt, die Wurzelstöcke im Frühjahr noch vor Beginn der Vegetationszeit. Beide Pflanzenteile werden im Schatten oder an der Sonne getrocknet. Künstliche Temperatur darf nicht über 40 °C liegen. Die Blütendroge hat einen schwachen Honigduft, die Wurzeln riechen nach Anis. Frische Wurzeln sind geruchlos. Da die Schlüsselblume unter Naturschutz steht, dürfen wildwachsende Pflanzenteile nicht gesammelt werden.

Inhaltsstoffe: Die Blüten enthalten Saponine (nur 2 %), die Glykoside Primaverin und Primulaverin, daneben eine geringe Menge ätherisches Öl (0,01 %).

Verwendung in der Kosmetik: Die kosmetische Nutzung dieser Schlüsselblume ist problematisch, da an Saponinen, also an den Hauptwirkstoffen, nicht viel in den Blüten vorkommt und die Wurzeln mit ihrem höheren Gehalt (10 %) nicht gesammelt werden dürfen. Außerdem lassen sich Saponine anderweitig leichter gewinnen. Trotzdem wird Schlüsselblumenaufguß (10 g Droge auf 100 g kochendes Wasser) im Frühjahr zur Haarwäsche verwendet. Er macht das Haar glänzend, weich und gibt ihm einen leichten Anisduft. Auch fettige Haut mit verstopften Poren läßt sich erfolgreich damit waschen.

Andere Verwendung: Bei Entzündung der oberen Atemwege wirkt der Absud hustenlösend. Genau so läßt sich auch die Art *Primula elatior* (L.) Hill. verwenden, die praktisch kein ätherisches Öl enthält, jedoch die gleiche Wirkung zeigt.

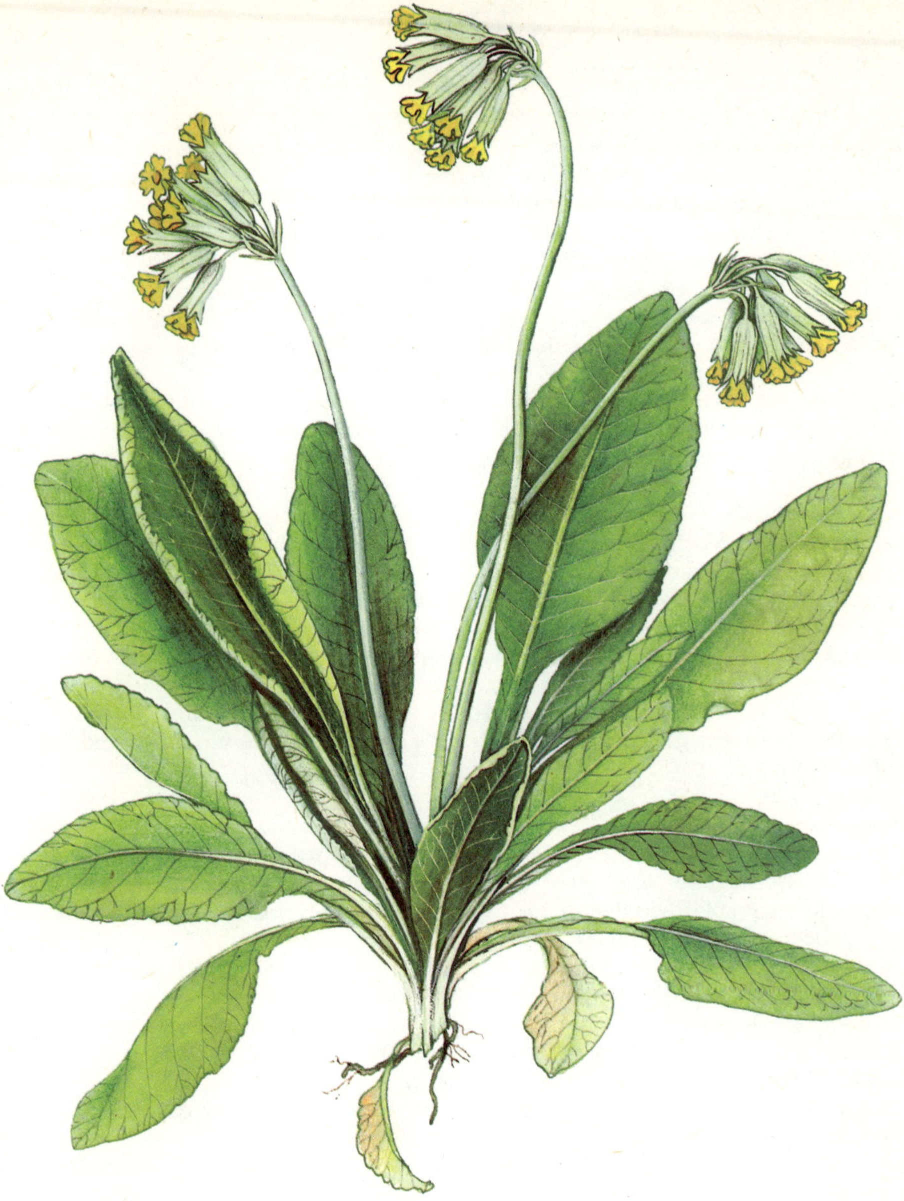

Mandelbaum

Prunus dulcis (Mill.) D. A. Webb
syn. *Amygdalus communis* L.

Rosengewächse

Rosaceae

Beschreibung: Der Mandelbaum ist ein subtropisches, sommergrünes Gehölz, 5–8 m hoch. Jüngere Bäume stehen aufrecht, im Alter nehmen sie überhängende Formen an. Die Blätter sind lang lanzettlich, dunkelgrün, fein gesägt. Die Blüten bilden sich paarweise an zweijährigem Holz und sind bei der süßen Unterart *P. dulcis* var. *dulcis* sattrosa, bei der bitteren *P. dulcis* var. *amara* weiß oder blaßrosa. Der Mandelbaum blüht zeitig im Frühjahr noch vor der Belaubung. Die Frucht ist eine eiförmige Steinfrucht, die Mandel. Sie hat eine graugrüne, filzige Fruchthülle, die den Stein mit einem, selten mehreren flachen Samen enthält.

Herkunft und Verbreitung: Der Mandelbaum stammt aus Kleinasien. Gegenwärtig wird er vorwiegend in den Mittelmeerländern gewerblich angebaut und erreicht auch die wärmeren Gebiete der gemäßigten Zone.

Inhaltsstoffe: Der Hauptwirkstoff für Kosmetik und Pharmazeutik ist das Mandelöl, das teuerste nicht trocknende Öl überhaupt. Es besteht vorwiegend aus den Glyzeriden der Öl- und Linolsäure, sein Gehalt in den Mandeln schwankt zwischen 40 und 55 %. Das Öl wird in kaltem Zustand aus den Mandeln gepreßt, fast nur aus Bittermandeln, da die süßen für diesen Zweck zu teuer wären. Der aus dem Amygdalin freiwerdende giftige Zyanwasserstoff geht nicht in das aus den bitteren Mandeln gewonnene Öl über, sondern bleibt in den festen Preßrückständen, die meist nicht weiterverarbeitet werden. Die Preßkuchen aus süßen Mandeln enthalten kein Amygdalin und stellen einen außergewöhnlich teuren Kosmetikrohstoff dar.

Verwendung in der Kosmetik: Mandelöl reizt die Haut nicht, daher wird es zur Reinigung empfindlicher Haut und zum Fetten von trockenem Teint benutzt. Es dient als Bestandteil der besten kosmetischen Emulsionen und Cremes. Die zermahlenen Preßkuchen liefern die sog. Mandelkleie (Farina amygdalarum), mit der gleichfalls sehr empfindliche Haut gereinigt wird. Die Kleie wird mit abgekochtem, lauwarmem Wasser zu einem dicken Brei verrührt, der aufs Gesicht aufgetragen und nach 10 Minuten mit lauwarmem Wasser abgewaschen wird. Mandelkleie wird auch erfolgreich mit Gersten-, gegf. Haferkleie gemischt.

Andere Verwendung: Süße Mandeln sind wegen ihres köstlichen Geschmacks eine beliebte Leckerei, besonders geröstet und gesalzen. Große Mengen davon werden in Konditoreierzeugnissen verarbeitet. Bittermandeln (Persica) können wegen ihres besonderen Geschmacks und Duftes nur in geringen Mengen zugesetzt werden.

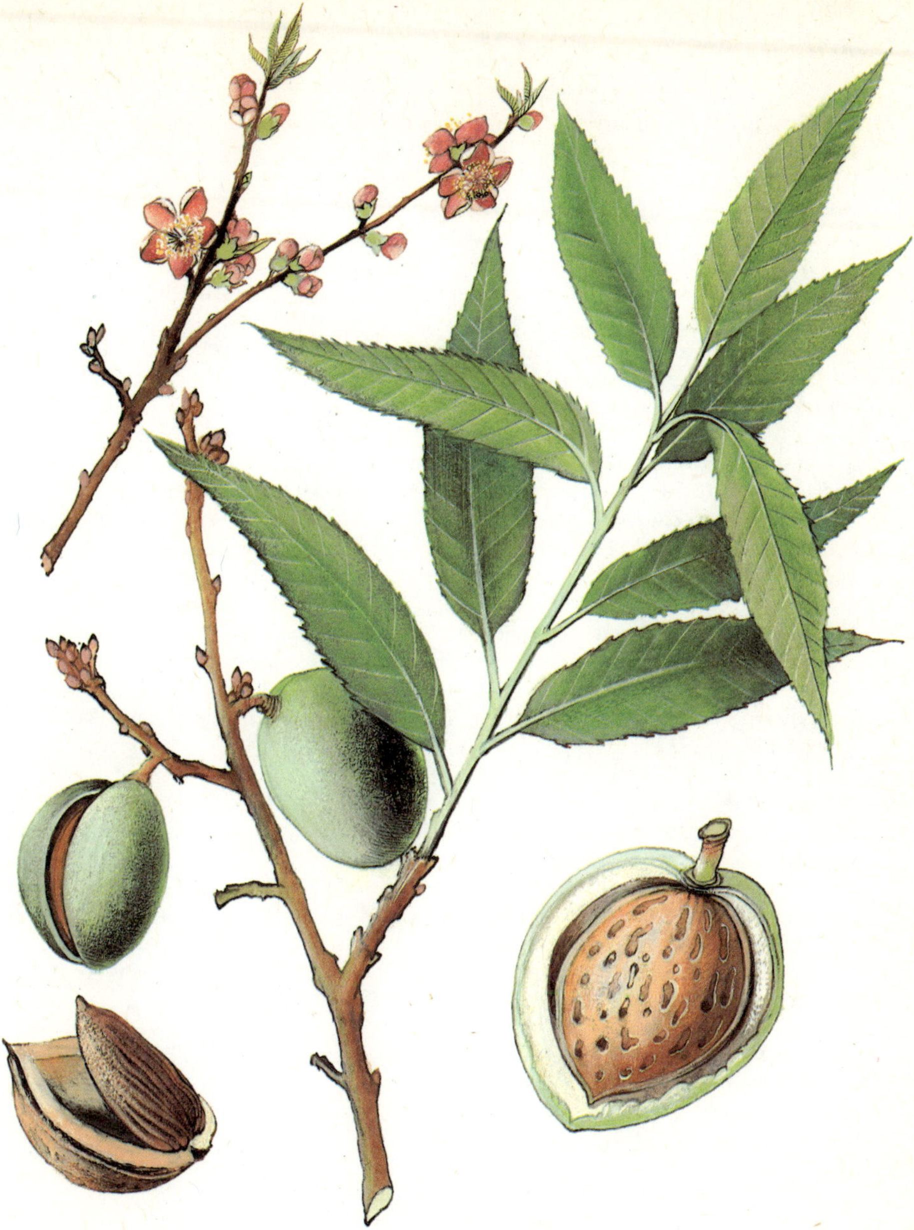

Pfirsichbaum Rosengewächse
Prunus persica (L.) Batsch *Rosaceae*

Beschreibung: Ein ursprünglich subtropischer sommergrüner Strauch oder kleiner Baum, der eine Höhe von 5 m erreicht. Seine langen, schmalen und gezähnten Blätter haben beim Zerreiben Bittermandelgeruch. Die auffälligen Blüten sind weiß, blaß- oder sattrosa und sitzen an. Der Pfirsich blüht im zeitigen Frühjahr noch vor der Belaubung. Die Frucht ist eine kugelige, fleischige Steinfrucht; sie kann einen Durchmesser von 14 cm erreichen, hat eine weich befilzte Oberfläche und eine orangegelbe Farbe mit verschiedenen Rot- und Lila-Rot-Kombinationen.

Herkunft und Verbreitung: Wild wachsende Pfirsiche sind nicht bekannt. Er wird als Obstbaum angepflanzt; ursprünglich nur in den Subtropen, dann auch in den wärmeren Teilen der gemäßigten Zone.

Zucht und Ernte: Pfirsiche werden in Plantagen gehalten; je nach Sorte reifen sie von Anfang Juli bis September. Haupternte Ende August. Durch Veredelung entstand eine Reihe von Unterarten, die sich in Wuchs, Widerstandsfähigkeit, Reifezeit, Geschmack, Duft und Saftigkeit der Frucht unterscheiden. Die Früchte werden von Hand gepflückt und vertragen keine lange Lagerung.

Inhaltsstoffe: Im Pfirsich- und auch im Aprikosenfleisch befindet sich ein für die Kosmetik interessanter Stoffkomplex, bestehend aus organischen Säuren, Zuckern, Vitaminen und Mineralspuren. Das aus dem Kern gepreßte Pfirsichöl (Oleum persicarum) enthält Glyzeride der Öl- und Linolsäure, mit dem Mandelöl vergleichbar.

Verwendung in der Kosmetik: In der modernen Kosmetik werden verschiedene Obstsorten verwendet, darunter auch Pfirsichfleisch. Dadurch wird die Haut gestrafft, die Poren gereinigt und zusammengezogen, Runzeln geglättet und der Teint nimmt eine gesunde rosige Farbe an. Pfirsichöl dient als Rohstoff für Cremes, Gesichtsmasken, Massage-Hautöle, Badeöle, Lotions, Haarweichmacher, Qualitätsseifen usw. Neben Mandel- und Avocadoöl wird es zusammen mit Vitaminkomplexen und Obstsäften in den besten und teuersten Kosmetikpräparaten verwertet, z. B. in Hautcremes mit Regenerations- und Tonisierungswirkung.

Andere Verwendung: Pfirsiche sind ein vorzügliches Tafelobst, das sich auch zur Konservierung eignet.

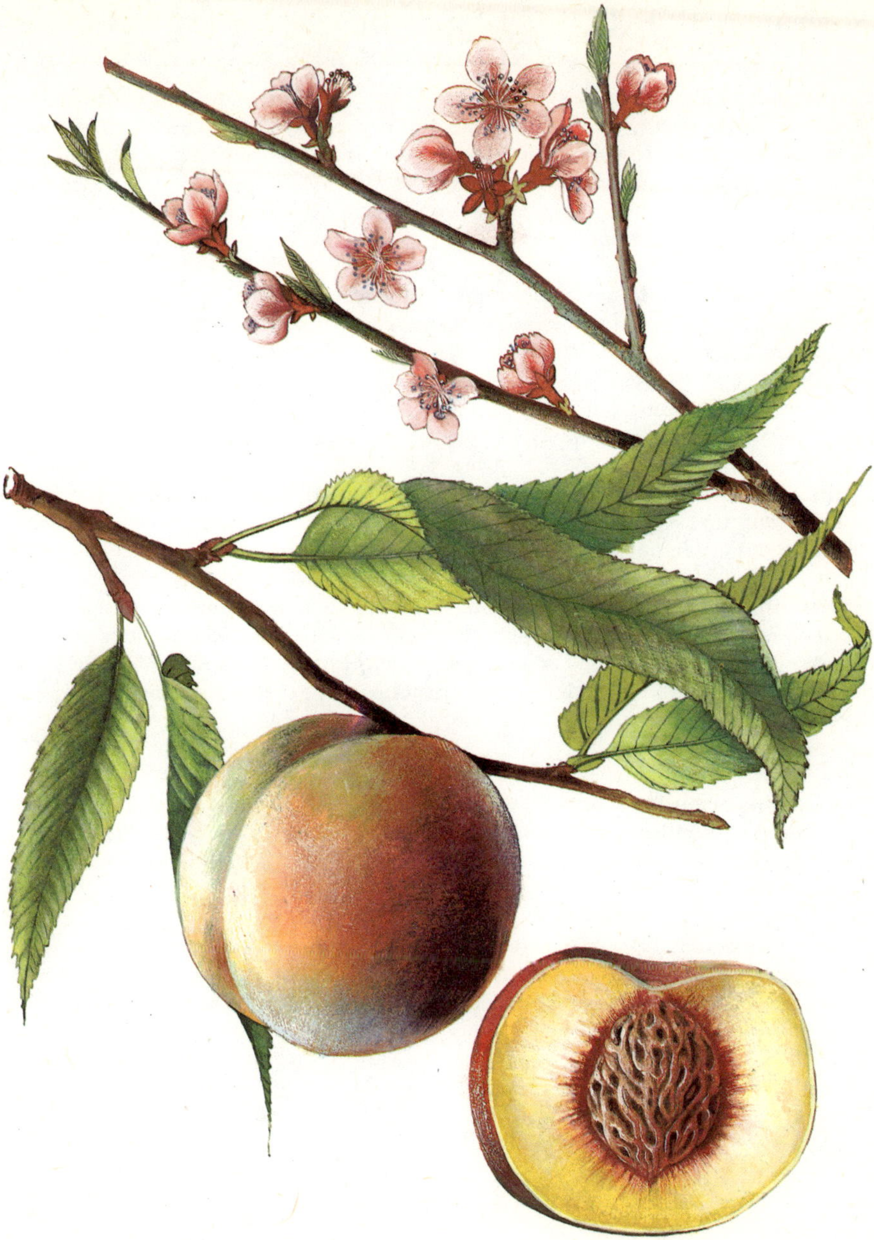

Rettich

Raphanus sativus L.

Kreuzblütengewächse

Brasicaceae

Beschreibung: Ein ein- bis zweijähriges Kraut mit fleischiger knollenähnlicher Wurzel, deren Form, Größe und Farbe variieren. Die Blätter sind meist breit-leierförmig, fiederteilig. Von Juni bis August blühen die weißen oder blaßlila Blüten mit violetter Äderung. Die Frucht ist eine schwammige, nicht platzende Schote, gestreckt-eiförmig und in einen Schnabel auslaufend. Die Samen sind hellbraun, oft fast rund oder aber unregelmäßig geformt.

Herkunft und Verbreitung: Die Art hat zwei Hauptvarietäten: var. *niger* (Rettich oder Radi) und var. *sativus* (Radieschen), beide sind alte Kulturpflanzen vermutlich asiatischer Herkunft. Heute werden sie in allen Ländern mit mildem Klima gezogen. Der Rettich hat eine Menge Unterarten, die sich in Vegetationslänge, Form und Farbe unterscheiden. Im Hinblick auf kosmetische Verwendung ist vor allem der schwarze Rettich *Raphanus sativus* var. *niger* (Mill.) Kerner interessant.

Zucht und Ernte: Verwendung findet entweder die frische Wurzel oder ihr Saft. Alle Rettich- und Radieschenarten kreuzen sich leicht untereinander und bringen so Zwischenformen hervor.

Inhaltsstoffe: Der schwarze Rettich enthält in seiner Wurzel Senföl mit organisch gebundenem Schwefel. Der typische Geruch entsteht erst nach Verletzung des Pflanzengewebes, er kommt durch die Reaktion der Senfglykoside mit dem Ferment Myrosinase zustande. Das so entstehende Alylisothiocyanat desinfiziert vorzüglich. Nicht unbedeutend ist auch der Gehalt an Vitamin C und Mineralspuren.

Verwendung in der Kosmetik: Rettichsaft dient zur Behandlung fettender Haare, übermäßiger Fettausscheidung und Schuppenbildung. Hier hat ein ganzer Komplex von organischen Schwefelverbindungen und Mineralsalzen einen günstigen Einfluß.

Andere Verwendung: Rettich und Radieschen sind in erster Linie ein ausgezeichnetes Gemüse. Rettichsaft kann man als Heilmittel bei Gallen- und Nierenbeschwerden, auch bei Unregelmäßigkeiten des Verdauungstraktes verwenden.

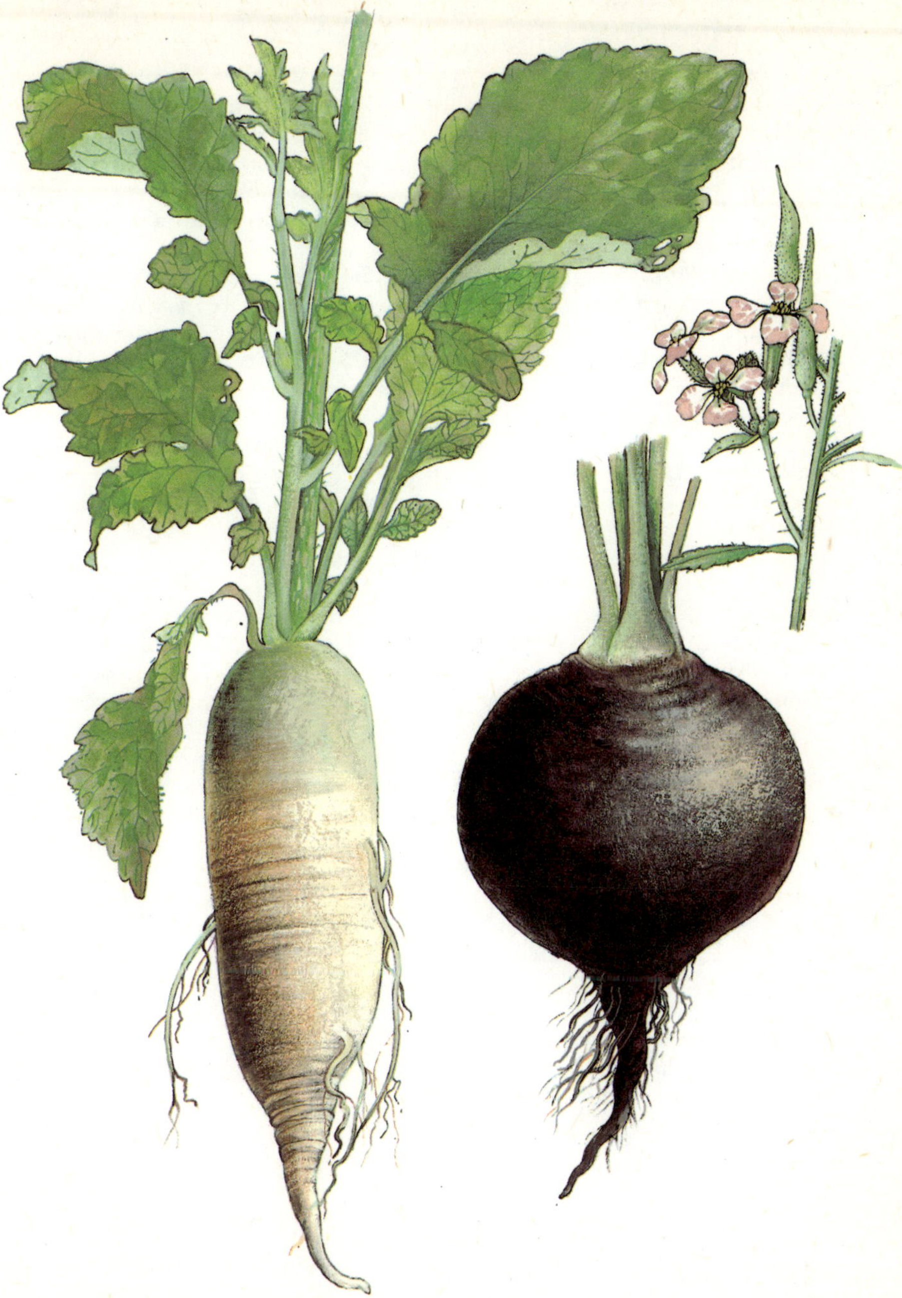

Krauser Rhabarber
Rheum rhabarbarum L.

Knöterichgewächse
Polygonaceae

Beschreibung: Ein stattliches, mehrjähriges Krautgewächs mit mächtigem Wurzelstock und bis zu 2 m hohen, 3–5 cm starken, flach gefurchten Blütenstengeln. Die Blätter sind eirund bis dreieckig-eiförmig, gekraust und mit starken, glatten, fleischigen Stielen ausgestattet. Die Blütenstände entstehen Ende Mai, im Juni bilden sie eine mächtige Rispe aus kleinen, weißlichen bis gelblichen Blüten.

Herkunft und Verbreitung: Von dieser Art stammen wahrscheinlich die gärtnerischen Kultursorten ab. In den Bergen Westchinas und in Tibet wachsen die Arten *Rheum palmatum* L. und *Rheum officinale* Baill. wild; sie sind für kosmetische und medizinische Zwecke besonders wichtig. Die Systematik der Gattung *Rheum,* deren Vertreter heute als Nutzpflanzen in der ganzen Welt ausgepflanzt werden, ist ziemlich kompliziert.

Sammeln und Drogenzubereitung: Die Droge besteht aus den mächtigen, getrockneten Rhabarberwurzelstöcken, die von der chinesischen Heilkunde schon im Jahre 2700 v. u. Z. als „große gelbe Wurzel“ empfohlen wurde. Die Droge kommt entweder pulverisiert oder in Extraktform zur Anwendung.

Inhaltsstoffe: Je nach Herkunft unterscheidet man viele Qualitäten: Die beste Droge wird als „Schen-si“ bezeichnet, die gewöhnlichen sind „Sechuan“, „Kanton“, „Schanghai“, „Tientsin“ und „Common round“. Die Droge enthält abführende Anthrachinonglykoside (3–8 %). Alle Rhabarberarten enthalten auch Gerbstoffe und gelbe Farbstoffe.

Verwendung in der Kosmetik: Die meisten für Schlankheitskuren angebotenen Natur-Abführmittel enthalten Rhabarberwirkstoffe. Gelegentlich wird auch reines Rhabarberpulver in Dosen von 2–3 g zwei- bis dreimal täglich verabreicht. Mit dieser Droge läßt sich auch eine rötliche Haarfärbung erzielen: 150 g Rhabarberwurzelstock in 0,5 l naturreinem, saurem Weißwein bis zum Verdampfen der halben Flüssigkeitsmenge kochen. Das so gewonnene Konzentrat wird wie jede andere Farbe ins Haar gerieben, nach dem Auftragen wird das Haar getrocknet.

Andere Verwendung: Die Art *Rheum rhabarbarum* wird gärtnerisch wegen der mächtigen Blattstiele gezogen, die als Kompott oder zur Marmeladenherstellung genommen werden. Die Rhabarberzucht kam im 18. Jahrhundert in England auf und verbreitete sich von dort über ganz Europa.

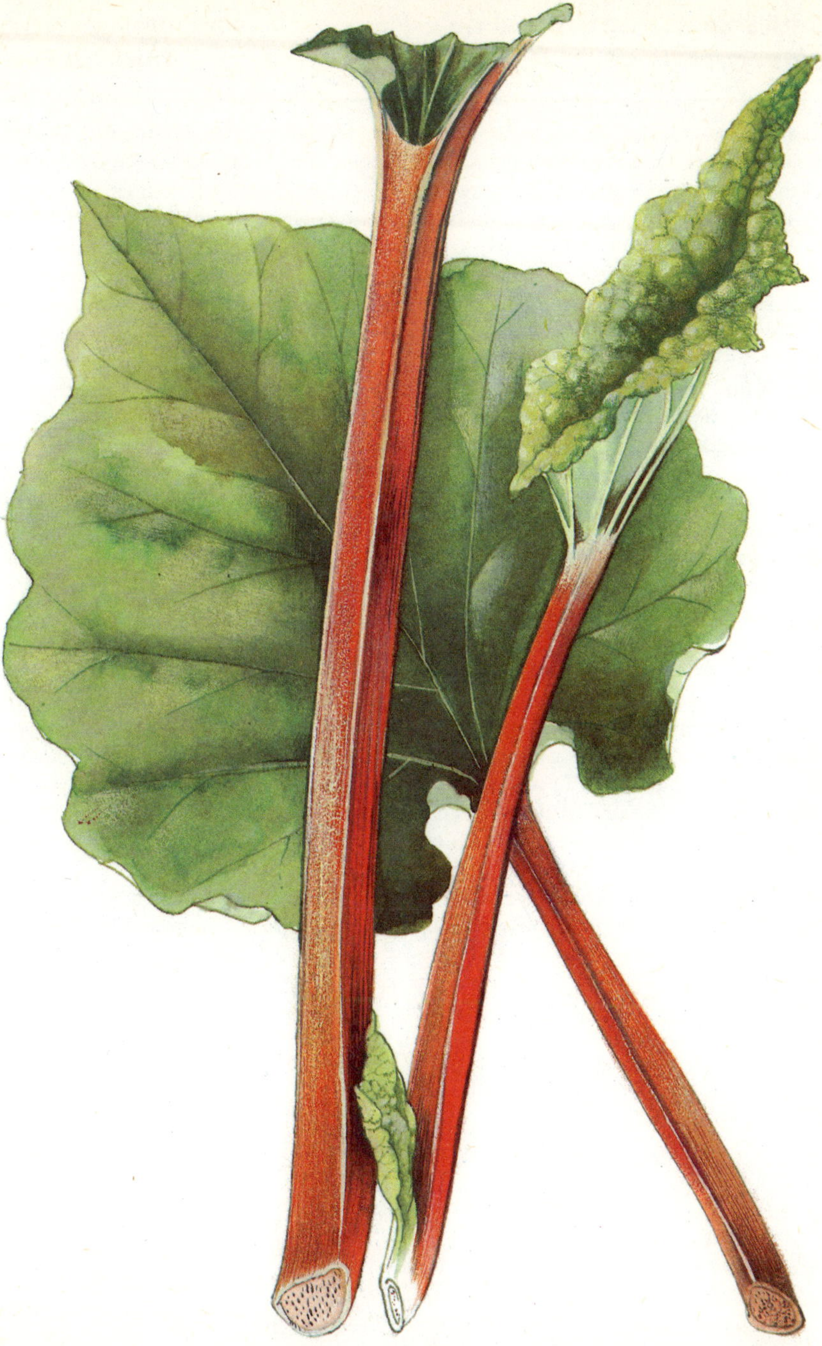

Wunderbaum, Christuspalme Wolfsmilchgewächse
Ricinus communis L. *Euphorbiaceae*

Beschreibung: Ästiger Strauch bis Baum, der Höhen von 3–10 m erreicht; die Stiele sind hohl und zur Reifezeit ganz von festem (sklerenchymatischem) Gewebe durchdrungen. Ihre Farbe ist grün, rot bis violett, in der Regel sind sie von einer Wachsschicht überzogen. Die großen Blätter sind handförmig geteilt, ihre Nervatur hat meist dieselbe Farbe wie der Stengel. Männliche und weibliche Blüten sitzen in Trauben. Die Fruchtkapseln können verschiedene Formen und Farben aufweisen, es gibt stachelige und stachellose. Sie umschließen längliche Samen mit einem Fettauswuchs.

Herkunft und Verbreitung: Der Wunderbaum ist eine sehr alte Kulturpflanze, die höchstwahrscheinlich aus Westafrika oder dem tropischen Asien stammt. Auch in den Subtropen ist er heimisch geworden. Nutzteile sind die ölhaltigen Samen.

Inhaltsstoffe: Für die kosmetische Nutzung ist weder der Gehalt an giftigem Rizinalbumin noch an dem weniger giftigen Rizinalkaloid ausschlaggebend, sondern der Ölgehalt (55 %). Das Öl wird kalt aus den Samen gepreßt und anschließend abgekocht, um etwaige Rizinreste zu beseitigen. Es enthält über 85 % Rizinolsäurenglyzeride, in reinem Alkohol ist es gut löslich.

Verwendung in der Kosmetik: Das Öl wird als Fettkomponente in alkoholhaltigen Kosmetikpräparaten verwendet, z. B. in Gesichtswassern oder flüssigen Brillantinen (das sind mit Alkohol kombinierte Haaröle). Eine solche einfache flüssige Brillantine ist z. B. die Emulsion von 10–50 % Rizinusöl in 90 %igem Alkohol, abgerundet durch Parfüm. Feste Brillantinen werden nicht aus Rizinusöl, sondern aus Vaseline, Lanolin und Harzen hergestellt. Rizinusöl dient auch zum Fetten des Haars, trockene Haut verträgt es ebenfalls sehr gut.

Andere Verwendung: Therapeutisch wird gereinigtes Rizinusöl in Dosen von 15–30 g als Abführmittel verwendet. Technisches Rizinusöl dient zur Schmierung hochtouriger Motoren.

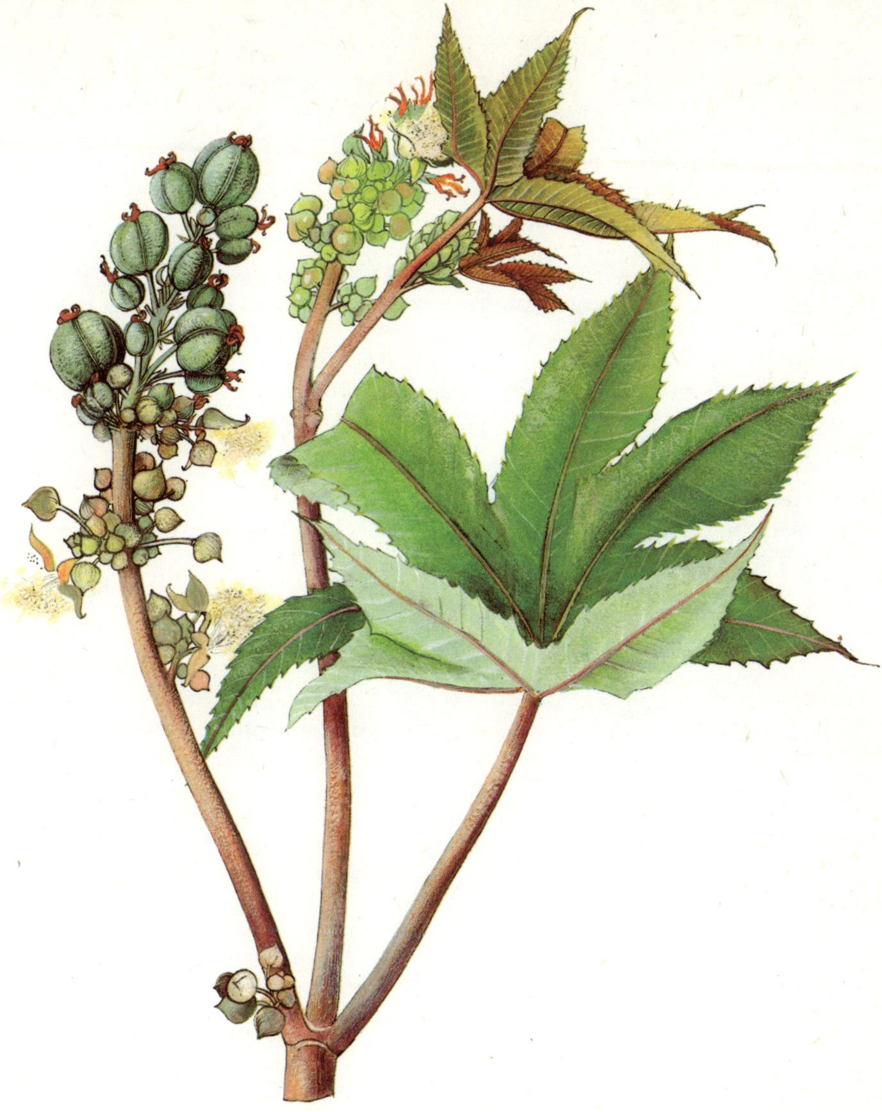

Kohlrose, Zentifolie, Provencerose — Rosengewächse
Rosa centifolia L. — *Rosaceae*

Beschreibung: Diese Rose bildet bis zu 3 m hohe Sträucher mit braunen Ästen und seitlich zusammengedrückten Stacheln. Die Teilblättchen der unpaarig gefiederten Blätter sind eirund und gesägt. Die Blütenstiele tragen Blüten mit dichten, vollen Kronen, die einen edlen, köstlichen Duft ausströmen. Diese Rosen tragen in den Sommermonaten rosafarbene Blüten, ihre Früchte sind kleine, behaarte Schalenfrüchte, die in einer Scheinfrucht sitzen.

Herkunft und Verbreitung: Die Heimat dieser Rose ist wahrscheinlich das Gebiet um den Kaukasus und Persien (Iran). Manchmal ist es jedoch schwierig, bei den einzelnen Rosenarten und -unterarten die Herkunft mit Sicherheit zu bestimmen. Langjährige Veredelung und die natürliche Variabilität der Rose ließen viele Formen entstehen. Die Zucht dieser Rose war in ländlichen Gärten überall in Europa beliebt. Wegen ihres duftenden Öls wird sie bis heute in Südfrankreich plantagenmäßig angebaut. Hauptanbaugebiete sind Südfrankreich und Bulgarien.

Ernte und Drogenzubereitung: Für Kosmetik-, Heil- oder Lebensmittelzwecke werden die Kronblätter im Juni/Juli bei völlig trockenem Wetter gepflückt. Sie werden entweder frisch zur Öldestillation verwendet oder schnell im Schatten getrocknet. Getrocknete Kronblätter werden in geschlossenen Gefäßen aufbewahrt.

Inhaltsstoffe: *R. centifolia* L. stellt den Rohstofflieferanten des Rosenöls dar, das durch Extraktion vermittels verflüchtender organischer Lösungsmittel gewonnen wird. Es enthält hauptsächlich Zitronellal und Geraniol. Getrocknete Kronblätter enthalten Ölspuren, Flavone und Anthocyane.

Verwendung in der Kosmetik: Drogenaufguß oder -absud werden als Badezusatz empfohlen, vor allem bei stärker beschädigter Haut (Pusteln, schlecht heilende kleine Verletzungen). Rosenöl dient zur Parfümierung ausgesprochener Luxuskosmetik bzw. wird als selbstständiges Parfüm verwendet. In der Parfümerie findet auch das sog. Rosenwasser (Aqua rosae) Verwendung, ein Nebenprodukt bei der Ölherstellung, das noch eine Reihe von Duftstoffen enthält.

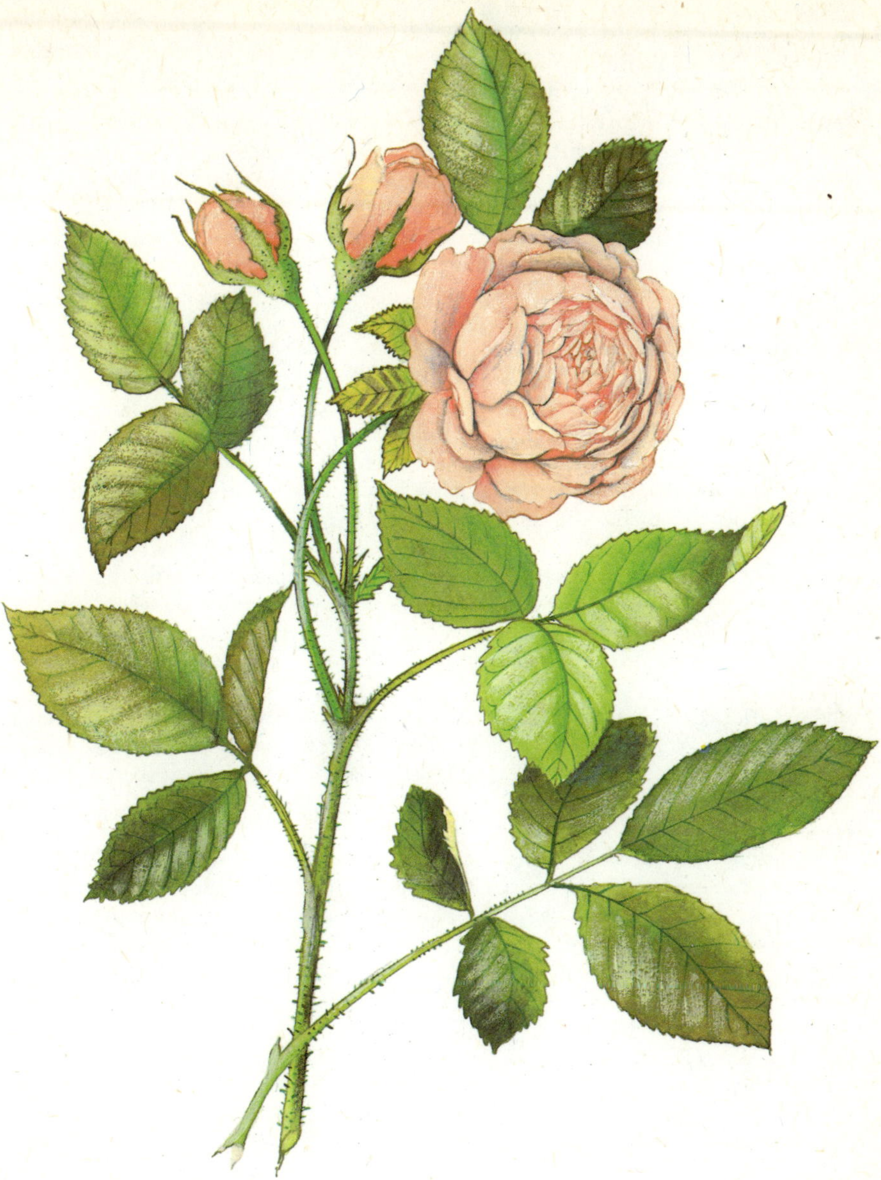

Essigrose Rosengewächse
Rosa gallica L. *Rosaceae*

Beschreibung: Ein mehrjähriger, 60–100 cm hoher Strauch, aus dessen auseinanderstrebenden, kriechenden Trieben aufrechte Stengel wachsen, die meist nur eine einzige, große, sattrosa oder rote Blüte tragen. Die Blütenstiele sind drüsenhaarig und stachelig. Ihre unpaarfiedrigen Blätter bestehen aus 5–7 Teilblättchen und sitzen an langen Stielen. Die stark duftenden Blüten kommen im Mai/Juni. Nach dem Verblühen bilden sich an den Stengeln die sog. Hagebutten, in denen behaarte Schalenfrüchte sitzen.

Herkunft und Verbreitung: Diese Rose wächst in zahlreichen europäischen Ländern wild an Waldrändern auf Kalksteingrundlage. Wegen des duftenden Rosenöls wird sie in Frankreich, Bulgarien, Griechenland, der Türkei und der UdSSR gewerblich angebaut. Die ihr nahe verwandte Damaszener Rose (*Rosa × damascena* Mill.) in ihrer gewöhnlich rot blühenden Form *trigintipetala* Dieck ist auch Lieferant des weltberühmten bulgarischen Rosenöls. Die Pflanzen werden im „Tal der Rosen“ nahe der Stadt Kazanlak kultiviert.

Ernte und Drogenzubereitung: Die Kronblätter, aus denen das Öl destilliert wird, werden in der vollen Blüte immer in den frühen Morgenstunden gepflückt, dann ist nämlich ihr Ölgehalt am größten. Von 1 ha können etwa 4000–5000 kg Kronblätter geerntet werden, aus denen dann ca. 1 kg Rosenöl gewonnen wird.

Inhaltsstoffe: Die durch Wasserdampfdestillation gewonnene Rosenölmenge bewegt sich zwischen 0,1 und 0,6 %. Seine Hauptbestandteile sind Zitronellal (40–50 %) und Geraniol (20 %).

Verwendung in der Kosmetik: Die hervorragenden Dufteigenschaften des Öls machen es zu einem kostbaren, nur in der teuersten Kosmetik verwendeten Parfüm, das sich vor allem für Hautcremes, Lippenstifte, Gesichtswasser und Puder eignet. Es dient als Parfüm „Crêpe de Chine“, als Nuancel für das bekannte „Chat noir“ und als Wirkstoff für „Chanel 5“ und „Ambra“. Der Preis des Rosenöls ist hoch, aus diesem Grund nimmt man nicht selten Verschnittversuche vor. Meist dient dazu Palmarosaöl aus dem indischen Gras *Cymbopogon martinii* (Roxb.) Stapf oder aus einer der duftenden Pelargonienarten.

Andere Verwendung: Pharmazeutisch dienen für Heilcremes und Lösungen zu äußerlichen Anwendung sowohl Rosenöl (Oleum rosae) als auch Rosenwasser (Aqua rosae) als Duftkorrigens.

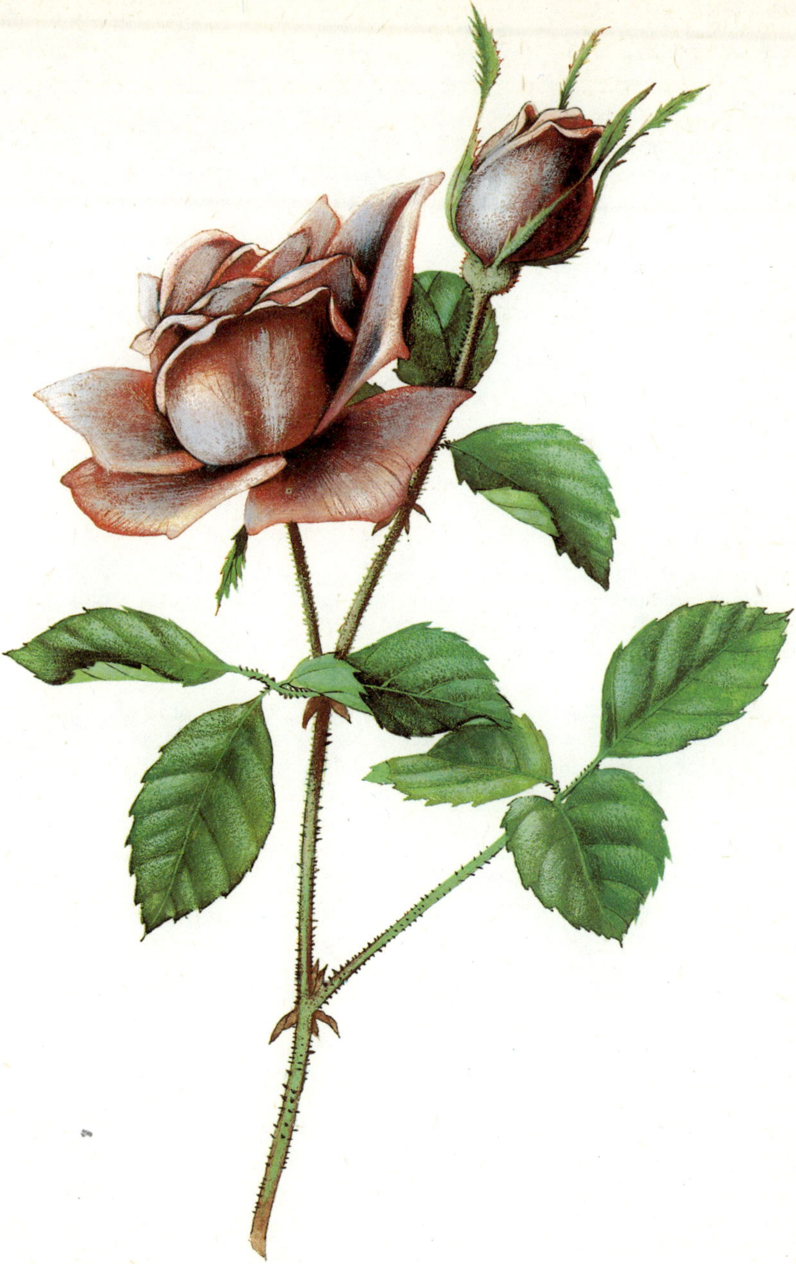

Rosmarin — Lippenblütengewächse
Rosmarinus officinalis L. — *Lamiaceae*

Beschreibung: Der Rosmarin ist ein ausdauernder, immergrüner Halbstrauch mit Rutenzweigen, er wird 75–200 cm hoch, hat lineare, ledrige, auf der Oberseite dunkelgrüne, auf der Unterseite graubefilzte Blätter mit nach unten eingerolltem Rand. Die dunkelblauen Blüten wachsen aus den Blattachseln hervor. Blütezeit Juni bis August.

Verbreitung: Rosmarin wächst im Mittelmeergebiet wild, in Südeuropa wird er auch angebaut; vor allem in Italien, Griechenland, Spanien und Portugal. Er verlangt geschützte, trockenere und sonnige Lagen. Auf nährstoffreichem Gartenboden mit genügend Humus gedeiht er gut. Der Rosmarin wird durch Schnittlinge vermehrt, die älteren Pflanzen entnommen werden.

Ernte und Drogenzubereitung: Von Rosmarin wird das Kraut geerntet und im Schatten getrocknet. Die Droge hat einen kampferähnlichen würzigen Geruch und bitter-aromatischen Geschmack.

Inhaltsstoffe: Wirkstoff ist ein ätherisches Öl (1,5–2,5 %), das Cineol (30 %), Borneol, Bornylazetat, Kampfer, Limonen und weitere Bestandteile enthält. Außer diesem Öl enthält der Rosmarin Gerbstoffe (10 %), Flavonoide und Bitterstoffe.

Verwendung in der Kosmetik: In der Kosmetik wird Rosmarin vor allem in Pflanzenextraktmischungen für erfrischende, desinfizierende und kräftigende Bäder oder für die verschiedenen in der Haarkosmetik benutzten Kräutermischungen verwendet. Rosmarinextrakt bzw. -öl dient auch als Duftbestandteil von Seifen, Rasierwassern, Gesichtswassern und Shampoos, ferner als Bestandteil einiger erfrischender Parfümkompositionen. Für Gesichtsmasken empfiehlt er sich weniger, weil er bei längerer Einwirkung Entzündungen, Schwellungen oder Ausschlag hervorrufen kann.

Andere Verwendung: Rosmarin ist eine alte Duftpflanze, die seit jeher eine große Bedeutung in der Volksheilkunde und in Volksbräuchen hatte, wie viele Legenden beweisen. Eine dieser Legenden erzählt, daß bei einer Rast auf der Flucht der heiligen Familie nach Ägypten die Jungfrau Maria ihren Mantel über einen Rosmarinstrauch breitete. Ihr zu Ehren verfärbten sich die ursprünglich weißen Blüten himmelblau.

Heute wird Rosmarin nur noch begrenzt bei Verdauungsstörungen, in durchblutungsfördernden Einreibemitteln oder gegen Motten verwendet.

Rosmarin ist ein geschätztes Küchenkraut, das besonders in der südländischen Küche unentbehrlich ist.

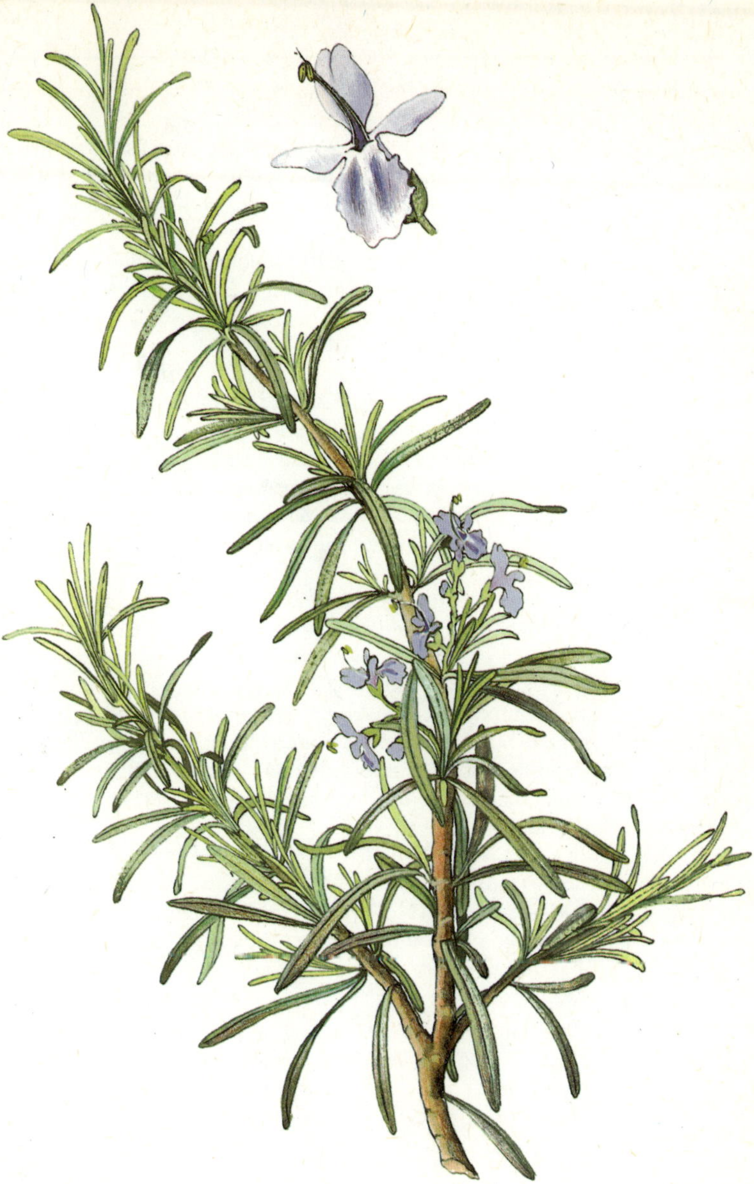

Silberweide Weidengewächse
Salix alba L. *Salicaceae*

Beschreibung: Ein sommergrüner, bis 20 m hoher Baum, seltener auch ein Strauch, dessen Zweige am Außenrand der Krone etwas überhängen. Die Rinde der jungen Zweige ist gelblich, später wird sie braun. Die lanzettlichen Blätter sind aschgrau, die unauffälligen grünen Blüten erscheinen schon mit dem Blattansatz. Ihre Samenanlage reift zu einer Kapsel mit kleinen, weiß beflaumten Samen heran.

Herkunft und Verbreitung: Die Art stammt aus feuchteren Wäldern und ufernahen Standorten in Europa, der gemäßigten und kalten Zone Asiens sowie Nordamerikas.

Inhaltsstoffe: Nicht nur die Silberweide, sondern auch weitere Weidenarten (z. B. *Salix fragilis* L. und *Salix purpurea* L.) enthalten in ihrer Rinde bis zu 10 % wirksamer Phenolglykoside, Gerbstoffe, Flavonglykoside (Isosalipurposid), esterifizierte Salizil-Glykosidderivate (z. B. Populin, Fragilin) und weitere Stoffe. Vor der Entdeckung der synthetischen Azetylosalizylsäure (Aspirin) war die Weidenrinde der eigentliche Saligeninspender. Aus diesem Stoff entsteht im menschlichen Organismus Salizylsäure mit fiebersenkender und antirheumatischer Wirkung.

Verwendung in der Kosmetik: Im Weidenrindenabsud finden sich als Wirkstoffe Gerbstoffe und auch Salizylverbindungen. Man wäscht damit zu fettige und unreine Haut mit vergrößerten Poren und durch übermäßige Fettabsonderung entstandenen Pickeln. Die Salyzilderivate haben für die Dermatologie eine ungeheure Bedeutung, da sie toxisch auf Hautkrankheiten hervorrufende Pilze und Schimmel wirken. Nach Absprache mit dem Arzt kann man daher Weidenrindenabsud (100 g Rinde eine Viertelstunde in 1 l Wasser kochen) zum Baden von mykose- und schimmelpilzbefallener Haut als unterstützende Therapie neben Salizyl- und anderen Salben anwenden.

Andere Verwendung: Weidenholz ist leicht spaltbar, weich und biegsam. Es dient zur Herstellung von Holzschuhen (Holland), Kisten, Netzen, Handgriffen usw. Aus den jungen Zweigen werden Körbe und Gartenmöbel geflochten.

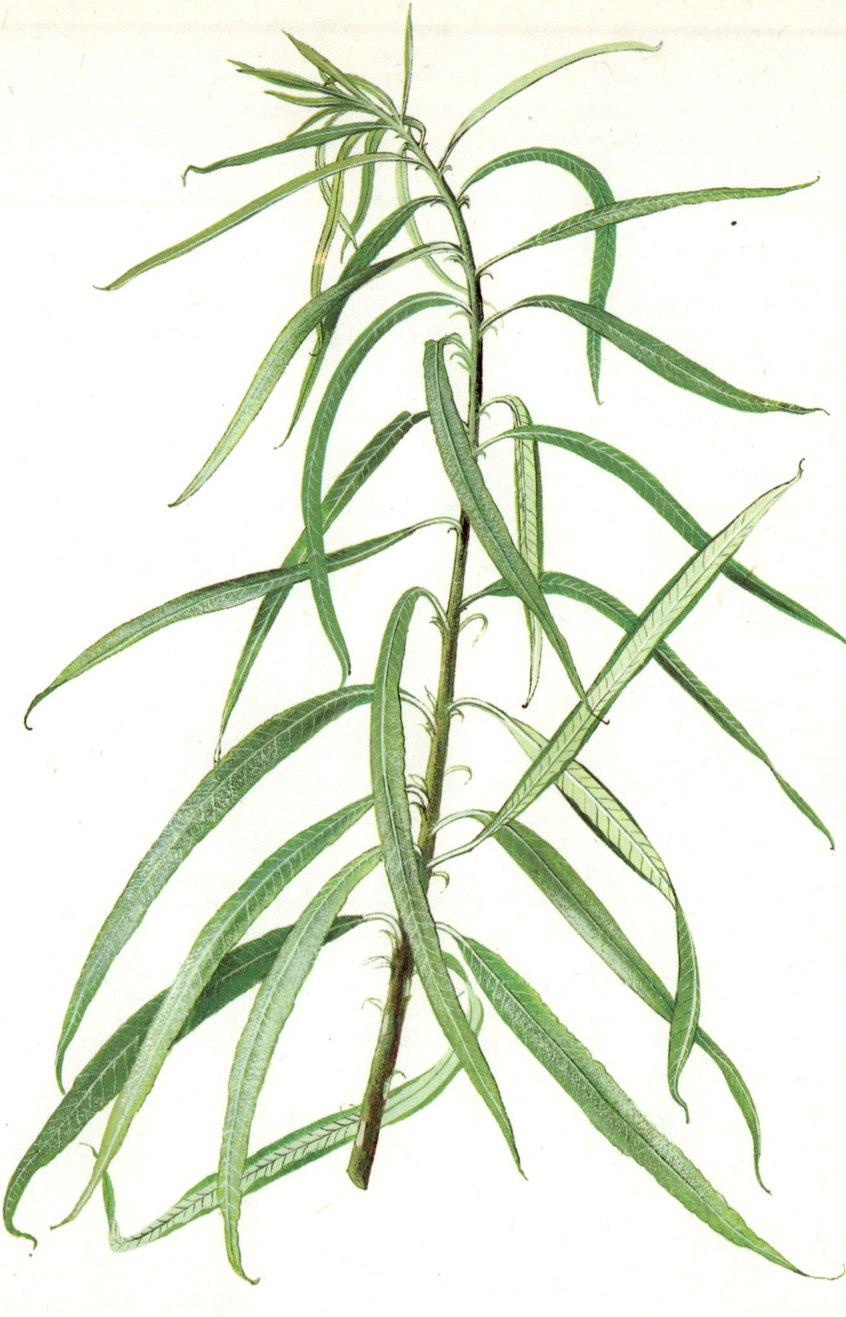

Garten-Salbei
Salvia officinalis L.

Lippenblütengewächse
Lamiaceae

Beschreibung: Ein meist 50 cm, manchmal bis 1 m hoher Halbstrauch. Die Stengeloberteile sind krautig, die Unterteile holzig. Die gestielten Blätter sind länglich-eirund mit fein gerunzelter Oberfläche. Ihre Farbe ist grünlich bis silbergrau, vor allem in der Jugend haben sie eine befilzte Oberfläche, die holzigen Stengelteile ebenfalls. Die zu Scheinquirlen angeordneten Blüten zeigen sich im Juni-Juli und sind violett, weiß oder rosa. Die ganze Pflanze duftet angenehm.

Herkunft und Verbreitung: Die Heimat des Salbeis liegt am Mittelmeer, angebaut wird er in verschiedenen Ländern Europas. Oft wächst er in Gärten, seltener verwildert er.

Sammeln und Drogenzubereitung: Salbei wird kurz vor der Blüte geerntet, bei trockenem Wetter und am besten in der Mittagszeit. Gesammelt werden die ganzen Krautteile, die anschließend so rasch wie möglich im Schatten oder künstlich bei Temperaturen bis 40 °C getrocknet werden. Nach dem Trocknen streift man die Blätter ab.

Inhalsstoffe: Aus Blättern und Kraut wird ein ätherisches Öl mit angenehm frischem Duft destilliert, Salbei enthält 1–2,5 % davon. Je nach Herkunft hat dies Öl eine unterschiedliche Zusammensetzung, dalmatinisches Salbeiöl gilt als das beste. Es enthält 40 % Thujon, 14 % Cineol, rund 20 % Kampfer. Spanisches Salbeiöl enthält kein Thujon, dafür aber mehr Cineol und Kampfer.

Verwendung in der Kosmetik: Salbeiöl hat desinfizierende, beruhigende und entzündungshemmende Wirkung, deswegen wird es in Zahnpasten, Mundwassern, Desodorants, Seifen, Shampoos und Badezusätzen verwendet. Die Droge selbst, die man in Drogerien und Apotheken erwerben oder aus eigener Zucht gewinnen kann, läßt sich in Aufgußform (100 g auf 1 l kochendes Wasser) als Zugabe für Haarwäschen oder erfrischende Bäder benutzen. Dabei wirken neben dem Öl auch noch weitere Inhaltsstoffe günstig, vor allem Gerbstoffe und das antibiotisch wirksame Diterpenlacton.

Andere Verwendung: In der Heilkunde wird Salbei innerlich als Tee bei Störungen des Verdauungstrakts, Entzündungen der oberen Atemwege oder Verletzungen in der Mundhöhle verabreicht. Der blühende Salbei ist eine wichtige Bienenweide. Salbeihonig ist wohlschmeckend und sehr geschätzt. Salbei ist ferner ein altes Küchengewürzkraut.

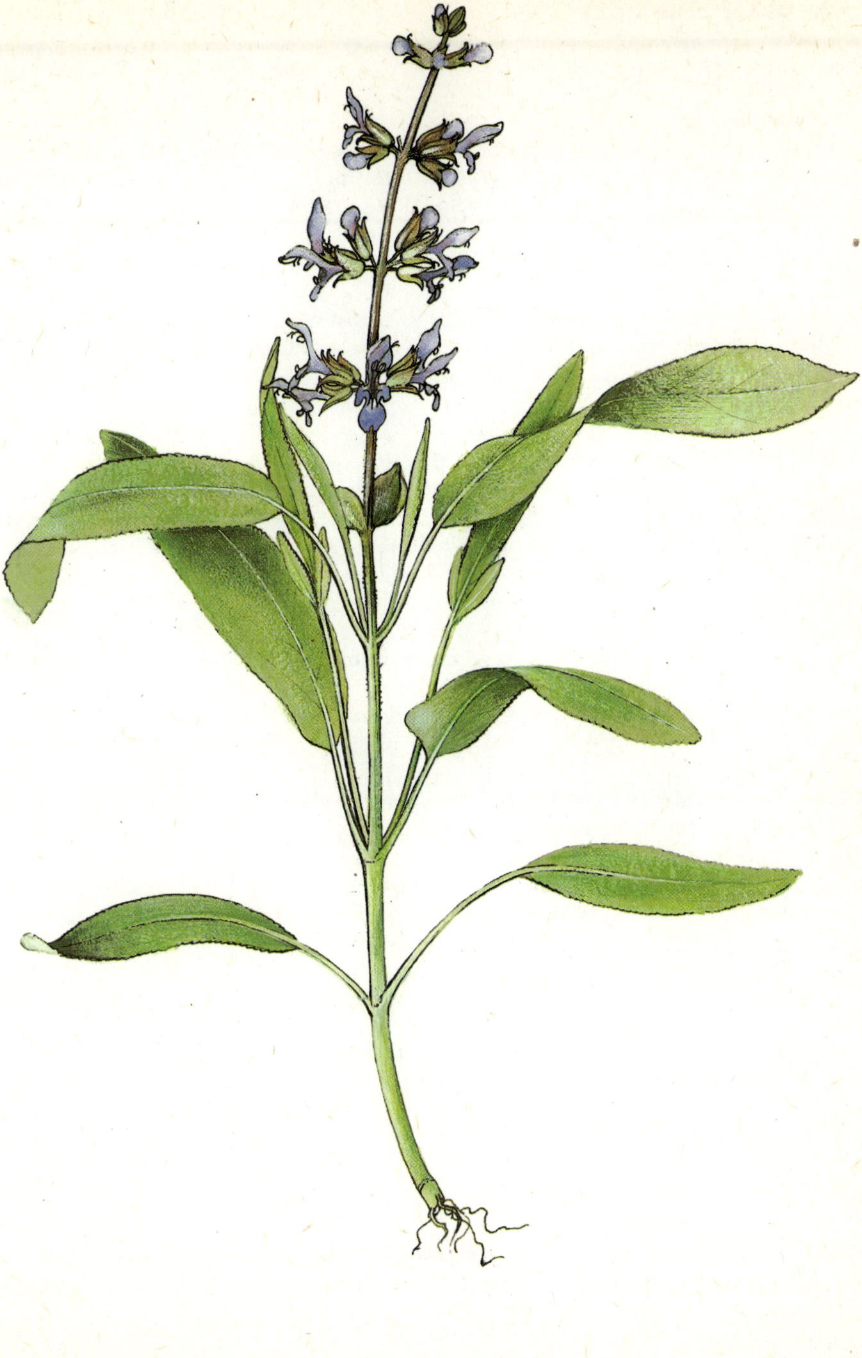

Schwarzer Holunder
Sambucus nigra L.

Geißblattgewächse
Caprifoliaceae

Beschreibung: Ein Strauch bzw. Bäumchen, bis 8 m hoch, mit graubrauner, in Längsrichtung rissiger Rinde. Im Zweiginneren sitzt ein dickes, weißliches Mark. Die unpaarig gefiederten Blätter haben eiförmige, gesägte Teilblättchen. Die gelbweißen Blüten bilden üppige, flache Blütenstände. Der Holunder blüht von Mai bis Juli; die Blüten haben einen unangenehmen Geruch. Die Früchte sind glänzende, schwarz-violette Beeren mit viel Saft, der tintenähnlich färbt.

Verbreitung: Der Schwarze Holunder ist über fast ganz Europa und Vorderasien verbreitet. Er wächst häufig in Laub- oder Nadelwäldern, Ufergebüschen, auf Schutthalden, in verwilderten Parks und Gärten. Besonders auf stickstoffreichen Böden gedeiht der Holunder gut.

Sammeln und Drogenzubereitung: Die Hauptdroge des Holunders sind die Blüten (die Volksheilkunde verwendet auch Rinde und vor allem Beeren in verschiedenen Aufbereitungen). Die gesammelten Blütenstände werden schnell in dünnen Schichten getrocknet, damit sie ihre gelbliche Farbe behalten. Bei langsamem Trocknen werden sie braun und verlieren an Wert. Die reifen Früchte werden im Herbst gesammelt und frisch oder getrocknet verarbeitet.

Inhaltsstoffe: Die Wirkstoffe sind ziemlich wenig bekannte glykosidgebundene Verbindungen, Ölspuren, Schleime, Gerbstoffe, organische Säuren, Vitamin C; in den Früchten Anthocyanfarbstoffe, phytonzid wirksame antibakterielle Komponenten u. a.

Verwendung in der Kosmetik: In der Kosmetik wird ein Blütenaufguß (zwei Handvoll Blüte mit 1 l kochendem Wasser übergießen, bis zum Erkalten auslaugen lassen) zum Waschen von pickeligem Teint verwendet. Diesen Aufguß gibt man auch in Wannenbäder als kräftigenden, beruhigenden und belebenden Zusatz. Empfohlen wird seine Anwendung in Wochenkuren mit einwöchigen Pausen über einen Zeitraum von zwei Monaten hinweg, am besten im Sommer. Eine Gesichtsmaske aus den Blüten von Holunder, Linde und Kamille ist zur gründlichen Teintverbesserung zu empfehlen. Dazu werden die genannten getrockneten Blüten zu gleichen Teilen gemischt und in einem Porzellangefäß mit kochendem Wasser übergossen, so daß eine breiige Masse entsteht. Diese wird warm in hydrophilen Mull gepackt, auf die gewaschene Gesichtspartie gelegt und unter leichtem Druck ausgeformt. Nach 20 Minuten Maske abnehmen, das Gesicht mit warmem Wasser abspülen und eine halbfette Creme einklopfen.

Andere Verwendung: Der Holunder hat in der mitteleuropäischen Volksheilkunde als Heilpflanze fast keine Konkurrenz. Als Droge werden Blüten, Früchte, sogar die Rinde bei Erkältungskrankheiten, Ischiasentzündungen, als schweiß- und harntreibendes „blutreinigendes“ Mittel verwendet. Aus dem Saft der Früchte werden Gelees hergestellt.

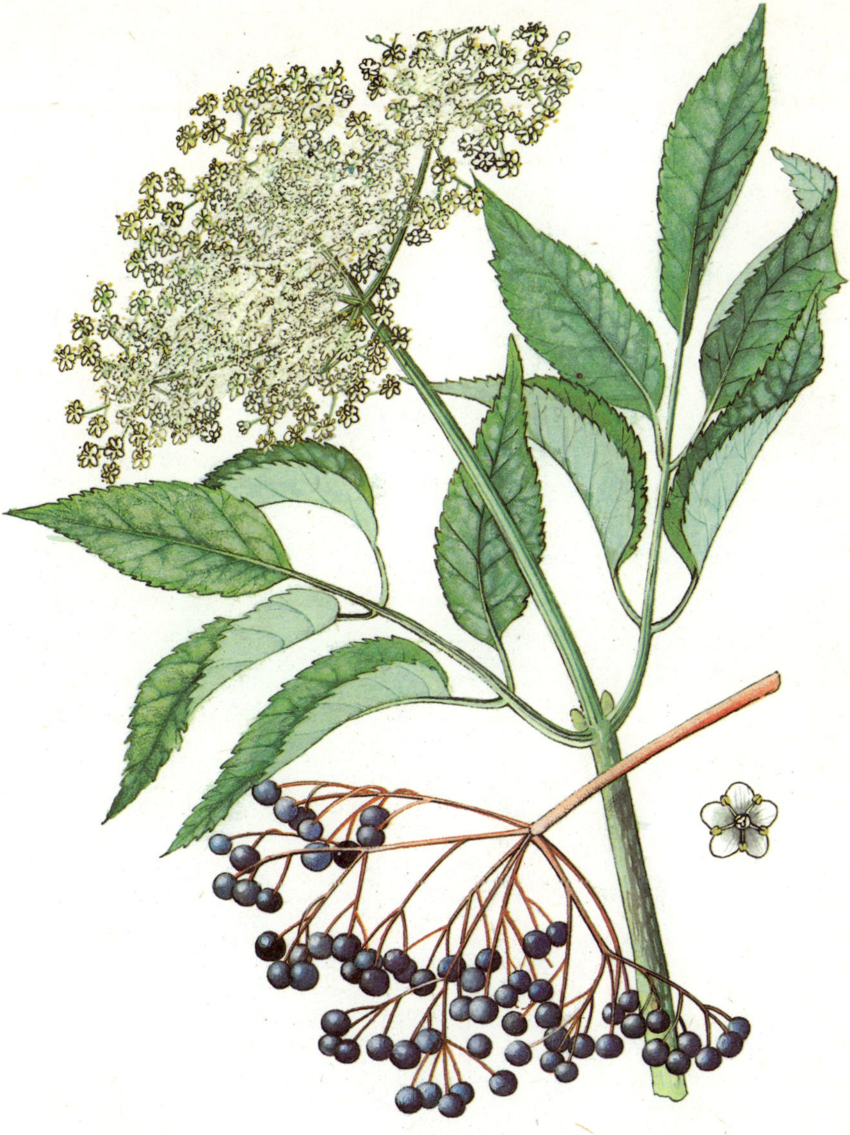

Sanikel | Doldengewächse

Sanicula europaea L. | *Daucaceae*

Beschreibung: Ein mehrjähriges, bis 40 cm hohes Kraut mit kurzer, kriechender, schwarzbrauner Grundachse. Aus ihr wächst ein einfacher, aufrechter, scharfkantiger Stengel. Die langstieligen Grundblätter haben eine rundliche Spreite, einen gesägten Rand und sind handförmig geteilt. Die kleinen weißen oder rötlichen Blüten sind zu kugeligen Knäueln geordnet. Sie blühen von Mai bis Juli. Die kugeligen Schließfrüchte sind dicht mit hakigen Borsten besetzt, mit denen sie an Tieren haften bleiben.

Herkunft und Verbreitung: Der Sanikel ist in Europa, Westasien und Nordafrika beheimatet, doch wächst er auch in den Hochgebirgen des tropischen Afrikas. Er gedeiht gut in schattigen, humusreichen Wäldern, vorwiegend in Laub- oder Mischbeständen in den verschiedenen Höhenlagen. Oft ist er sogar in der Knieholzregion anzutreffen.

Sammeln und Drogenzubereitung: Das Kraut wird in der Blüte gesammelt und möglichst rasch im Schatten getrocknet.

Inhaltsstoffe: Der Sanikel ist bisher noch wenig erforscht. Festgestellt wurde ein Gehalt an Gerbstoffen und Saponinen, genannt Saniculagenine und von A – D bezeichnet. Isoliert wurde auch Allantoin (0,2 %), das die Granulierung beschädigten Gewebes und damit den Heilungsprozeß beschleunigt.

Verwendung in der Kosmetik: Ein Drogenaufguß empfiehlt sich als desodorierendes Gurgelmittel bei Parodontose, für Gesichtswaschungen bei Pickeln und Akne wie auch als Ingredienz von Kräuter-Gesichtsmasken.

Andere Verwendung: Der lateinische Name der Pflanze stammt vom Verb *sanare* = heilen und verrät, daß diese Art seit jeher als Heilpflanze galt. Der Sanikel ist in den meisten mittelalterlichen Kräuterbüchern aufgeführt, denn er wurde als eine erstrangige Heilpflanze angesehen. Wurzeln und auch Kraut dienten zur Behandlung offener Wunden. Während in der heutigen Therapie der Sanikel kaum zur Anwendung kommt, ist er in der Volksheilkunde nach wie vor verbreitet.

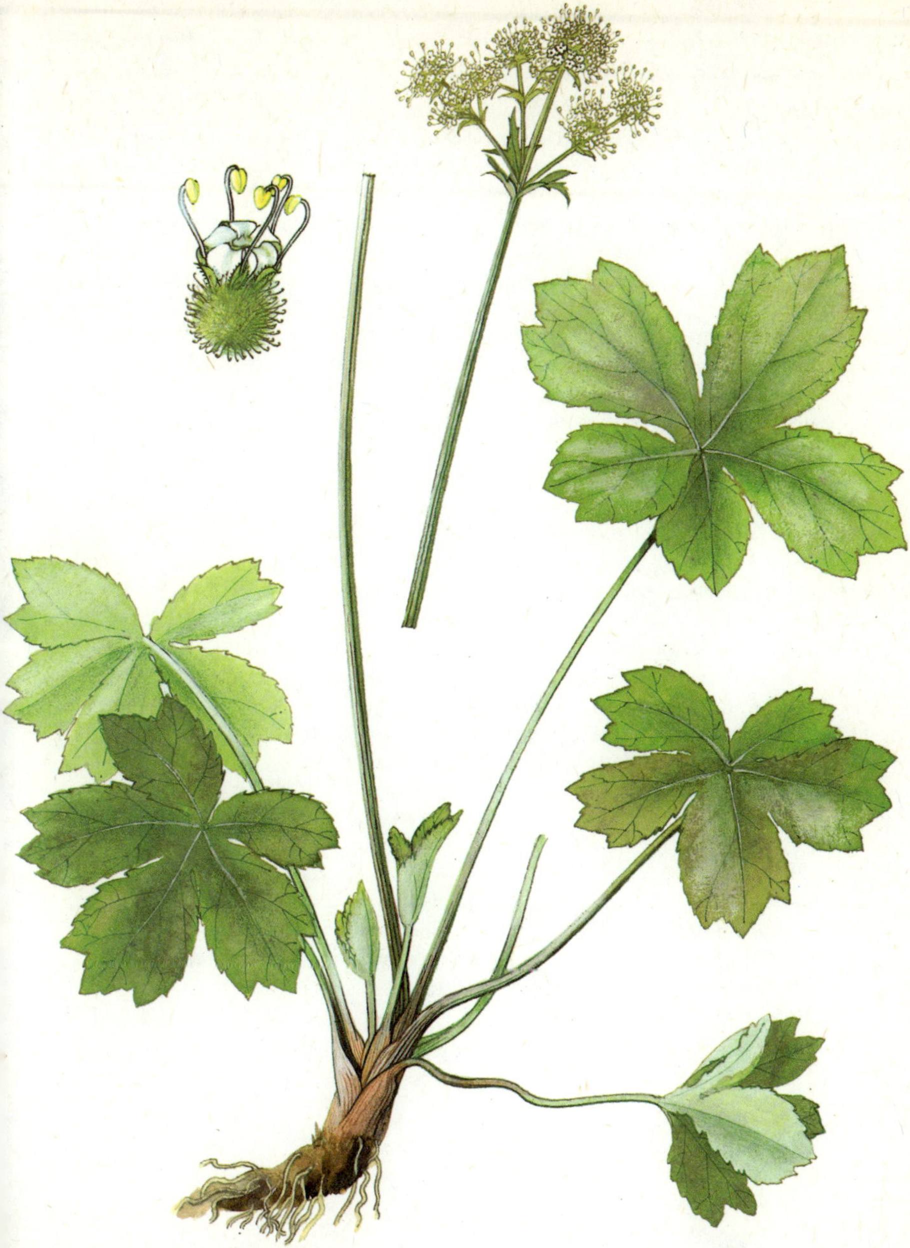

Sandelholzbaum
Santalum album L.

Sandelgewächse
Santalaceae

Beschreibung: Ein kleiner bis mittelhoher immergrüner Tropenbaum, der als Halbschmarotzer aus den Wurzeln anderer Bäume lebt, vor allem aus verschiedenen Bambus- und Palmenarten. Er wächst sehr langsam.

Herkunft und Verbreitung: Der Sandelholzbaum stammt ursprünglich aus Südwestindien (Mysore). Heute ist er in den höheren Lagen der Tropen verbreitet (700–1000 m NN), in trockenerem Klima auf kiesigen bis steinigen Böden.

Ernte und Verarbeitung: Erst im Alter von 20–40 Jahren ist der dunkle, duftende Stammkern voll entwickelt. Wegen des darin befindlichen ätherischen Öls wird der Baum gehalten. Die zur Abholzung bestimmten Bäume werden gefällt, entrindet und als Meterholz zur Verarbeitung exportiert. Das beste Holz liefern Bäume von trockenen, armen Standorten. Das frische Holz ist geruchlos, erst beim Trocknen entwickelt sich sein Duft.

Inhaltsstoffe: Das aus dem Holz isolierte Sandelöl hat heute hauptsächlich in der Kosmetik beträchtliche Bedeutung. Es enthält Santalol, Bisabolen, Farnesol, Isovaleraldehyd, Isoborneol und weitere Komponenten.

Verwendung in der Kosmetik: Das Öl wird für verschiedene Parfümkompositionen verwendet, mit denen dann Luxusseifen und Badezusätze parfümiert werden. Reines Santalol und seine Ester finden noch breitere Verwendung; sie dienen als Ingredienzen von Hautcremes, Lippenstiften, Gesichtswassern, Pudern usw. Santalol ist auch ein Grundstoff in Parfümkompositionen vom Typ Tabac, Opoponax und Chypré. Sandelöl wird in Parfüms vom Typ Ambra, Crêpe de Chine, Veilchen, Fougêre, Jasmin, Juchten u. a. verwendet. Santalol und Sandelöl sind auch ein Bestandteil von Chanel 5.

Andere Verwendung: In den Pflanzungsgebieten werden alle Baumteile in der Volksheilkunde benutzt. Beutelchen mit Kernholzspänen werden in Wäsche- und Kleiderschränke gelegt. In allen Ländern Südostasiens bis nach Japan sind duftende Sandelholz-Räucherstäbchen sehr beliebt; sie dienen bei religösen Zeremonien oder zur Parfümierung von Wohnstätten.

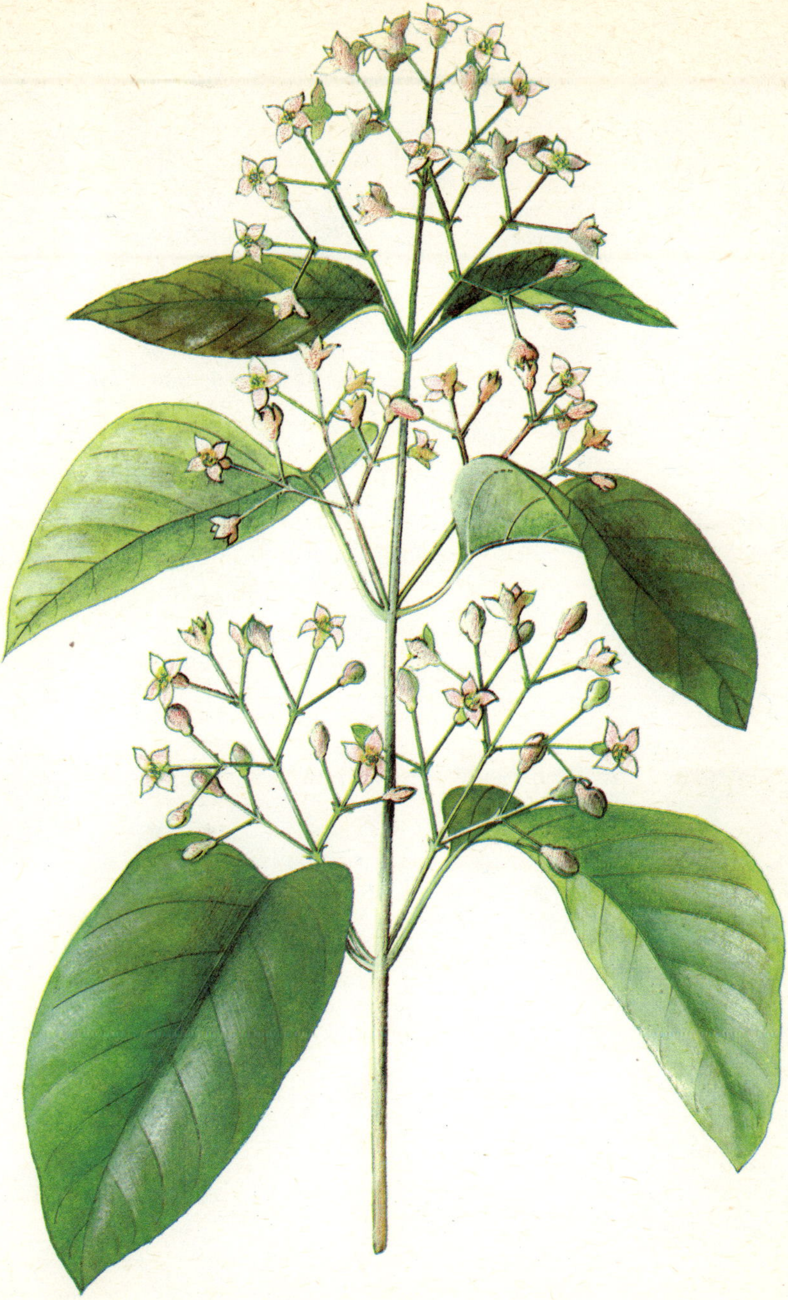

Seifenkraut Nelkengewächse
Saponaria officinalis L. *Caryophyllaceae*

Beschreibung: Ein über 80 cm hohes mehrjähriges Kraut mit einem fingerdicken, zylindrischen, reich verzweigten Wurzelstock. Es hat aufrechte, ästige, glatte oder rauhe Stengel, die in reichen Blütenrispen enden. Die gegenständigen Blätter sind eiförmig-lanzettlich und am Rand rauh. Die Blüten mit einem Durchmesser von etwa 3 cm haben einen leicht lila angehauchten Kelch und eine weiße oder blaßrosa fünfteilige Krone. Blütezeit: Juni bis August. Die Früchte sind längliche, vielsamige Kapseln.

Verbreitung: Das Seifenkraut kommt in Mittel- und Südeuropa vor. Es wächst in Ufergebüschen, auf feuchten Sandflächen, oft auch an sekundären Standorten wie Bahndämme, Straßenböschungen, Kanal-, Wegränder u. ä. Es wird auch in Gärten gezogen, vor allem seine vollblütigen Formen, doch wird es leicht zum lästigen Unkraut, das auch größerer Trockenheit trotzt.

Sammeln und Drogenzubereitung: Gesammelt werden die Grundachse und die Wurzeln. Sie werden im Wasser abgespült und an der Sonne oder künstlich bei einer Temperatur bis zu 50 °C getrocknet.

Inhaltsstoffe: Schon der Name Seifenkraut oder auch -wurzel verrät, daß die Hauptwirkstoffe dieser Wurzeldroge Saponine sind. Sie enthält etwa 5 % eines Saponingemisches, genannt Saporubin. Die verwandte Art *Gypsophila paniculata* L. (Schleierkraut) enthält sogar bis zu 20 % Saponine.

Verwendung in der Kosmetik: Das Seifenkraut eignet sich zur Herstellung von Präparaten, die schäumen sollen. Das sind Zahnpasten, Mundwasser, Seifen, Shampoos, Badeschaum. Ein altes Rezept empfiehlt, etwa eine Handvoll Wurzeln in 1/2 l kochendem Wasser auszulaugen, wodurch eine schäumende Waschlösung entsteht. Von den überseeischen Drogen ist die südamerikanische Art *Quillaia saponaria* Mol. aus der Familie *Rosaceae* von Bedeutung, die Seifenrinde mit 10 % Saponingehalt liefert. Diese Droge findet die gleiche Verwendung wie das Seifenkraut.

Andere Verwendung: Therapeutisch wird die Pflanze innerlich bei Entzündung der Atemwege zum Entschleimen oder auch als leichtes Harntreibmittel angewendet.

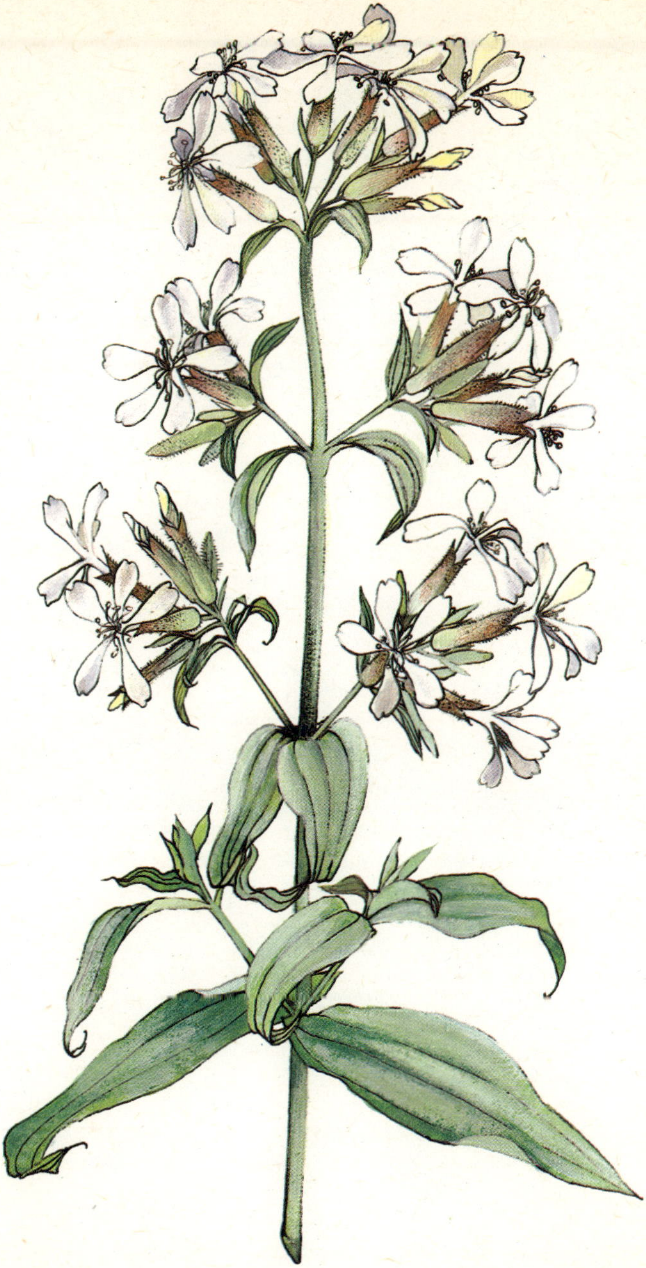

Sesam

Sesamum indicum L. *Pedaliaceae*

Beschreibung: Ein einjähriges Kraut, das in subtropischen Bedingungen 80–100 cm, in den Tropen 100–200 cm hoch wird. Die Pflanzen bilden Büschel aus mehreren Stengeln, die sich im unteren Drittel bzw. Hälfte verzweigen. Die Blattform ist recht variabel, eirund bis oval, langstielig. Die Blüten sitzen einzeln oder zu dreien in den Blattachseln. Sie bestehen aus röhrig glockenförmigen, beflaumten Kronen und kleinen, fünfteiligen Kelchen. Die Kronen sind weiß, rosa oder rot bis violett. In einer länglichen Kapsel bilden sich die rauhen, platten, glanzlosen Samen, die weiß, gelb, braun oder rötlich sein können.

Herkunft und Verbreitung: Der Sesam ist eine sehr alte Kultur-Ölpflanze, deren Herkunft nicht genau bekannt ist. Wahrscheinlich stammt sie aus dem heutigen Äthiopien, doch gibt es auch Theorien über eine asiatische Herkunft. Sesam wird in Indien, Nord- und Ostafrika, Syrien und Ägypten angebaut. Die ganze Vegetation über stellt sie hohe Ansprüche an die Temperatur.

Inhaltsstoffe: Sesamsamen enthalten ca. 50 % halbtrocknendes Öl, das vorwiegend aus Öl- und Linolsäurenglyzeriden besteht. Man nimmt an, daß es sich um das historisch am längsten bekannte Speiseöl handelt. Bis heute wird es durch kaltes Auspressen gewonnen.

Verwendung in der Kosmetik: Sesamöl dient zur Herstellung von Qualitätsseifen, Hautmilch, Cremes und Lotions, es wird Shampoos und speziellen Haarweichmachern zugesetzt. In der Parfümerie dient es als wichtiges Fettmedium zur sog. Enfleurage, d. h. zur schonenden Fettextraktion von kostbaren, für die Destillation zu empfindlichen Duftstoffen, z. B. aus Mimosen- und Tuberosenblüten. Sesamkleie ist zermahlener Preßkuchen, Rückstände bei der Ölgewinnung. Sie enthält außer 15 % Öl bis zu 40 % Rohproteine und 22 % stickstoffreie Extraktivstoffe. Daher wird sie in Gebieten mit Sesamanbau und -verarbeitung zur Reinigung trockener Haut benutzt.

Andere Verwendung: Bereits im Altertum verwendete die arabische und chinesische Heilkunde Sesamöl in verschiedenen Heilmitteln. Heute dient es in erster Linie als erstklassiges Speiseöl, das im Hinblick auf seine Geschmacksqualität dem Olivenöl gleichkommt.

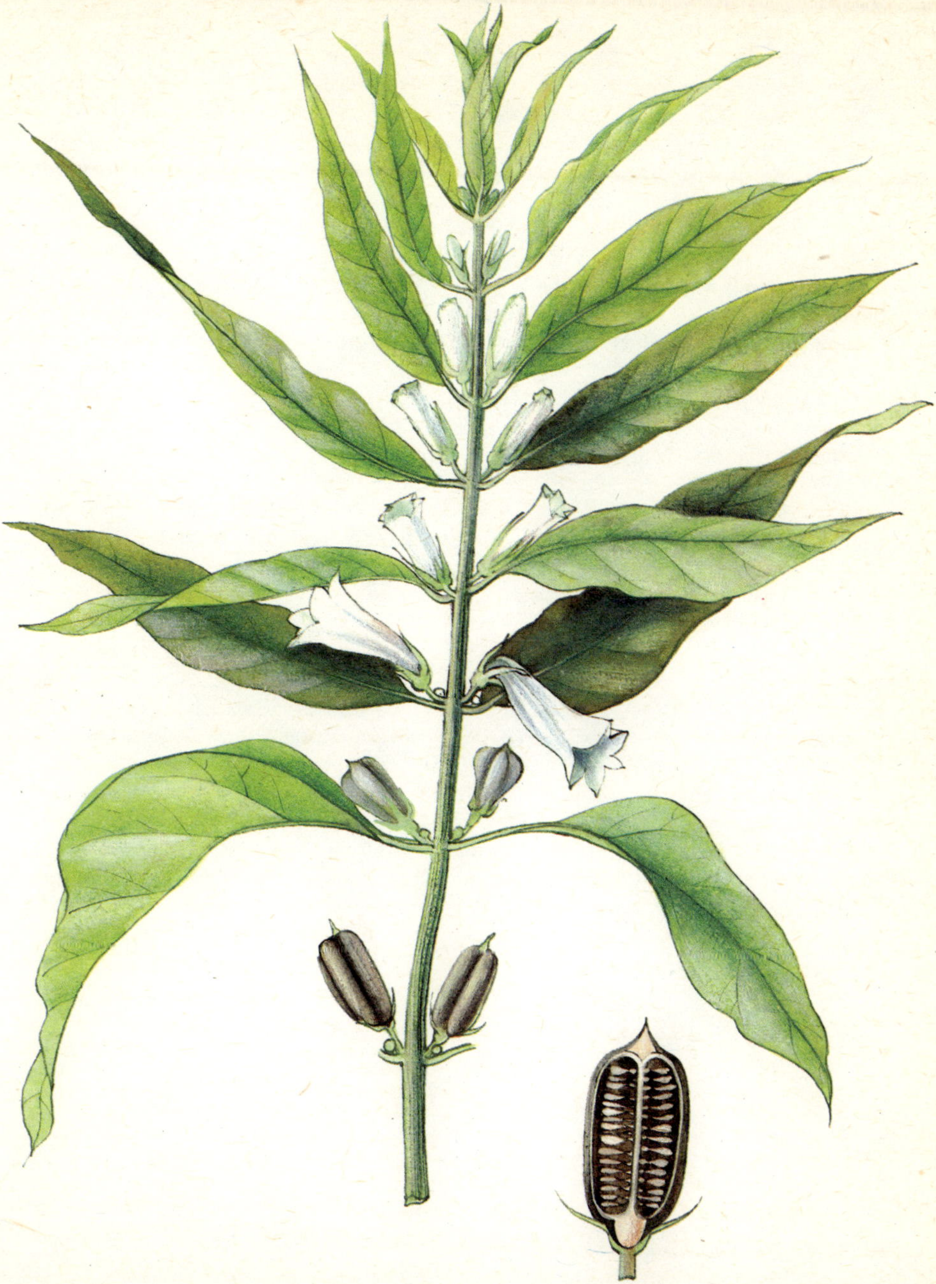

Kartoffel Nachtschattengewächse
Solanum tuberosum L. *Solanaceae*

Beschreibung: Eine krautige Pflanze mit dünnen, unterirdischen Wurzelstöcken, an denen die aus stärkehaltigem Vorratsgewebe bestehenden Knollen – die bekannten Kartoffeln – heranwachsen. Die Stengel sind reich verzweigt, die wechselständigen Blätter unterbrochen unpaarfiederig. Die regelmäßigen, fünfteiligen Blüten bilden als Wickel bezeichnete Blütenstände; sie haben weiße, blaue oder violette becherförmige Kronen. Die Früchte sind kugelige Beeren.

Herkunft und Verbreitung: Die Kartoffel stammt aus Südamerika, ihre Kulturformen wurden aus der wilden Art *Solanum andigenum* Juz. et Buk. oder anderen herangezüchtet. Nach Europa gelangte sie schon im 16. Jahrhundert, doch wurde sie anfangs nur in botanischen Gärten gehalten, ihr Genuß war nur eine Kuriosität. Erst zu Beginn des 18. Jahrhunderts begann ihr Anbau als Nutzpflanze, vor allem in Deutschland. Im 19. Jahrhundert wurde sie bereits auch als Industriefrucht für Stärkefabriken und Spiritusbrennereien angebaut.

Zucht und Ernte: Kartoffeln werden in eine Vielzahl von Kultursorten eingeteilt. Ihre Vermehrung geschieht durch Knollen oder Samen. Für Wirtschaftszwecke wird sie vorwiegend aus Knollen gezogen, da nur so eine einheitliche Nachkommenschaft der Sorten garantiert ist.

Inhaltsstoffe: Alle Pflanzenteile einschließlich der rohen Knollen enthalten das giftige Pseudoalkaloid Solanin (das aber beim Kochen zerfällt). Außerdem sitzen in den Knollen fenolische Stoffe, die sich bei Oxydation dunkel färben. Der Hauptbestandteil ist die Stärke, von der diese Vorratsorgane sehr viel aufweisen.

Verwendung in der Kosmetik: Kartoffeln lassen sich sehr gut zur Behandlung aufgesprungener Hände verwenden: Gekochte Kartoffeln werden mit Milch zu Brei zerstampft, der mit Weizenmehl zu einer pastenartigen Masse eingedickt wird. Nach der Behandlung die Hände in warmem Wasser waschen und mit einer halbfetten Creme einreiben. Die Verwendung von fenolischen Stoffen zur Pigmentierung bleichsüchtiger Haut und in Sonnencremes hat sich nicht durchgesetzt. Auch die Kartoffelstärke wird nur sporadisch in Pudern verwertet. Ihre Körnung ist nämlich im Vergleich mit Reis- oder Maisstärke zu grob und somit weniger geeignet.

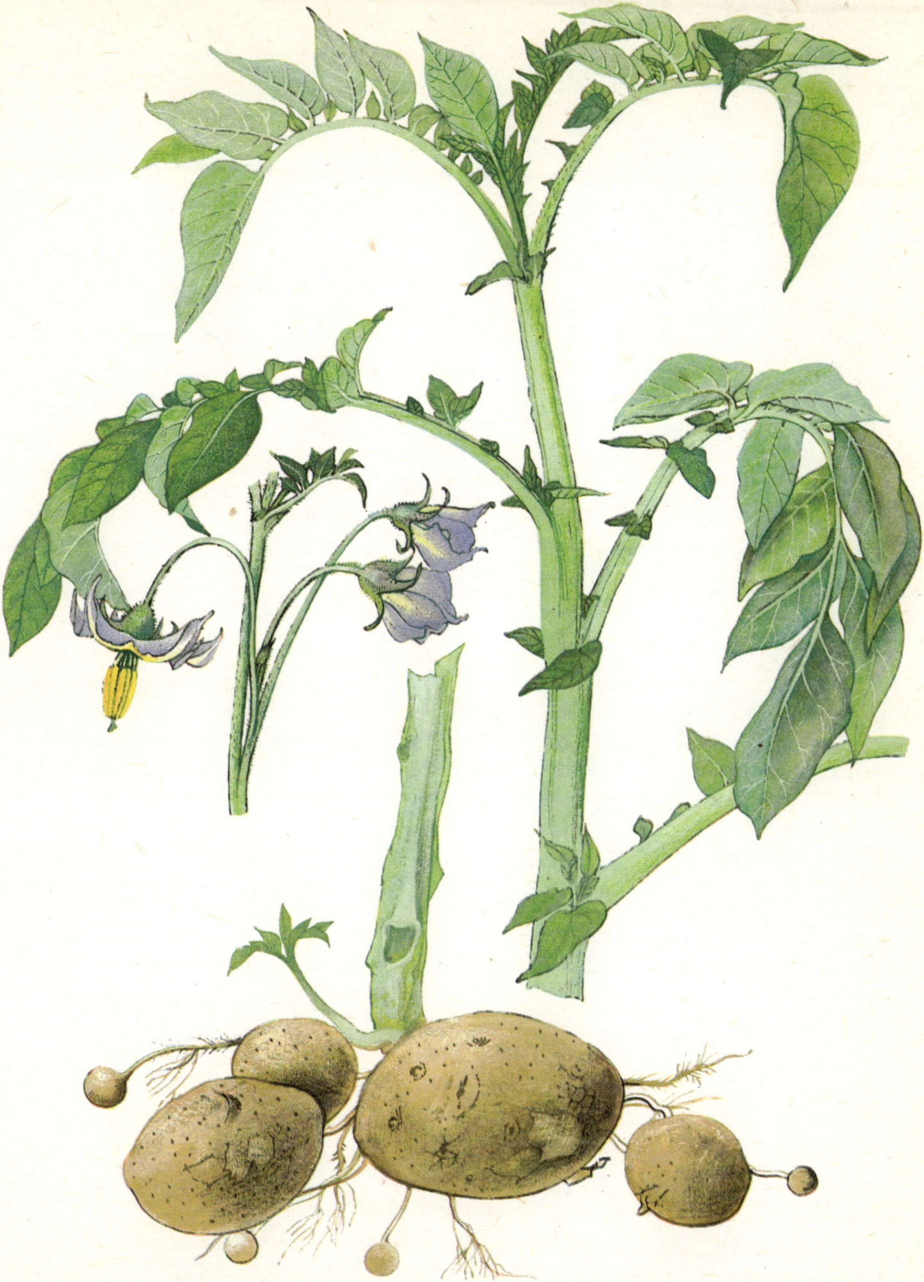

Echte Goldrute
Solidago virgaurea L.

Korbblütengewächse
Asteraceae

Beschreibung: Ein mehrjähriges Kraut mit kurzer Grundachse und aufrechtem, bis 1 m hohem, im Blütenstiel ästigem Stengel, der unten leicht violett ist. Die Blätter sind gestielt oder auch ungestielt, wechselständig, elliptisch und gesägt. Die goldgelben Blüten bilden Trauben. Blütezeit: August bis Oktober. Die Früchte sind behaarte, etwa 4 mm lange Achänen.

Verbreitung: Die Goldrute ist über Europa, Asien und Nordamerika verbreitet; sie wächst in offenen Wäldern und Gebüschen, auf Südhängen und trockenem Felsgelände von den Niederungen bis ins Gebirge.

Sammeln und Drogenzubereitung: Das Kraut wird in der Blüte gesammelt und im Schatten getrocknet. Bei künstlichem Trocknen darf die Temperatur 40 °C nicht überschreiten. Gelegentlich wird auch frisches Kraut mit Blättern und Wurzel verwendet.

Inhaltsstoffe: Das blühende Kraut enthält Gerbstoffe, Saponine, Flavonglykoside und etwas ätherisches Öl.

Verwendung in der Kosmetik: Gesichtswaschungen mit Goldrutenaufguß (50 g Droge mit 150 g Wasser überbrühen, zugedeckt bis zum Erkalten ziehen lassen und durch ein Sieb gießen) haben günstige Wirkung auf fettige, grobporige Haut. Auch wird eine Kombination aus Goldrutenaufguß und stark ausgelaugtem Tee im Verhältnis 1 : 1 empfohlen. Bäder mit dieser Droge verbessern die Tätigkeit erschlaffter Muskeln und straffen die Haut; die Bäder werden in einmonatiger Kur alle drei Tage wiederholt, normalerweise haben sie eine sichtbare Verbesserung der Haut zur Folge: der Teint wird rosig, die Poren ziehen sich zusammen.

Andere Verwendung: Die Flavonglykoside der Goldrute mindern nachweislich die Sprödigkeit der feinen Kapillargefäße. Daher dient die Droge als Ingredienz von Medikamenten gegen fortschreitende Alterssklerose (Geriatrika). Ihre harntreibende Wirkung verbessert den Stoffwechsel. Die Volksheilkunde empfiehlt Goldrutenbäder zur Bewegungssteigerung nach Unfällen oder sogar bei Lähmungen.

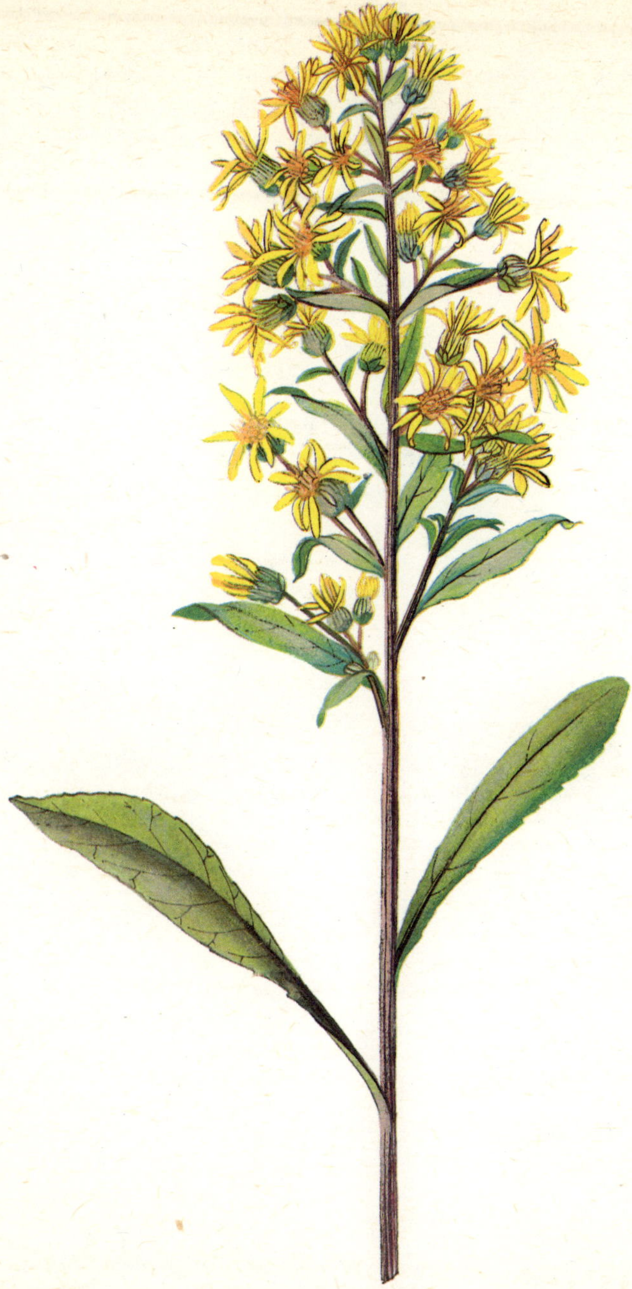

Gewürznelkenbaum
Syzygium aromaticum (L.) Merr. et L. M. Perry

Myrtengewächse
Myrtaceae

Beschreibung: Ein immergrüner Tropenbaum mit dichter, symmetrischer, kegelförmiger Krone. Der gabelförmig ästige Stamm und die zahlreichen Nebenäste sind mit glatter, grauer Rinde bedeckt. Wild wachsende Bäume werden bis 20 m hoch, in den Plantagen werden sie auf 8–12 m gestutzt. Die ledrigen Blätter sind elliptisch gestreckt, auf der Oberseite dunkelgrün glänzend, auf der Unterseite etwas blasser mit punktartigen Öldrüsen. Die Blüten wachsen in dichten Trugdolden, die ganzen Blütenstände sind in der Jugend grün, später leuchtend lilarot. Die Früchte sind längliche, purpurfarbene Beeren mit deutlichen Überresten des vierteiligen Kelchs an der Spitze. Das Nelkengewürz besteht aus getrockneten, unentwickelten Blütenknospen.

Herkunft und Verbreitung: Der Gewürznelkenbaum stammt ursprünglich von den Molukken, wo bis heute noch das beste Gewürz produziert wird. Der größte Teil an der Weltproduktion kommt von den ostafrikanischen Inseln Sansibar und Pemba.

Inhaltsstoffe: Der Hauptwirkstoff ist ein ätherisches Öl, von dem die Nelken 14–25 % enthalten. Es besteht in der Hauptsache aus Eugenol (70–90 %) und Azeteugenol, ferner aus Humulen, Caryophyllen, Furfural und Vanillin. Der Gehalt an Fetten, Gerbstoffen, Schleimen und Harzkomponenten ist verschwindend gering. Die Zusammensetzung des Nelkenöls hängt von Herkunft und Qualität der jeweiligen Ware ab.

Verwendung in der Kosmetik: Nelkenöl desinfiziert, macht lokal reizunempfindlich und hat eine beträchtliche Desodoranzwirkung. Verwendet wird es in Parfümkompositionen bei der Herstellung von Mundkosmetik, Lippenstiften, Toilettenseifen, Haarölen, Pudern und Desodorantsprays. Dabei erfüllt es sowohl eine Duftstoff- als auch Desinfektionsfunktion. Nelkenöl kommt auch in Parfümkompositionen vom Nelkentyp und somit in allen Kosmetika mit dieser Duftnote zur Anwendung.

Andere Verwendung: Die Zahnheilkunde nutzt die Eugenolwirkung zum Abtöten des Zahnnervs und zur Desinfektion bei der Kariesbehandlung. Die Nelke ist eins der verbreitetsten Gewürze.

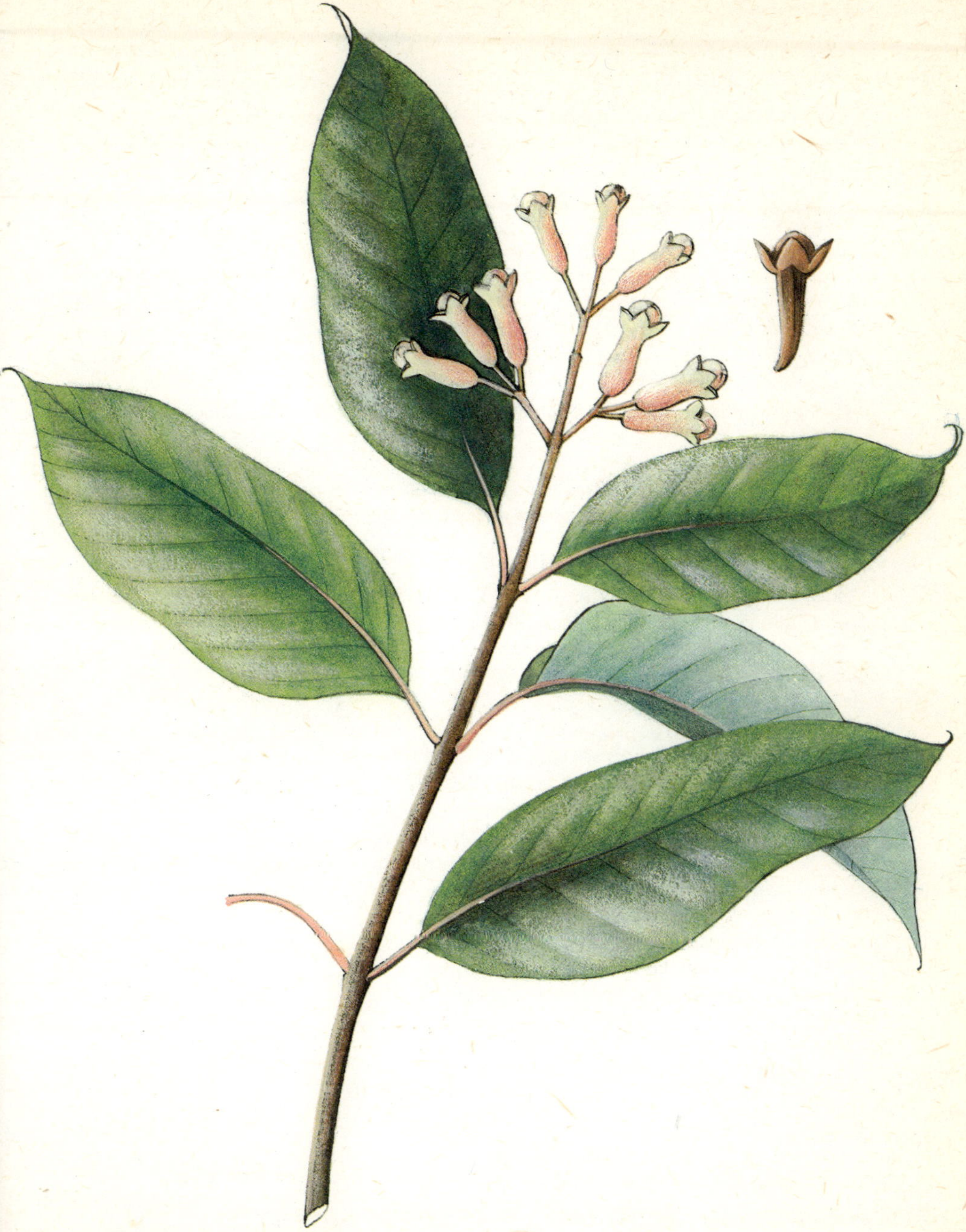

Kakaobaum Sterkuliengewächse

Theobroma cacao L. *Sterculiaceae*

Beschreibung: Ein immergrüner Tropenbaum, 5–8 m hoch, mit dichter, kugeliger Krone. Die sprossenden Blätter sind bronzerot, später dunkelgrün, länglich-oval mit einer typisch spitzen, 15–20 cm langen Spreite. Die kleinen Blüten wachsen einzeln direkt am Stamm oder an der Basis der Hauptäste und sind weißlich, gelblich oder rosa. Die Früchte sind gelbgrün, orange oder braun gefärbt, bis 30 cm lang und enthalten als Samen die sog. Kakaobohnen.

Herkunft und Verbreitung: Die Heimat des Kakaobaums ist das tropische Südamerika. Heute wird er praktisch überall in den Tropen nördlich und südlich des Äquators in Plantagen angebaut.

Ernte und Drogenzubereitung: Die Kakaobohnen werden in der langen Zeitspanne von September, dem eigentlichen Höhenpunkt der Ernte, bis Januar (auf der nördlichen Halbkugel) eingebracht. Aus den Kakaobohnen wird im warmen Zustand Fett gepreßt, das bei Zimmertemperatur butterartige Konsistenz hat. Aus den Preßrückständen und Schalen werden noch Fettreste minderer Qualität gezogen.

Inhaltsstoffe: Die Kakaobutter, von der die Bohnen etwa 50–60 % haben, enthält hauptsächlich Stearin-, Öl- und Palmitinglyzeride sowie Linolsäure. In den Kakaobohnen kommen auch geringe Mengen von Coffein und Theobromin vor, das ausgesprochen harntreibende Wirkung hat, die Herztätigkeit reguliert und Kreislaufstörungen beseitigt.

Verwendung in der Kosmetik: Aus Kakaobutter werden Fettpomaden und -cremes für empfindliche Haut hergestellt, da sie die Haut nicht reizt. Besonders bewährt hat sie sich in Pasten, d. h. in Mischungen aus Puder und Fett wie auch in Schminken. Auch dient Kakaobutter zur Herstellung guter Lippenstifte. Sie ist daneben ein geeignetes Fett zur Enfleurage wertvoller ätherischer Öle aus Blüten.

Andere Verwendung: Fermentierte und geröstete Bohnen werden zu Pulver zermahlen, aus dem das nährstoffreiche Getränk Kakao zubereitet wird; Kakaopulver wird in großen Mengen bei der Schokoladenherstellung gebraucht. In der Pharmazie dient Kakaobutter bei der Herstellung von Zäpfchen und Kapseln.

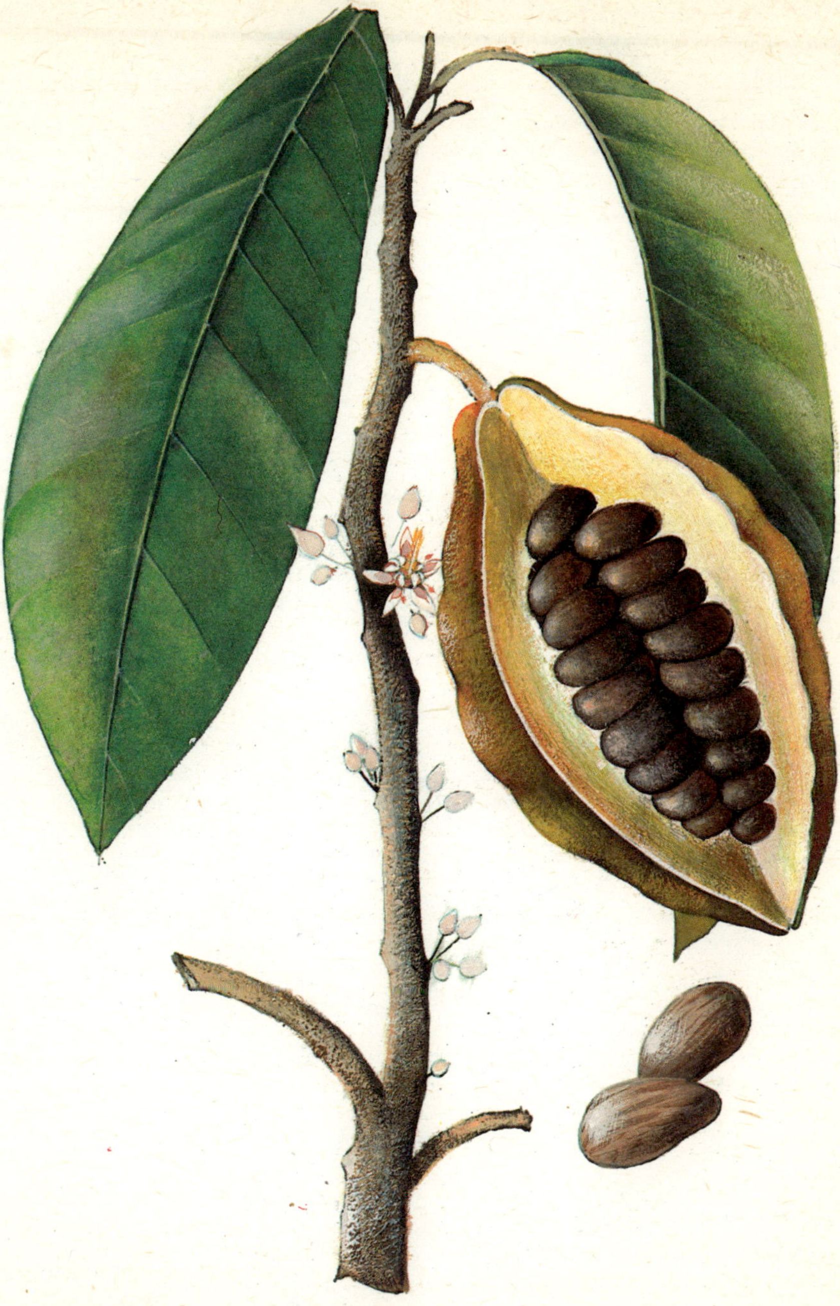

Quendel, Feldthymian
Thymus serpyllum L.

Lippenblütengewächse
Lamiaceae

Beschreibung: Ein buschförmiges, mehrjähriges Halbstrauch-Krautgewächs, dessen Unterteil aus teils niederliegenden, teils aufstrebenden schwach verholzten Zweigen besteht. Die rötlichen Stengel sind etwa 10–30 cm lang, 1 mm dick und völlig bzw. nur an den Kanten behaart. Die kurzgestielten, kleinen Blättchen haben Ei- oder Strichform. Die lila oder blaßrosa bis weißen Blüten sitzen in köpfchenförmigen Blütenständen; Blütezeit: Juni bis September, Frucht: Hartfrucht. Die ganze Pflanze verströmt einen angenehmen Duft. Der Quendel ist eine Sammelart, die sich in eine große Anzahl Formen und Kleinarten gliedert. Einige von ihnen sind charakteristisch und leicht zu unterscheiden, andere lassen sich nur schwer bestimmen.

Verbreitung: Die Pflanze ist fast über die ganze gemäßigte Zone der Alten Welt verbreitet. Im Süden berührt sie Vorderindien, im Norden Kamtschatka. Sie wächst auch auf Grönland und Island, in Afrika und Amerika. Quendel kommt auf trockenen Hängen, an Weg- und Feldrainen vor.

Sammeln und Drogenzubereitung: Das Kraut wird kurz vor der Blüte oder in der Blüte gesammelt und möglichst schnell im Schatten oder bei künstlicher Temperatur bis zu 40 °C getrocknet. Quendelkraut wird auch von allen Unterarten gewonnen. Aus ihm wird ätherisches Öl destilliert, das zu ähnlichen Zwecken dient wie die Krautdroge.

Inhaltsstoffe: Das blühende Kraut enthält 0,2–0,6 % ätherisches Öl, das infolge der Formenvielfalt auch eine ziemlich unterschiedliche Zusammensetzung aufweist. Meist überwiegt p-Cymen, weitere wichtige Komponenten sind Thymol, Carvacrol und Zitral. Ihnen verdankt das Öl seine guten Desinfektionseigenschaften. Die Wirkung wird noch durch Gerb- und Bitterstoffe verstärkt.

Verwendung in der Kosmetik: Quendelaufguß (100 g auf 1 l kochendes Wasser, bis zum Erkalten ziehen lassen) wird zu durchblutungsfördernden, kräftigenden und desinfizierenden Bädern benutzt. Der Drogenauszug ist Bestandteil von Kosmetik-Präparaten, die zur Verbesserung vergröberter, fettiger Haut mit großen Poren dienen, ebenfalls zur Herstellung von Shampoos für fettiges Haar. Thymusöl kommt in Mundkosmetik, bei der Parfümierung von Seifen- und Badezusätzen zur Anwendung, aber auch in Hautwassern und Cremes, Shampoos und allgemein in der Herrenkosmetik. Am meisten findet das p-Cymen in technischen Parfüms Verwendung, da es gute Desodoranzwirkung hat.

Andere Verwendung: Bei innerlicher Anwendung in Teeform kommt die krampflösende Wirkung des Öls zur Geltung. Therapeutisch wird die Droge bzw. ihr Öl bei Entzündung der oberen Atemwege, ebenfalls als Harn- und Darmdesinfiziens verwendet.

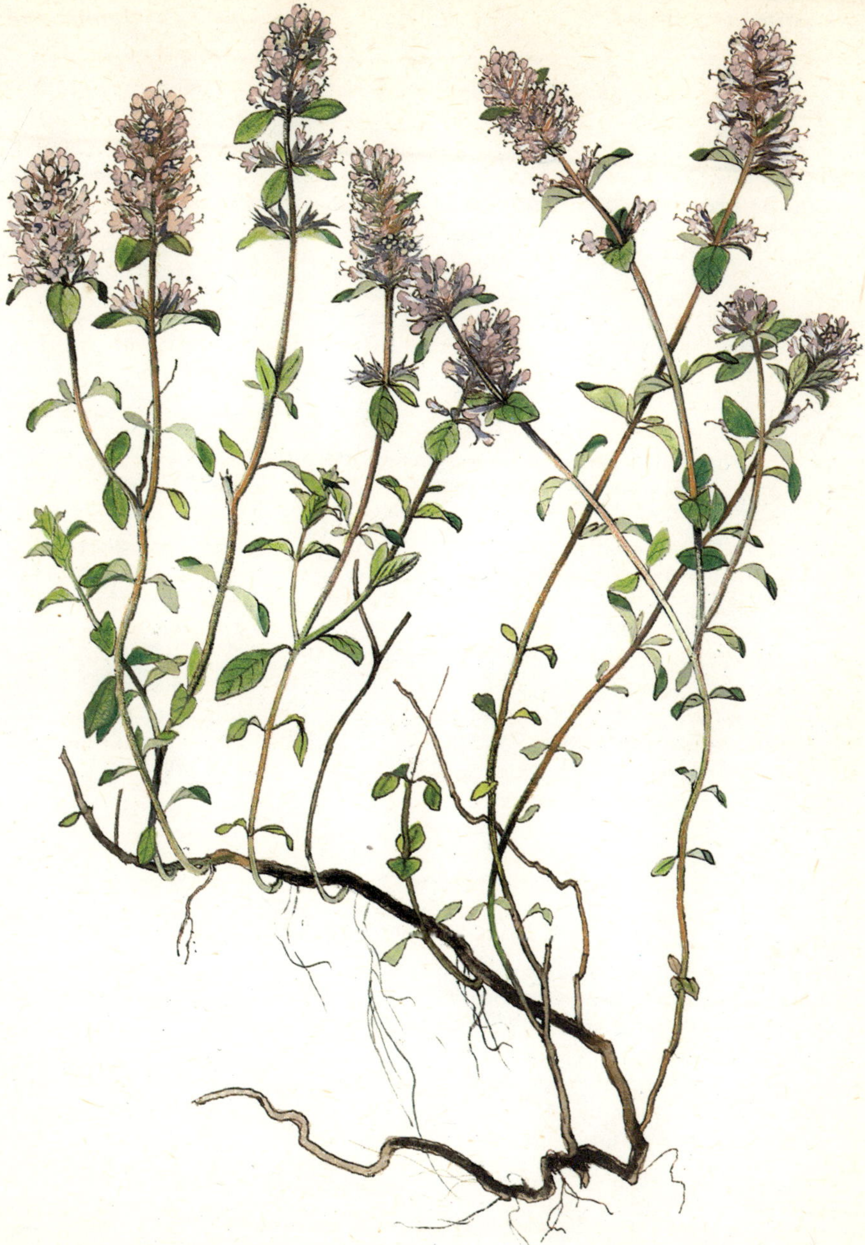

Gartenthymian Lippenblütengewächse
Thymus vulgaris L. *Lamiaceae*

Beschreibung: Ein mehrjähriges Kraut, das einen kleinen, bis 40 cm hohen Halbstrauch ausbildet. Unten sind die Stengel stark holzig, vierkantig, oben beflaumt. Seine kurzgestielten Blättchen sind lineal-elliptisch, an den Rändern nach unten eingerollt, an der Unterseite befilzt. Die kleinen Blüten haben einen kurzen, befilzten, glockenförmig geöffneten Kelch und eine violette bzw. rosa Krone. Sie sind zu 3–6 in den Blattachseln angeordnet und bilden ährenförmige Terminalblütenstände. Blütezeit: Mai/Juni, Frucht: Hartfrucht.

Herkunft und Verbreitung: Der Gartenthymian ist im Mittelmeergebiet beheimatet. Besonders in warmen Lagen gedeiht er gut, doch wird er mit Erfolg auch in bäuerlichen Gärten der Vorgebirgslagen gezogen. Häufig kommt er auf ausgedörrten Brachflächen oder trockenen Felsstandorten vor.

Ernte und Drogenzubereitung: Thymian wird für pharmazeutische Zwecke in Feldkulturen angebaut. Er bildet zahlreiche morphologisch unterschiedliche Formen aus. Das Kraut wird kurz vor der Blüte bei trockenem Wetter gesammelt und so rasch wie möglich im Schatten getrocknet. Die Droge hat einen würzigen Geruch und angenehm aromatischen Geschmack.

Inhaltsstoffe: Das blühende Kraut enthält 0,5–2,5 % ätherisches Öl, durch Wasserdampfdestillation aus der Droge gewonnen. Ferner Gerb-, Bitterstoffe und glykosidgebundene, wenig bekannte Stoffe. Das Öl enthält viele Bestandteile, von denen wenigstens Thymol, p-Cymen, Carvacrol, Alpha-Pinen, Linalool, Borneol und Cineol erwähnenswert sind. Charakter und Zusammensetzung des Öls hängen von der jeweiligen Zuchtform und Herkunft ab. Die Hauptlieferanten sind Südfrankreich, Spanien und Marokko.

Verwendung in der Kosmetik: Droge und Öl haben bakterizide Wirkung. Das macht sich die Kosmetik zunutze in Zahnpasten, Mundwassern, Sprays, Gurgelmitteln, Rasierwassern, Desinfektionscremes, Hautwassern, Badezusätzen usw. In geringen Mengen läßt sich Thymian auch in Gesichtsmasken verwenden (5 von 100 Teilen). Größere Mengen sind nicht ratsam, da sie die Haut reizen, juckenden Ausschlag und Schwellungen hervorrufen können. Wie Droge und Öl läßt sich auch reines Thymol in der Kosmetik verwenden.

Andere Verwendung: Thymian war schon im Altertum ein bekanntes Gewürz und Heilmittel. Heute nutzt die Medizin seine bakterizide Wirkung bei Entzündungen der oberen Atemwege und Verdauungsbeschwerden.

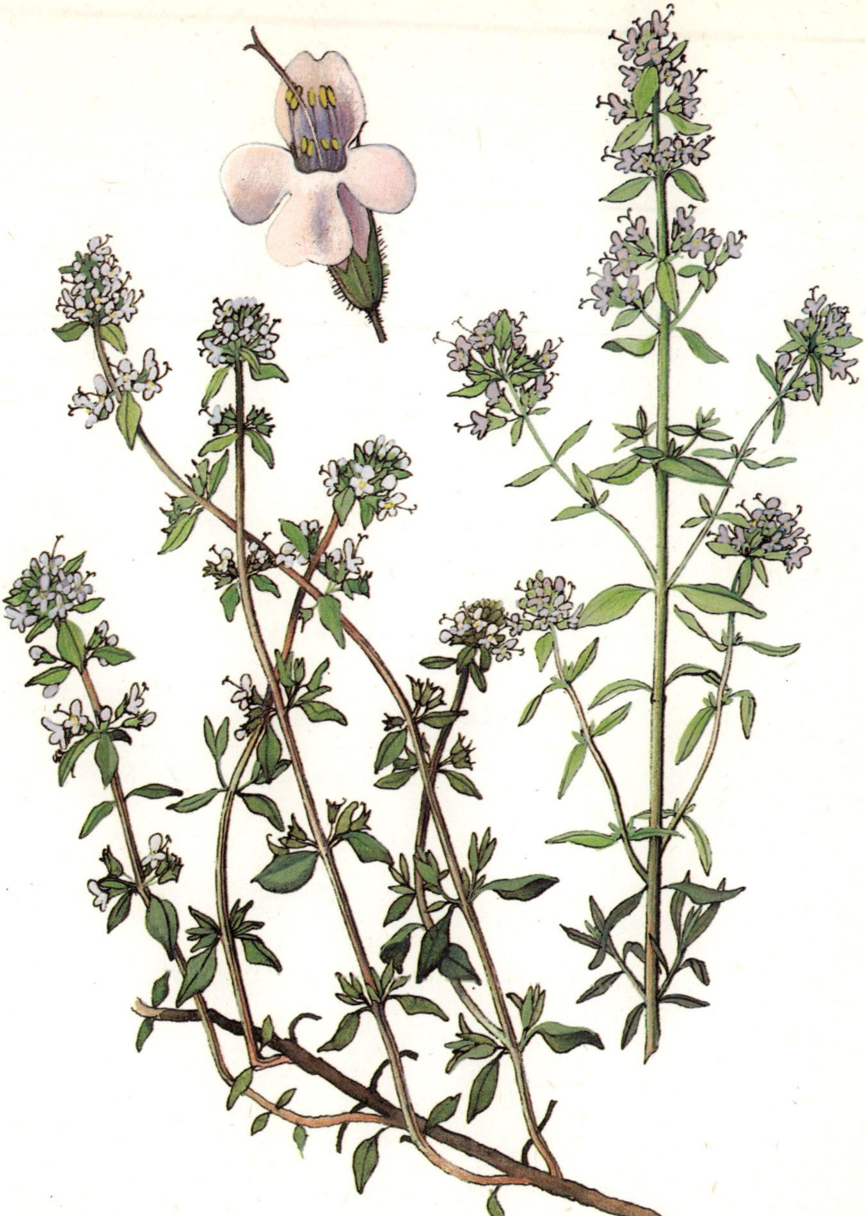

Winterlinde
Tilia cordata Mill.

Lindengewächse
Tiliaceae

Beschreibung: Ein sommergrüner, bis zu 30 m hoher Baum mit breiten, herzförmigen Blättern, auf der Oberseite dunkelgrün, von unten heller, mit Büscheln brauner Härchen und fein gesägtem Rand. Im Juni entwickeln sich die gelben, kräftig und angenehm duftenden Blüten in besonderen Scheitelblütenständen, mit deren Achsen die vergrößerten, membranigen Hüllblätter verwachsen sind. Die Früchte sind runde, einsamige Schalenfrüchte.

Verbreitung: Der Baum findet sich in ganz Europa, im Norden bis Südschweden. Oft wächst er in den Eichenwaldungen der Niederungen oder in Auenwäldern.

Sammeln und Drogenzubereitung: Die ganzen Blütenstände mit den Hüllblattmembranen werden gesammelt und im Schatten getrocknet. Die Droge muß eine goldgelbe Farbe haben und darf nicht feucht werden.

Inhaltsstoffe: In den Lindenblüten finden sich Flavonglykoside, Farnesol und ätherisches Öl (0,02 %), Schleime und weitere, noch wenig bekannte Stoffe.

Verwendung in der Kosmetik: Die günstige Wirkung des Lindenblütenaufgusses auf das Haar ist schon lange bekannt. (50 g getrocknete oder frische Lindenblüte mit 1 l warmem Wasser übergießen und etwa 30 Minuten ziehen lassen.) Dieser Aufguß wird je nach Bedarf für die Haarwäsche verdünnt. Nach dem Waschen und Trocknen sind die Haare fein, elastisch, glänzend und haben einen leichten Honigduft. Lindenblütenextrakte werden heute in Cremes, Lotions, Badezusätzen, Mund- und Haarkosmetik verwendet, da sie empfindliche Haut vor Infektionskrankheiten schützen. In der letzten Zeit werden auch stabilisierte Lindenblütenextrakte hergestellt.

Andere Verwendung: Lindenblüten sind wegen ihrer schweiß- und harntreibenden sowie krampflösenden Wirkung seit Menschengedenken ein wichtiges Heilmittel. Erkältungen wurden schon immer mit Lindenblütentee behandelt. Auch als Bienenweide ist die Linde sehr geschätzt. Das helle, weiche, leicht spaltbare Lindenholz wird für Schnitzereien, zur Herstellung erstklassiger Holzkohle und weitere Erzeugnisse benutzt. Auch gehört die Linde zu den beliebten Ziergehölzen, sowohl in Alleen als auch solitär.

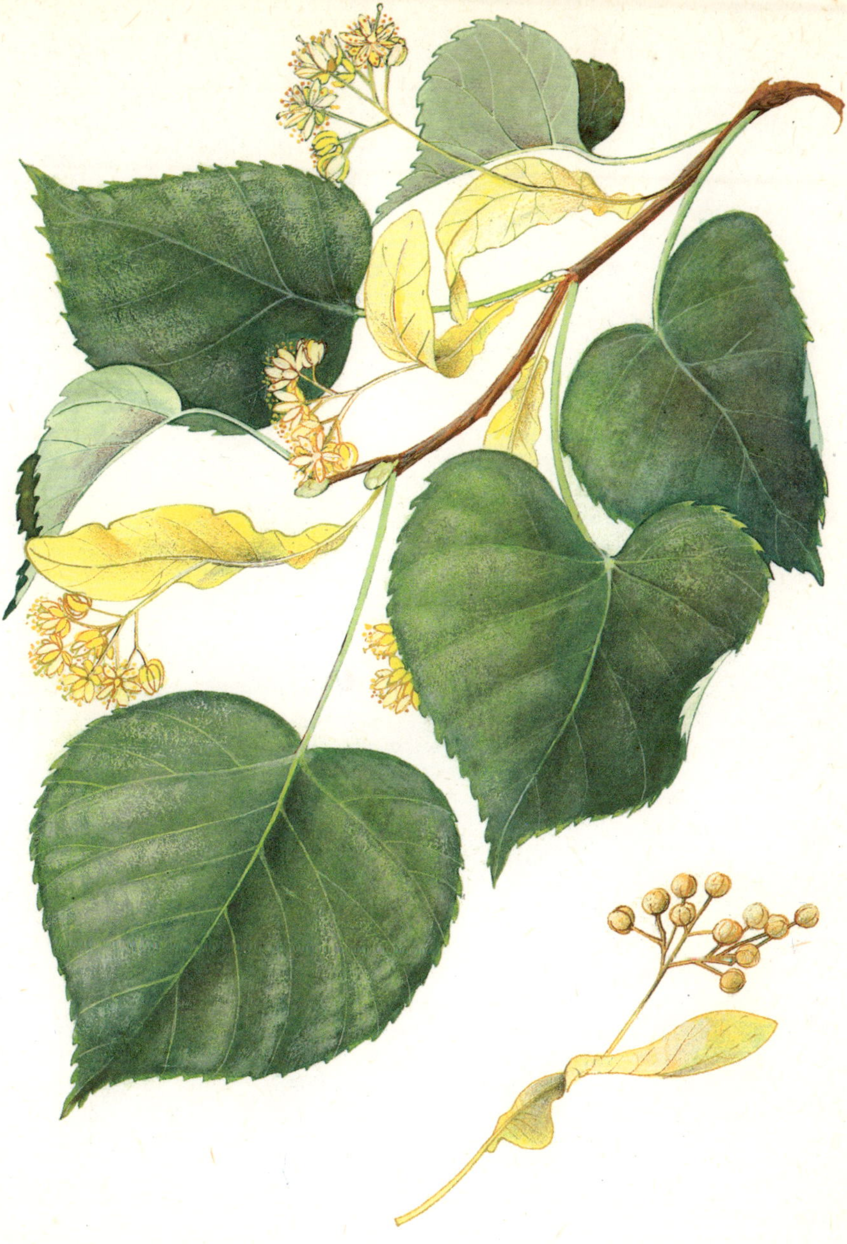

Huflattich | Korbblütengewächse
Tussilago farfara L. | *Asteraceae*

Beschreibung: Ein mehrjähriges Kraut, das durch seine Wurzelausläufer stark wuchert. Aus bestimmten Wurzelknospen wachsen Blütenstengel, aus anderen Blätter heran. Die einfachen, wollhaarigen Stengel sind schuppenbedeckt, zur Blütezeit sind sie 10–15 cm lang. Die Blätter zeigen sich erst nach dem Verblühen, sie bilden Grundblattrosetten und sind herzrund, gezahnt und auf der Unterseite grau befilzt. Im März/April öffnen sich die Blütenstände mit gelben Zungenblüten am Rand und ebenfalls gelben Röhrenblüten in der Mitte. Die Frucht ist eine gestreckte, beflaumte Schalenfrucht.

Verbreitung: Die Pflanze ist in fast ganz Europa verbreitet, in West- und Nordasien sowie in den nordafrikanischen Höhenzügen. Huflattich erscheint zahlreich auf Lehmböden, vor allem an feuchten Stellen und Lichtungen, an Bachufern, in Straßengräben und auf Feldern.

Sammeln und Drogenzubereitung: Zeitig im Frühjahr werden bei trockenem Wetter die Blütenköpfe gesammelt und im Schatten getrocknet. Die Blätter sammelt man im Mai/Juni, sie werden in der Sonne getrocknet. Dabei darf man sie nicht mit den ähnlichen Pestwurzblättern *(Petasites)* oder den verschiedenen Klettenarten *(Arctium)* verwechseln.

Inhaltsstoffe: Blüten wie Blätter enthalten größere Mengen Schleime (7–8 %), daher zählt der Huflattich zu den Schleimdrogen. Außerdem sitzen in den Blüten Flavonverbindungen und Stoffe mit Karotenoid- und Gerbstoffcharakter.

Verwendung in der Kosmetik: In der heutigen Kosmetik wird der Huflattich für beruhigende Bäder und Masken verwertet, in Cremes und Hautwassern für hochempfindlichen Teint, in Tiefenreinigungspräparaten für fettige und pickelige Haut, in Haarwaschpräparaten bei starkem Fetten u. ä. Aus frisch zerstampften Blättern läßt sich eine ausgezeichnete, nicht hautreizende Gesichtsmaske für pickeligen, fettigen, entzündungsgeschädigten Teint herstellen; diese Maske hat auch auf gesunde Haut wohltuende Wirkung. Nach ihrer Anwendung wird sie rosig, straff und frisch.

Andere Verwendung: Seine ursprüngliche Verwendung als Heilmittel gegen Entzündungen der oberen Atemwege trug dem Huflattich seinen wissenschaftlichen Namen ein (lat. *tussis* = Husten). Bei äußerlicher Anwendung werden mit ihm Entzündungen, Beingeschwüre u. ä. behandelt.

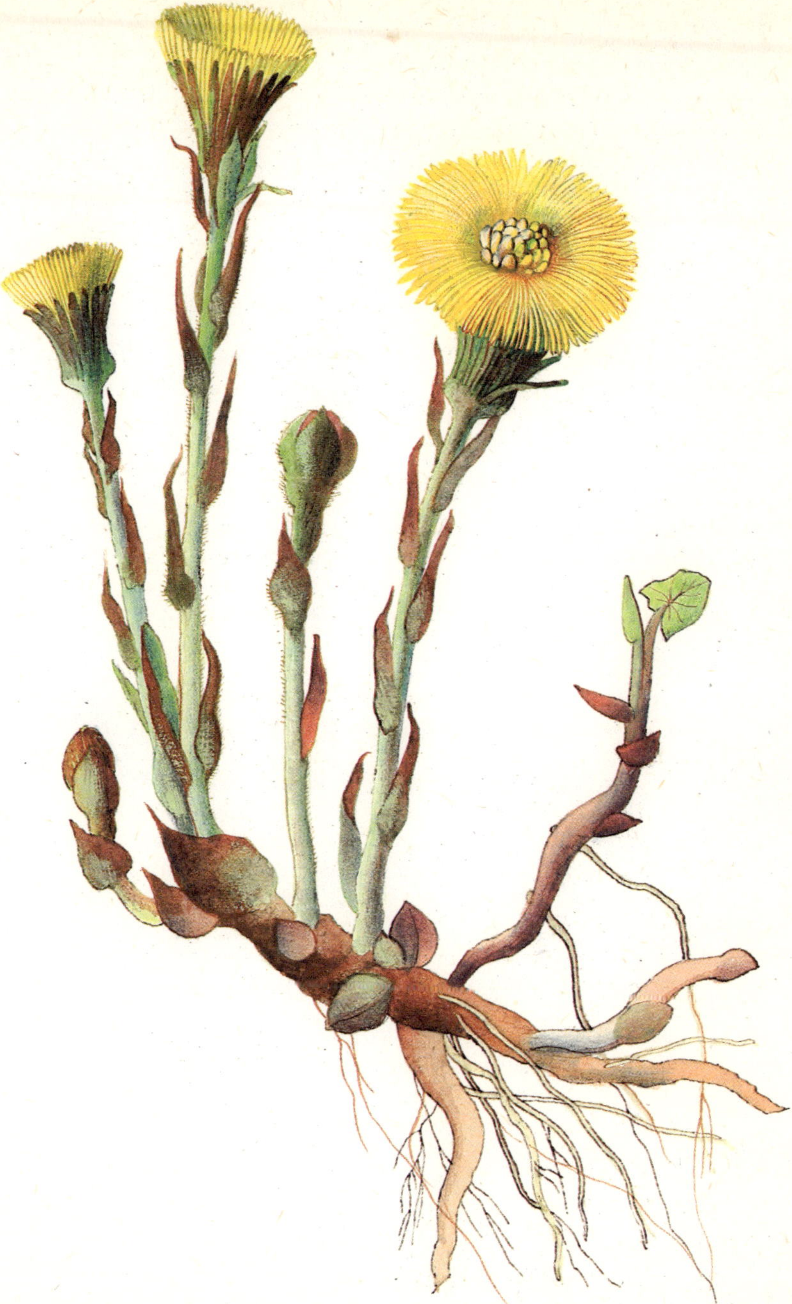

Brennessel
Urtica dioica L.

Brennesselgewächse
Urticaceae

Beschreibung: Aus der reich verzweigten gelben Grundachse dieses mehrjährigen Krauts wachsen zahlreiche, bis 120 cm hohe vierkantige Stengel. Die spitzen, gesägten Blätter sitzen an langen Stielen. In den Achseln der Hochblätter wachsen von Juni bis September rispige Blütenstände. Männliche und weibliche Blüten entstehen getrennt voneinander auf verschiedenen Exemplaren. Beide sind klein und grün, die weiblichen reifen zu Schalenfrüchten heran. Die ganze Pflanze ist mit Nesselhaaren besetzt.

Verbreitung: Die Brennessel ist über ganz Europa verbreitet. Meistens kommt sie gesellschaftsweise in Nadel- und Laubwaldbeständen aller Höhenlagen vor. Auch erscheint sie als häufiges Unkraut auf reichen Böden in Gärten, auf Schutthalden, an Zäunen usw.

Sammeln und Drogenzubereitung: Als Droge werden in erster Linie junge Blätter von jungen, blühenden Stengeln gesammelt, manchmal auch das ganze Kraut. Unmittelbar anschließend wird das Sammelgut zu dünnen Schichten ausgebreitet im Schatten bei Temperaturen bis 60 °C getrocknet und dabei nach Möglichkeit nicht gewendet. Die ursprüngliche grüne Farbe soll erhalten bleiben.

Inhaltsstoffe: Die Brennessel enthält eine ganze Reihe von Stoffen, die günstig auf Aussehen und Wuchs des Haares wirken, z. B. Vitamin C, B_2 und B_6, Histamin, Chlorophyll A und B (leicht isolierbar), Karotenoide, Di- und Triterpenalkohole usw.

Verwendung in der Kosmetik: Die Volkskosmetik schreibt der Brennessel sogar die Fähigkeit zu, Haarausfall zu verhüten. Das Rezept für die Haarwäsche ist einfach: 100 g fein geschnittene Brennessel mit 0,5 l kochendem Wasser übergießen, nach dem Erkalten 0,5 l vierprozentigen Essig zusetzen. Mit diesem Präparat, auf Badetemperatur erwärmt, werden über 10 Tage hinweg jeden Abend die Haare durchgespült. Dadurch werden sie sichtlich besser, schmiegsam und nehmen einen schönen Glanz an.

Andere Verwendung: Junge Brennesseln dienten schon immer zu „Frühjahrs-Blutreinigungskuren", entweder als Teeaufguß oder in Spinatform.

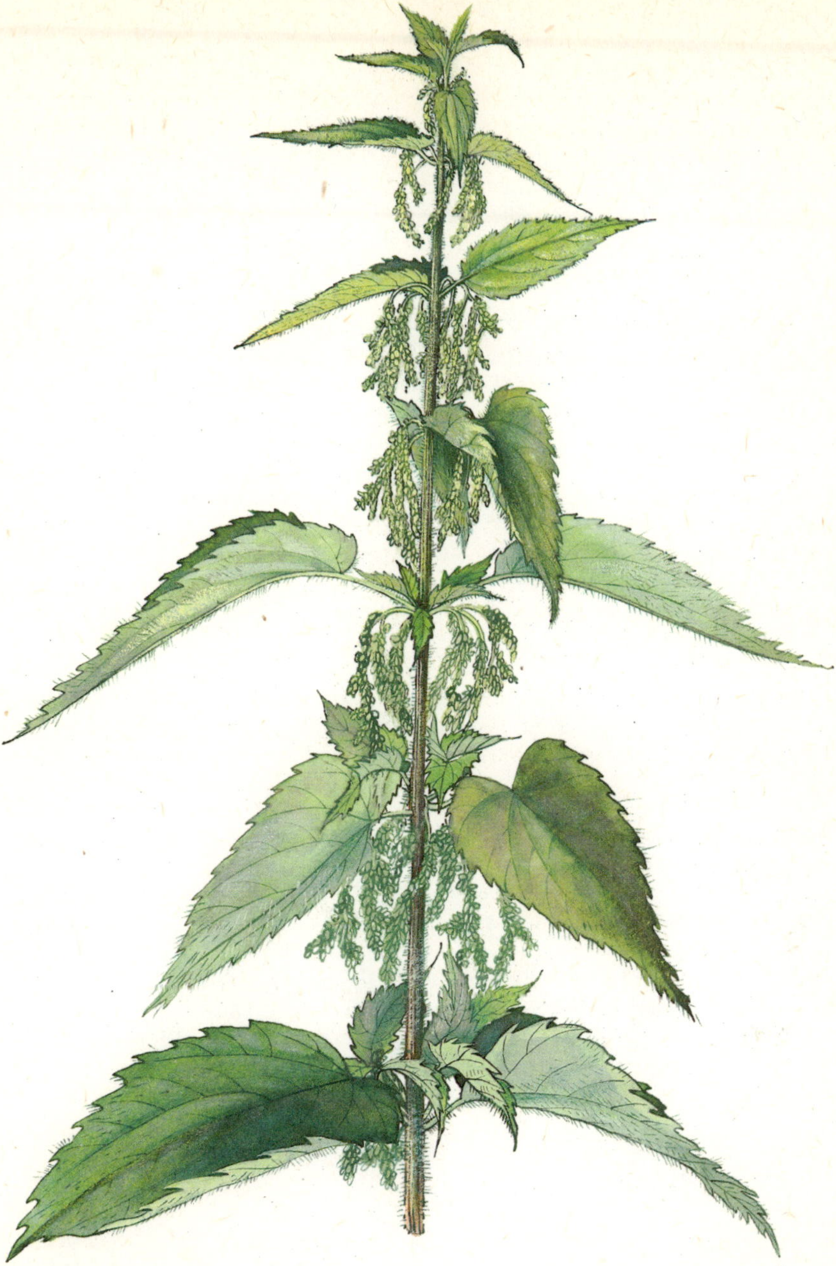

Veilchen
Viola odorata L.

Veilchengewächse
Violaceae

Beschreibung: Ein niederwüchsiges, mehrjähriges Kraut, etwa 15 cm hoch, mit kurzem, dickem Wurzelstock und dünnen, kriechenden, bis 20 cm langen Wurzelausläufern. Die langstieligen Blätter sind rund-eiförmig, fein behaart und gesägt. Im März/April zeigen sich die gestielten, meist sterilen Veilchenblüten. Im Mai erscheinen an Trieben dicht über der Erde völlig unauffällige, nahezu farblose zweite Blüten, aus denen kugelige, dicht behaarte Samenkapseln heranreifen.

Herkunft und Verbreitung: Das Veilchen ist im Mittelmeerraum, China und Japan beheimatet. In Mitteleuropa handelt es sich wahrscheinlich nicht um ursprüngliche, sondern um verwilderte Pflanzen, da die Art hier seit jeher in Gärten gezogen wurde. Oft wachsen Veilchen in humusreichen Wäldern und auf strauchbestandenen Hängen.

Sammeln und Drogenzubereitung: Gesammelt werden die Wurzelstöcke, manchmal auch das Kraut zur Blütezeit. In Frankreich wird aus den frischen Blüten ätherisches Öl gewonnen. Zu diesem Zweck werden spezielle Kultivare gezüchtet (Palma, Victoria u. a.). Auch aus Kraut und Wurzelstöcken wird Öl gewonnen. Unverdünnt ist es fast geruchlos, in der Verdünnung zeigt sich sein charakteristischer Duft.

Inhaltsstoffe: Der Duft rührt hauptsächlich vom Irongehalt des Öls her, der durch das Vorhandensein anderer Stoffe unterstützt wird: Benzylalkohol, Eugenol, Monadienal u. a. Das Öl wird durch Petrolätherextraktion aus Blüten und Blättern gewonnen, sowohl in flüssigem als auch festem Zustand.

Verwendung in der Kosmetik: Der feine, unaufdringliche und angenehme Duft eignet sich zur Parfümierung von Cremes, Lotions, Hautwassern, Lippenstiften, Pudern usw. Auch das Veilchenparfüm an sich ist sehr gut. Es besteht aus 4 Grund-, 17 Nuancel-, 7 Wirk- und 6 Fixierstoffen.

Andere Verwendung: In der Heilkunde wurde das Veilchen früher zur Herstellung eines Hustensirups und gegen Kopfschmerzen verwendet. Heute ist es im Hinblick auf diese Zwecke überholt und auch in der Volksheilkunde nahezu vergessen. Wesentlich mehr wird das Kraut des Ackerstiefmütterchens (*Viola tricolor* L.) als Mittel gegen Nasen- und Halskatarrhe oder als harntreibende Droge benutzt.

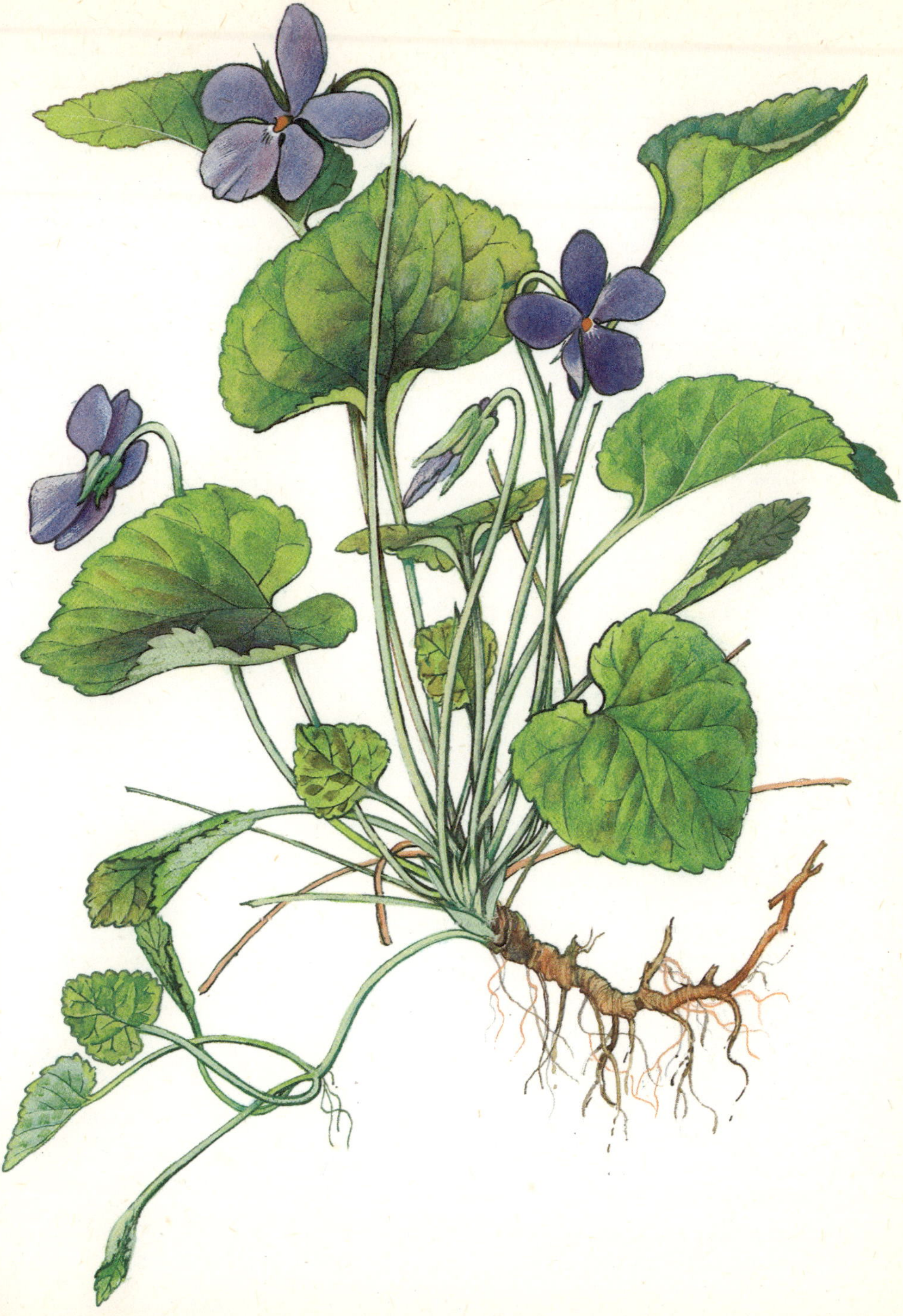

Mistel
Viscum album L.

Mistelgewächse
Loranthaceae

Beschreibung: Ein immergrüner, etwa 60 cm hoher Halbschmarotzerstrauch. Das kurze Stämmchen gabelt sich regelmäßig. Die Zweigglieder sind zylindrisch, an den Gabelungen verdickt und spröde. Die gelbgrünen Blätter sind ungestielt, gestreckt-lanzettlich, ledrig-zäh und kahl. Die kleinen, grünen Blüten sind entweder männlich oder weiblich, sie entstehen zweihäusig an verschiedenen Exemplaren. Aus den weiblichen Blüten werden schmutzig-weiße, erbsengroße, kugelige Beeren, die im November/Dezember heranreifen.

Verbreitung: Die Mistel kommt in ganz Süd- und Mitteleuropa sowie in Asien vor. Sie wächst an Baumstämmen und -kronen, z. B. auf Pappeln, Apfelbäumen, Tannen oder Kiefern, dort entzieht sie mit ihren als „Haustorien" bezeichneten Saugwurzeln dem Wirtsholz Wasser und darin gelöste Mineralien. Die Mistel besitzt eigenes Blattgrün und assimiliert selbstständig.

Sammeln und Drogenzubereitung: Im Dezember/Januar werden junge Zweige mit den Blättern geerntet, das gesammelte Material wird bei Temperaturen bis 45 °C getrocknet. Die Trocknung geht sehr langsam vor sich, der unangenehme Geruch der frischen Pflanze verschwindet dabei fast völlig.

Inhaltsstoffe: Die Mistel enthält das giftige Viscotoxin, ein aus etwa 17 verschiedenen Aminosäuren bestehendes Polypeptid. Seine Qualität und Quantität hängt von der jeweiligen Wirtspflanze dieses Halbschmarotzers und dem Alter ab.

Verwendung in der Kosmetik: Mistelextrakte kommen in der Kombination mit anderen Pflanzenextrakten in Cremes und Emulsionen zur Beruhigung empfindlicher, gereizter Haut zur Anwendung. Diese Präparate haben neben ihrer Sedativwirkung auch Desinfektionskraft, sie unterbinden Entzündungen, Porenerweiterung, stärkere Fettabsonderung sowie übermäßige Zellabspaltung auf der Oberhaut. Auch in Shampoos gegen stärkere Schuppenbildung bewährt sich die Mistel.

Andere Verwendung: In jüngster Zeit haben Versuche Aufmerksamkeit erregt, aus denen hervorging, daß im Wasserauszug der Mistel Stoffe enthalten sind, die bei Injektion Tumorwucherungen eindämmen. Allerdings ist es von diesen Tierversuchen bis zur Anwendung in der Humanmedizin noch ein langer und ungewisser Weg. Trotzdem wird der Mistel großes Interesse entgegengebracht.

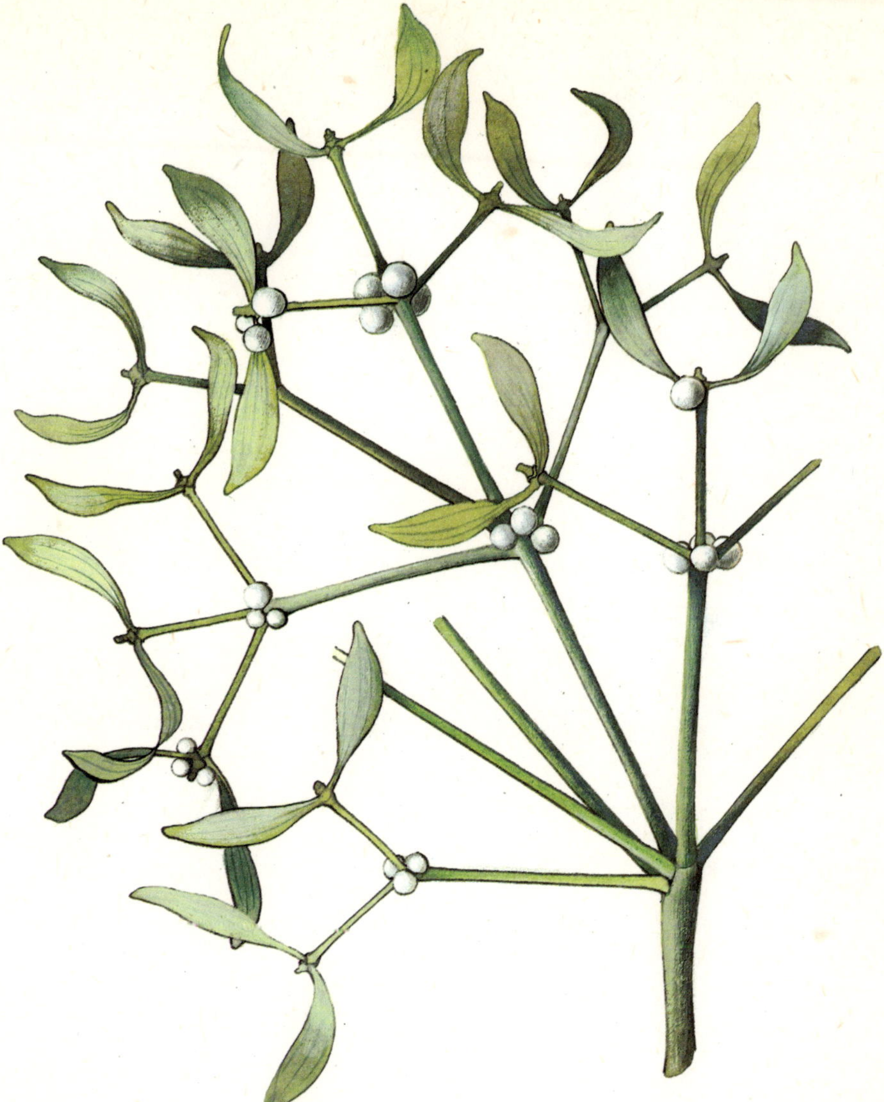

Register der deutschen Namen

Ackerschachtelhalm 106
Akazie („Mimose") 28
Amberbaum 146
Arnika 50
Artischocke 100
Augentrost, Wiesen- 110
Avocado 166

Bayrumbaum 170
Bergamotte 84
Blaugummibaum 108
Borretsch 58
Brennessel 230

Christuspalme 192

Echte Goldrute 216
Echte Kamille 70
Echte Quitte 96
Echter Eibisch 42
Echter Safran 90
Efeu 122
Eibisch, Echter 42
Eibisch, Moschus- 124
Eisenveilchenbaum 108
Erdbeere, Wald- 114
Erdrauch, Gemeiner 116
Erle 38
Essigrose 196

Färberdistel 66
Feldthymian 222
Fenchel 112
Flachs 144
Florentinische Schwertlilie 130

Garten-Salbei 202
Gartenthymian 224
Gelbwurzel 94
Gemeine Kiefer 172
Gemeine Ochsenzunge 44
Gemeiner Erdrauch 116
Gewürznelkenbaum 218

Ginseng 162
Goldrute, Echte 216
Große Klette 46
Gurke 92

Hafer 54
Hennastrauch 140
Holunder, Schwarzer 204
Hopfen 126
Huflattich 228

Jasmin 132
Johanniskraut 128

Kakaobaum 220
Kalmus 32
Kamille, Echte 70
Kamille, Römische 68
Kampferbaum 78
Karotte 102
Kartoffel 214
Klette, Große 46
Knorpeltang 72
Kohlrose 194
Krauser Rhabarber 190
Kurkuma 94

Lavendel 138
Liebstöckel 142
Limette, Saure 80
Lippie, Zitronenduftende 40
Lorbeerbaum 136

Maggikraut 142
Mandelbaum 184
Meerrettich (Kren) 48
„Mimose" 28
Mistel 234
Möhre 102
Moschus-Eibisch 124
Muskatnußbaum 156
Myrrhenstrauch 88
Myrte 158

Ochsenzunge, Gemeine 44
Odermennig 34
Ölbaum 160
Orange, Sevilla- 82

Patschuli 176
Petersilie 168
Pfefferminze 154
Pfennigkraut 150
Pfirsichbaum 186
Pomeranze 82
Provencerose 194

Quendel 222
Quitte, Echte 96

Rainfarn 74
Rettich 188
Rhabarber, Krauser 190
Ringelblume 60
Römische Kamille 68
Rosmarin 198

Saflor 66
Safran, Echter 90
Salbei, Garten- 202
Sandelholzbaum 208
Sanikel 206
Saure Limette 80
Schafgarbe 30
Schlüsselblume 182
Schwarzer Holunder 204
Schwertlilie, Florentinische 130
Seifenkraut 210
Sesam 212
Sevilla-Orange 82
Silberweide 200
Spitzwegerich 174

Teestrauch 62
Tomate 148
Tuberose 178

Veilchen 232
Virginische Zaubernuß 120

Walderdbeere 114
Waldmeister 118
Walnußbaum 134
Wasserpfeffer 180
Weißbirke 56
Wermut 52
Wiesen-Augentrost 110
Winterlinde 226
Wunderbaum 196

Ylang 64

Zaubernuß, Virginische 120
Zentifolie 194
Zimtkassie 76
Zinnkraut 106
Zitronellgras 98
Zitronenbaum 86
Zitronenduftende Lippie 40
Zitronenmelisse 152
Zitronenpelargonie 164
Zwiebel 36

Register der lateinischen Namen

Abelmoschus moschatus 124
Acacia dealbata 28
  farnesiana 28
Achillea millefolium 30
Acorus calamus 32
Agrimonia eupatoria 34
Alcysia triphylla 40
Allium cepa 36
Alnus glutinosa 38
Althaea officinalis 42

Amygdalus communis 188
Anchusa officinalis 44
Anthemis nobilis 68
Arctium lappa 46
Armoracia rusticana 48
Arnica montana 50
Artemisia abrotanum 52
Asperula odorata 118
Avena sativa 54

Betula alba 56
Borago officinalis 58
Brassica nigra 48

Callendula officinalis 60
Camellia sinensis 62
Cananga odorata 64
Carthamus tinctorius 66
Chamaemelum nobile 68
Chamomilla recutita 70
Chondrus crispus 72
Chrysanthemum vulgare 74
Cinnamomum aromaticum 76
  camphora 78
  cassia 76
Citrus aurantifolia 80
  aurantium ssp. *aurantium* 82
  aurantium ssp. *bergamia* 84
  limon 86
Commiphora abyssinica 88
  africana 88
  chironium 88
  schimperi 88
Crocus sativus 90
Cucumis sativus 92
Curcuma longa 94
Cydonia oblonga 96
Cymbopogon flexuosus 98
  martini 98, 196
  nardus 98
  winterianus 98
Cynara cardunculus 100
  scolymus 100

Daucus carota ssp. *sativus* 102
Dryobalanops aromatica 104

Equisetum arvense 106
Eucalyptus citriodora 108
  globulus 108
  macarthurs 108
Euphrasia rostkoviana 110
  stricta 110

Foeniculum dulce 112
  vulgare 112
Fragaria vesca 114
Fumaria officinalis 116

Galium odoratum 118
Guillaia saponaria 210
Gypsophilla paniculata 210

Hamamelis japonica 120
  molis 120
  virginiana 120
Hedera helix 122
Hibiscus abelmoschus 124
Humulus lupulus 126
Hypericum perforatum 128

Indigofera tinctoria 140
Iris florentina 130
  germanica 130
  pallida 130

Jasminum auriculatum 132
  dichotomum 132
  gracile 132
  grandiflorum 132
  multiflorum 132
Juglans regia 134

Laurus nobilis 136
Lavandula angustifolia ssp. *angustifolia* 138
  latifolia 138
  officinalis 138
Lawsonia inermis 140
Levisticum officinale 142
Linum usitatissimum 144
  usitatissimum var. *humile* 144
  usitatissimum var. *vulgare* 144
Lippia citriodora 40

Liquidambar orientalis 146
styraciflua 146
Lycopersicon lycopersicum 148
pimpinellifolium 148
Lysimachia clethroides 150
foenum-crecum 150
fortunei 150
nummularia 150
obovata 150

Matricaria chamomilla 70
Melissa officinalis 152
Mentha aquatica 154
piperita 154
spicata 154
Myristica fragrans 156
Myrtus communis 158

Olea europaea 160

Panax ginseng 162
pseudoginseng 162
Pelargonium graveolens 164
odoratissimum 164
Persea americana 166
Petasites hybridus 288
Petroselinum crispum ssp. *tuberosum* 168
Pimenta acris 170
dioica 170
racemosa 170
Pinus mugo 172
palystris 172
ponderose 172
sylvestris 172
Plantago afra 174
lanceolata 174
Pogostemon cablin 176
patchouli 176
Polianthes tuberosa 178
Polygonum aviculare 180
bistorta 180
hydropiper 180
Primula elatior 182
veris 182
Prunus dulcis 184
dulcis var. *amara* 184
persica 186

Raphanus sativus 188
sativus var. *niger* 188
sativus var. *sativus* 188
Rheum officinale 190
palmatum 190
rhabarbarum 190
Ricinus communis 192
Rosa centifolia 194
x *damascena* 196
gallica 196
Rosmarinus officinalis 198

Salix alba 200
fragilis 200
purpurea 200
Salvia clarea 156
officinalis 202
Sambucus nigra 204
Sanicula europaea 206
Santalum album 206
Saponaria officinalis 210
Sesamum indicum 212
Solanum andigenum 214
lycopersicum 148
racemigerum 148
tuberosum 214
Solidago virgaurea 216
Styrax officinalis 146
Syzygium aromaticum 218

Tanacetum vulgare 74
Theobroma cacao 220
Thymus serpyllum 222
vulgaris 224
Tilia cordata 226
Tropaeolum majus 48
Tussilago farfara 228

Urtica dioica 230

Viola odorata 232
tricolor 232
Viscum album 234